KiWi
Paperback

KiWi

627

Über das Buch:

Wie funktioniert der Mann, biologisch und emotional? Die Unkenntnis ist groß – bei den Frauen, und bei den Männern sowieso. *Die Zeit* hat Bo Coolsaets informatives und charmantes Buch »eine postmoderne Aufklärungsfibel« genannt, »für Männer, die Menschen werden wollen, und für Frauen, die wissen möchten, was das bedeutet«. Das schwache Geschlecht – das sind eigentlich die Männer, meint Bo Coolsaet, der flämische Professor der Urologie und Andrologie. Sein Buch hat er geschrieben, weil er noch zu viel Selbstüberschätzung und Verachtung des Weiblichen unter seinen Geschlechtsgenossen sieht. Die verunsicherten Männer müssen sich verändern, meint Coolsaet. Anders finden sie nicht zu Genußfähigkeit und glücklicher Partnerschaft. Doch erst einmal will er aufklären. Sein Kunstgriff: Vordergründig geht es nur um das »beste Stück« des Mannes, das Coolsaet alternativ zu allerlei lieblosen oder albernen Bezeichnungen »Pinsel der Liebe« nennt: »Mit einem Pinsel malt man etwas Schönes – und selbst die Leinwand genießt die Berührung.« Das klingt lyrisch, doch die Informationen zu »Masturbation«, »Scham und Pornographie«, »Die Vorhaut« bis hin zur »Sterilisation« und der »männlichen Schönheit« sind handfest. Aber man hat bei der Lektüre nie das Gefühl, in einer ungemütlichen Artzpraxis zu sitzen, sondern vielmehr einem amüsanten und lebensklugen Freund zuzuhören, der Rat und Ermutigung parat hält.

Über den Autor:

Prof. Dr. Bo Coolsaet, Leiter der Abteilung Urologie und Andrologie an den Klinieken Noord Antwerpen, Hochschullehrer u. a. an der New York State University und der McGill University in Kanada. Sein Publikums-Bestseller ist in zehn Sprachen übersetzt worden.

Weitere Titel bei K&W:

Liebe, Lust und was wirklich zählt, 2001

Bo Coolsaet

Der Pinsel der Liebe

Leben und Werk des Penis

Mitarbeit Laurens de Keyzer
Aus dem Niederländischen von
Marlene Müller-Haas und Diete Oudesluijs

Kiepenheuer & Witsch

Wenn du nicht auf deine eigene Stimme hörst,
wie willst du dann das Flüstern des anderen hören?

1. Auflage 2001

Titel der Originalausgabe: *Het penseel van de liefde*
Aus dem Niederländischen von Marlene Müller-Haas und Diete Oudesluijs

Umschlaggestaltung: Barbara Thoben, Köln
Umschlagzeichnung und Illustrationen: Gerda Dendooven
Wissenschaftliche Zeichnungen: Bo Coolsaet
Gesamtherstellung: Clausen & Bosse, Leck
ISBN 3-462-03009-4

INHALT

PROLOG

Seit vielen Jahren werde ich tagtäglich von zahlreichen Männern, Frauen und Paaren wegen sexueller Störungen und Beziehungsproblemen um Rat gefragt. Mit einer enormen Bandbreite des individuellen Erlebens von Intimität, Sinnlichkeit und Sexualität konfrontiert, erwachte mein Interesse am Repertoire der menschlichen Emotionen. Wie haben sich solche Gefühle und Einstellungen herausgebildet, wie werden sie sich aller Voraussicht nach in dieser sich so rasch verändernden Gesellschaft weiterentwickeln? Auch als Facharzt darf man solche emotionalen Aspekte nicht vernachlässigen, denn sie bestimmen mit, wie gut oder schlecht die ebenso verehrten wie verwünschten männlichen Geschlechtsorgane ihren Dienst tun.

Jeder Mann und jede Frau ist ein unverwechselbares, oft auch rätselhaftes Wesen, geprägt durch Veranlagung und Herkommen, immer neuen Einflüssen ausgesetzt.

Nachdem ich mich einmal in diesem Kosmos verirrt hatte, war es mir nicht mehr möglich, mich auf die rein biologischen Aspekte zu beschränken. Als Wissenschaftler habe ich immer mit großer Leidenschaft gearbeitet. Die Spannung, die ein Forscher erlebt, ist nur schwer zu beschreiben. Eine zufällige oder auch herbeigesehnte Entdeckung vermittelt ein fast orgiastisches Gefühl und läßt alle Mühen und Schmerzen vergessen. Die Erfahrungen aus dieser Zeit möchte ich nicht missen. Nun traue ich mir zu, auch solche Probleme anzugehen, die nicht bis ins letzte analysiert werden können und sich der Wissenschaft vielleicht ganz entziehen. Daher lasse ich im folgenden gewisse Methoden der exakten, aber in diesen Belangen möglicherweise irreführenden Wissenschaftlichkeit bewußt beiseite. Der Mensch läßt sich nicht in Formeln fassen. Klinische Experimente stoßen immer wieder an ihre Grenzen. Außerdem schränken sie unsere Kreativität ein. Gerade das wollte ich vermeiden. Ich wollte über den Mann und über das, was ihn von der Frau trotz aller Gleichberechtigung unterscheidet, nachdenken. Und mich der Frage widmen, warum er fünf Millionen Jahre lang harmonisch mit ihr zusammenleben konnte und warum und wie er die Frau in den letzten fünftausend Jahren dominiert hat – bis vor kurzem. Ist der Mann in der Lage, Liebe zu geben, Vater zu sein, oder gehorcht er bloß seinem Geschlechtstrieb, seinem Machtstreben und seinem Bedürfnis, ein Territorium abzustecken?

In allen Gesprächen mit meinen Patienten habe ich ein verblüffendes Unwissen über die Biologie der Sexualität festgestellt. Wenn der Mann nur einmal monatlich zum Geschlechtsverkehr bereit ist, fragt sich seine Frau zum Beispiel, ob er untreu ist oder krank, ob sie als Verführerin versagt, ob er in seiner Selbstbezogenheit in Gedanken an seine Traumfrau onaniert.

Es ist außerordentlich wichtig, daß Männer und Frauen, jung oder alt, wissen, was normal ist oder normal sein kann. Es hat wenig Sinn, darüber das x-te wissenschaftliche Werk zu publizieren. Es wird doch nicht von Menschen ohne medizinische Vorkenntnisse gelesen, und solche Bücher bewirken auch nichts. Einen Teil dieser Informationen habe ich meinem Freund Laurens de Keyzer, einem Journalisten, erzählt, in einem Gespräch. Er stellt die Fragen, die auch Sie schon immer stellen wollten. Ich hoffe, daß die ein wenig trockene Materie Sie in dieser Form nicht allzusehr langweilt.

Viele haben mich nach dem Titel gefragt. Solange der Mann dem idealen Szenarium einer Liebesbeziehung genügt, solange er ein treuer Geliebter ist, seiner Frau Befriedigung verschafft, sich Zeit für seine Vaterrolle nimmt und sein Territorium verteidigt, gibt es keinerlei Probleme. Sobald sich aufgrund kultureller oder sozialwirtschaftlicher Faktoren eine Ungleichheit der Geschlechter entwickelt, ist die Zeit reif für Diskussionen zwischen den Befürwortern und Gegnern bestimmter Entwicklungen. Im Rahmen dieses Forums der Thesen und Gegenthesen unternehme ich den Versuch, den Mann als Mann neu zu bewerten, als gleichberechtigten Partner seiner Frau, als Geliebten, der sich Zeit zum Zuhören, zum Anschauen und zum Streicheln nimmt; als Vater, der sich um seinen Nachwuchs kümmert; als Mann, der gibt und nicht immer mehr nimmt, um seine Schwäche und Angst unter einem Panzer der Macht zu verstecken. Sein Phallus, den er mißbraucht, um seine aufgeblasene Virilität zu beweisen, wird dann zum *Pinsel*, den ein einfühlsamer Meister verwendet, um ein Kunstwerk zu schaffen. Mit einem Pinsel malt man etwas Schönes – und selbst die Leinwand genießt die Berührung. Diese Meisterwerke sind von Individuum zu Individuum ganz verschieden. Die vor Klarheit zitternden einfachen Linien, die abstrakten Vermutungen und auch die übergenaue Präzision des »Lamm Gottes« führen uns auf jeweils eigenem Weg zum kosmischen Raum.

Vielleicht lesen Sie dieses Buch, wie Sie gelegentlich eine Tasse Tee trinken, die wie folgt beschrieben ist: »Amer comme le mort, doux comme la vie, sucré comme l'amour« (Bitter wie der Tod, sanft wie das Leben, süß wie die Liebe).

KLEINE JUNGS

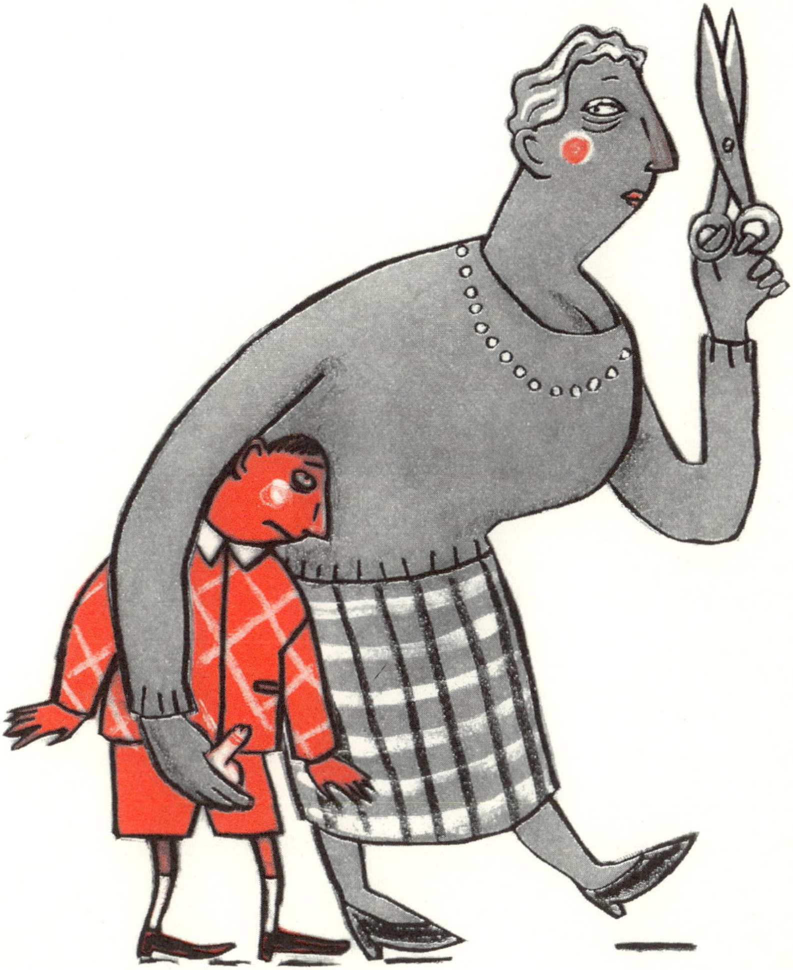

Als ich mit knapp fünfzig Jahren darüber nachdachte, mich sterilisieren zu lassen, fragte ich zuerst einmal Bo Coolsaet um Rat. Ich hatte ihn bei gemeinsamen Bekannten kennengelernt. Nachdem ich einige schöne Abende lang und bis tief in die Nacht erlebt hatte, wie er zuhören, sprechen und schweigen konnte, wurde er mir sehr sympathisch. Wie er etwa über Sexualität und Sinnlichkeit sprach und auch, was er im einzelnen dazu sagte, fesselte mich außerordentlich. Nicht, daß ich mich auf diesem Gebiet für unwissend hielte – er ergänzte vielmehr mein Wissen, und das nicht rein informativ, sondern auch durch erfrischende Assoziationen, eine nachsichtige Pause, ein wenig Philosophie oder eine Relativierung.

Bo Coolsaet ist der Prinz im Penisland. Nichts am männlichen Kleinod ist ihm fremd. Wunderbarerweise geht sein urologisches Fachwissen mit einem großen Einfühlungsvermögen einher; er kann sich in die condition humaine hineinversetzen und in alles, was uns hier auf Erden zustoßen kann. Er ist wie ein Pianist, der nicht nur einfach Klavier spielt, sondern auch Musik erschafft. Solche Menschen findet man in allen Disziplinen nur selten. Und so wurde dieses Buch geboren.

Kein Buch – außer vielleicht den Erzählungen Anton Tschechows oder Willem Elsschots – kann sich auf Vollständigkeit berufen. Auch dieses Buch nicht. Je länger ich mit Bo Coolsaet über den Mann und seinen Penis sprach und korrespondierte, um so klarer wurde mir, daß ich weitaus mehr über Tonarten und Textverarbeitung wußte als über meinen eigenen kleinen Herrn. Der Mann und sein Phallus – beide passen einfach nicht in ein einziges Buch. Jeder Mann und jede Frau hat seine oder ihre Variante der Geschichte, seine oder ihre spezifischen und nicht zu verallgemeinernden Fragen und Probleme. Aber was mir daran gefällt, ist – und das wäre nicht einmal Montaigne eingefallen –, daß der Leser oder die Leserin gegebenenfalls nach der Lektüre seine oder ihre eigene Geschichte fortschreiben können, indem sie Professor Coolsaet selbst befragen. Daraus entsteht dann möglicherweise ein neues Buch.

Aber wir wollen doch mit dem Anfang anfangen. Nicht mit meiner Sterilisation – denn es gibt keinen Mann, der sich darüber schon am Anfang Gedanken machte. Nein, am Anfang steht der kleine Junge. Wie er sich beim Erwachen seiner Sexualität manchmal fühlt und benimmt, und wie Eltern und Erzieher am besten mit dem jugendlichen Sturm und Drang umgehen sollten. Diese Fragen stellte ich Bo Coolsaet. Auf den nächsten Seiten fasse ich unseren Briefwechsel über das erwachende Leben des Phallus kurz und zugegebenermaßen ein wenig im Eiltempo zusammen.

Ein letztes noch: Man sollte dieses Buch lesen wie einen Aperitif, als Cocktail der vielen Geschmäcker, in denen sich das Leben Kapitel um Kapitel selbst manifestiert. Mit dem Mann als Stargast – seine Kraft und sein Versagen, seine Schönheit und seine Schwächen, das Kommen und Gehen seiner Libido, wie sich sein Penis aufrichtet und wie er wieder erschlafft. Kurzum, das Leben in seiner Süße und Bitterkeit, in seinen Nöten und seiner Erlösung, in seiner Liebe und Ohnmacht.

Es ist jetzt schon fast vierzig Jahre her, aber ich erinnere mich noch immer an die Nacht, in der ich auf dem Teppich vor meinem Bett aufwachte. Ich war sehr verängstigt. Nicht nur, weil ich neben dem Bett lag und vor Kälte zitterte. Sondern auch, weil mein Schlafanzug ganz durchnäßt war. Ich werde niemals herausfinden, welch winziger Defekt gereicht hätte, mich zum Bettnässer zu machen. Denn soweit ich mich entsinnen kann, ist es nie wieder vorgekommen. Vielleicht wird es dann in zwanzig, dreißig Jahren soweit sein – und gebenedeit seien die, die mich dann waschen und pflegen wollen. Zwischen Bettnässen und Inkontinenz liegt ein ganzes Leben. Und in diesem Fall ein Buch. Ich bat Bo Coolsaet, beim Anfang anzufangen. Er fing bei den Eltern an.

Auch heute werden junge Menschen noch von Eltern erzogen, die in einem anderen soziokulturellen Klima erwachsen wurden und daher mit ihren Kindern, oft unbewußt und unbeabsichtigt, voller Hemmungen und Schuldgefühle umgehen. Natürlich waren die Normen, was Körperlichkeit im allgemeinen und die Sexualität angeht, im Lauf der Geschichte immer abhängig von gesellschaftlichen Verhältnissen und Konventionen und auch beeinflußt von religiösen Vorstellungen, Verboten und Geboten. In weiten Teilen der Welt ist das auch heute noch so. Selbst in der westlichen Gesellschaft, die seit einigen Jahrzehnten durch große individuelle Freiheit, Toleranz und Offenheit gekennzeichnet ist, wird einmal mehr nach strengeren Regeln, größerer sozialer Kontrolle, mehr Autorität gerufen. Für einen Jugendlichen ist es daher nicht einfach, sich in dieser Pendelbewegung zurechtzufinden und seinen eigenen Platz zu suchen. Mir scheint es wesentlich, daß sich die jugendliche Identität in einer Atmosphäre psychischer und physischer Gesundheit entwickeln kann, in einer Umgebung, in welcher der Junge lernen kann, sich so gut wie möglich selbst kennenzulernen und zu lieben, damit er als erwachsener Mann auch die Liebe zu anderen erleben kann.

Selbstverständlich haben Eltern das Recht, wenn nicht sogar die Pflicht, ihre Kinder dabei zu unterstützen. Andererseits hat aber auch das Kind das Recht, seine persönliche Sichtweise unbeeinflußt und zugleich im Einklang mit dem jeweiligen Zeitgeist herauszubilden. Daß diese Spannungen zwischen Heranwachsenden und der elterlichen Autorität häufig zu Konflikten führen, ist eine Binsenwahrheit. Heutzutage kann aber bereits vieles thematisiert und diskutiert werden, was vor nicht allzu langer Zeit unmöglich gewesen wäre. Immer öfter beobachte ich, wie sich zwischen Eltern und Kindern offene Beziehungen entwickeln. Das Erbe der Königin Victoria, das Korsett einer scheinheiligen viktorianischen Mentalität, weicht immer mehr der Offenheit, dem Gespräch und der sexuellen Aufklärung. Dennoch, die Vergangenheit ist noch lebendig. Wie lange ist es her, daß kleine Jungs für ihren ersten nassen Traum bestraft wurden? Oder Mädchen bei ihrer ersten Menstruation verzweifelt glaubten, ihr Bauch sei geplatzt? In manchen geschlossenen und repressiven Milieus hat sich daran zweifellos immer noch nichts geändert.

Meine Mutter erzählte mir, daß ihre Eltern noch jeden Sonntagnachmittag mit ihren elf Kindern, alle in Sonntagskleidern, in den Feldern spazierengingen. Wenn sie dann unerwartet eine Kuh sahen, die eine andere Kuh spielerisch und ungelenk von hinten zu besteigen versuchte, mußte die ganze Familie auf Befehl des Familienoberhauptes auf der Stelle in die andere Richtung schauen. So wich man damals unangenehmen Fragen aus, so versuchte man zu verhindern, daß Kinder vielleicht von sich aus anfingen, allzu spielerisch zu experimentieren.

Die Vergangenheit ist noch nah. Wenn meine Onkel als kleine Jungs dabei ertappt wurden, sich gegenseitig ihre kleinen roten Eicheln zu zeigen, mußten sie stundenlang in der Stubenecke knien und mit ihren dünnen Armen einen Teller über dem Kopf halten. Und das nur, weil sie etwas völlig Natürliches getan hatten, etwas ganz Normales, etwas, das allen Menschen eigen ist.

Später stellte sich heraus, daß diese repressive Erziehung weniger Verdrängung als vielmehr eine kompensatorische Wollust hervorgebracht hatte; eine Erscheinung, die man in der Wissenschaft Rebound-Phänomen nennt. Aber wie auch immer, man sollte es erst gar nicht so weit kommen lassen. Denn Schuldgefühle fressen sich beim Menschen tief ein. Jugendliche, die in Internaten streng bestraft und nicht selten auch öffentlich oder vor den Augen ihrer Eltern stigmatisiert wurden, weil sie ihre ersten sexuellen Erfahrungen miteinander teilten, haben später – selbst wenn sie das Vorgefallene dann besser einordnen können – oft noch größte Mühe, Sexualität und Schuld nicht zu verwechseln. Alte Schuldkomplexe sind nicht selten eine Quelle mangelnder – auch sexueller – Selbstachtung, von Ängsten und sogar von Aggressivität. Und sie sind – häufiger, als wir denken – die oft verkannte eigentliche Ursache späterer Beziehungsprobleme.

In diesem Buch werde ich natürlich noch ausführlich auf die gesunde und natürliche Pflege der Geschlechtsorgane zurückkommen. Das fängt schon bei der Geburt an. So müssen die Eltern beispielsweise von Geburt an die Vorhaut ihres kleinen Sohnes beobachten und, falls erforderlich, geeignete Maßnahmen ergreifen.

In der Pubertät sind neben der normalen Pflege noch wichtige psychische Aspekte zu beachten. Heutzutage werden heranwachsende männliche Jugendliche gerade vor und in der Pubertät offener als früher mit der Sexualität konfrontiert. Junge Sportler stehen nackt nebeneinander unter der Dusche und vergleichen heimlich oder offen ihren Penis. Manche sind stolz auf die Länge ihres Organs und auf eine bereits vorhandene Schambehaarung. Bei anderen Jungen bleibt der Penis oft längere Zeit klein, und auch der Hodensack entwickelt sich nicht wie bei den Freunden. Wenn das den Eltern auffällt oder der Sohn von sich aus darauf zu sprechen kommt, ist es außerordentlich wichtig, das Vertrauen des Kindes nicht zu enttäuschen. Eltern sollten – genau wie ihr

Kind – wissen, daß bei dem einen Jungen die Pubertät oder Phase der Geschlechtsreife früher eintritt als bei dem anderen. Bei manchen setzt die Entwicklung bereits mit zehn oder elf Jahren ein, andere werden vierzehn bis fünfzehn Jahre alt, bevor die Hormonproduktion in Gang kommt und die Pubertät mit all ihren schönen und schwierigen Momenten beginnt. Ein dreizehnjähriger Junge, bei dem Penis und Hodensack noch klein sind und die Schamhaare noch nicht zu wachsen begonnen haben, muß beruhigt werden und wissen, daß seine Zeit noch kommen wird. Daß er durchaus als Mann noch imponierender sein kann als sein Freund, der bereits als Elfjähriger einen Frühstart hatte. Ich plädiere leidenschaftlich dafür, daß die Eltern einen solchen Jungen liebevoll begleiten: Man weiß, daß Kinder in ihrer Grausamkeit einander böse schikanieren können, was die Betroffenen dann manchmal bis weit ins Erwachsenenleben belastet.

Wenn sich das Wachstum in der Pubertät voll entfaltet, kann sich bei manchen Jungen in Höhe des linken Hodensacks, am linken Testikel bzw. Hoden, eine Art von Krampfader bilden. In vielen Ländern wird das bei den schulmedizinischen Untersuchungen festgestellt. Daraufhin informiert der Schularzt Eltern und Hausarzt. Wenn es sich nicht um eine ernste Erkrankung handelt, wird es dem jungen Mann in der Regel nicht einmal selbst aufgefallen sein. Es verursacht ihm keinerlei Beschwerden. Das soll jedoch nicht heißen, daß man das Leiden vernachlässigen dürfte. Krampfadern auf dem Hoden werden – wie die Krampfadern in den Beinen älterer Menschen – durch das Zurückströmen des Blutes aus der linken Nierenader zu den Adern um den Testikel verursacht. Normalerweise fließt das Blut vom linken Hoden nach oben, nach links zu der Ader, die das Blut aus der linken Niere zum Herzen zurücktransportiert. Die Ader, die das Blut des linken Testikels zur Nierenader schafft, hat kleine Klappen, um ein Zurückfließen des Blutes nach unten zu verhindern. Bei manchen Menschen sind diese Klappen jedoch nicht oder nur unvollständig ausgebildet, so daß das Blut in der Wachstumsphase einen anderen Weg nimmt. Der Weg zum linken Testikel ist dann vorgegeben. Dabei handelt es sich allerdings nicht um ein schwerwiegendes Problem. Aber es kann ein Zusammenhang zwischen diesen Krampfadern und eventuellen späteren Störungen der Fruchtbarkeit bestehen. Der Klarheit halber: Dieser Zusammenhang ist nicht zwingend. Die Eltern wie auch der Sohn sollten unbedingt darüber informiert sein, daß sich beispielsweise bei der Musterung zum Wehrdienst herausstellt, daß etwa 15 Prozent der Männer auf der Höhe des linken Testikels zwar Krampfadern haben, aber dennoch keinerlei Fruchtbarkeitsstörungen aufweisen. Nur darf ein möglicher Zusammenhang zwischen Krampfadern und Unfruchtbarkeit nicht von vornherein ausgeschlossen werden. Bei Männern mit Fruchtbarkeitsstörungen wurde in 30 Prozent der Fälle ein Hodenarterienbruch diagnostiziert.

Bei Vierfüßlern hat man noch nie Krampfadern festgestellt. Bei Zweifüßlern sind sie also vermutlich der Schwerkraft zuzuschreiben. Wie dem auch sei, über einen möglichen Zusammenhang zwischen diesen

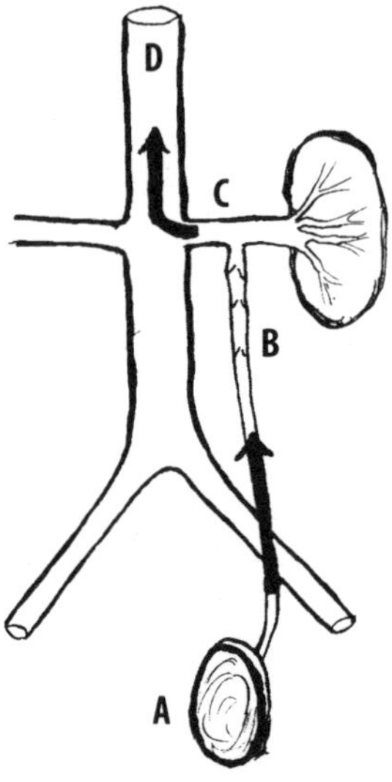

Normale Blutabfuhrwege des linken Hodens (A). Die Ader mit den Klappen (B) transportiert das Blut über die Ader der linken Niere (C) zur Hauptschlagader (D).

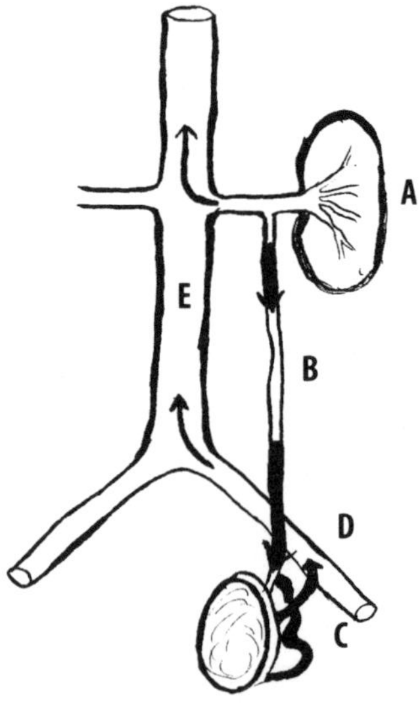

Bei der Varikozele entstehen Krampfadern in der Nähe des linken Hodens, weil das Blut teilweise von der linken Niere (A) über die Hodenader zum Hoden fließt, dort Krampfadern verursacht (C) und anschließend über die Beinader (D) die Hauptader (E) erreicht.

Krampfadern und der Art und Weise, wie eventuelle Zeugungsstörungen entstehen, gibt es noch keine gesicherten Erkenntnisse. Die Temperatur könnte eventuell eine Rolle spielen, da die Hoden darauf außerordentlich empfindlich reagieren. Beim Menschen hängen die Hoden außerhalb des Körpers in einem Sack (dem Skrotum), der sich in einer ganz dünnen und empfindlichen Haut mit einer darunter liegenden Muskelschicht befindet. Diesen Muskel nennt man den Musculus cremaster.

Die Männchen bestimmter Tierarten sind in der Lage, ihre Testikel sozusagen als Schutzmaßnahme in die Leiste hochzuziehen. Beim Menschen können die ungeschützt hängenden Testikel im Ernstfall bei einem Schlag oder Stoß schmerzhaft verletzt werden. Jeder junge Mann wird schon einmal eine aggressive Situation erlebt haben, in der sein Gegner versucht hat, ihm zwischen die Beine zu treten. Ich habe schon viele junge Männer behandelt, deren Hoden auf diese Weise zu Schaden kamen. Heutzutage trainieren die jungen Männer bei bestimmten Sportarten das Hochziehen ihrer Hoden durch den Musculus cremaster. Insbesondere bei Kampfsportarten ist das zweifellos zu empfehlen. Jeder Mann wird auch schon die Erfahrung gemacht haben, daß sein Hodensack nach dem Schwimmen im kalten Wasser klein und runzlig ist, eben durch das Zusammenziehen des Musculus cremaster. Durch diese Muskelreaktion hängt auch der stolzeste Phallus nach einem kalten Bad ziemlich mickrig. Mit zunehmendem Alter ändert sich auch die Beschaffenheit von Muskeln und Bindegewebe. Das Gewebe wird nachgiebiger, und es bilden sich Falten. Der Hodensack wird schlaffer und hängt ein wenig tiefer. Das ist ein normales Phänomen.

Erektionen sind an kein Alter gebunden. Es gibt sie von dem Moment an, wenn das Kind den Mutterleib verläßt und die ersten Atemzüge macht. Es ist nicht einmal ausgeschlossen, daß die Erektion bereits in der Gebärmutter ihre erste Vorstellung gibt. Vor der Pubertät werden Erektionen jedoch nicht von einem wirklichen orgiastischen Gefühl begleitet, auch wenn es nicht unmöglich und sogar wahrscheinlich ist, daß das Spielen am Penis seinem jugendlichen Besitzer schon eine gewisse Lust bringt. Das ist völlig in Ordnung. Die Berührungen und das dadurch ausgelöste wohlige Empfinden gehören zur normalen körperlichen Entwicklung des Knaben.

Der Samen wird erst mit Einsetzen der Pubertät produziert. Er setzt sich aus einer klaren, von der Vorsteherdrüse und den Samenbläschen produzierten Flüssigkeit und Millionen von Samenzellen aus den Hoden zusammen. Es sind vor allem diese Samenzellen, die dem Sperma seine weißliche Färbung geben. Heute wissen wir, wie sich das Sperma zusammensetzt, wo es herkommt und wie es sich seinen Weg sucht.

Aber das war nicht immer so. Für Hippokrates war das Sperma der wichtigste aller Körpersäfte. Auch Galenus beschrieb es als den vitalsten Körpersaft, während Aristoteles der Meinung war, es sei ein Extrakt der Nahrung, die wir zu uns nehmen: Je wohlschmeckender das Essen, desto besser die Qualität des Samens! Pythagoras beschrieb das Sperma als ein mehliges Extrakt des Blutes, Platon war der Überzeugung, es sei Bestandteil des Rückenmarks. Die ganzheitlichste Erklärung stammt von Epikur, der den männlichen Samen als Vereinigung von Seele und Körper betrachtete. Früher nahm man an, es enthalte auch die Eizellen, und Samen und Eizellen würden zusammen im Körper der Frau abgelegt, um dort Frucht anzusetzen. Die Frau wurde also als besserer Brutkasten betrachtet. In unserer Zeit haben sich die Rollen verkehrt. Seitdem viele Eizellen vieler Frauen mit den Samenzellen aus einer einzigen Ejakulation eines einzigen Mannes befruchtet werden können, besteht die Gefahr, daß manch eine Frau den Mann ohne Rücksicht auf die traditionelle Sexualität allein auf die Rolle des Lieferanten von Samenzellen reduzieren möchte.

Ein Notfall. Es kommt regelmäßig vor, daß ein Junge oder junger Erwachsener plötzlich heftige Schmerzen in einem seiner Hoden spürt. Der Schmerz kann tagsüber, aber auch nachts auftreten und ist so stark, daß man den Hodensack so gut wie nicht berühren kann. In diesem Fall ist Eile geboten. Denn Zeit bedeutet unter diesen Umständen Leben. Es gibt zwei mögliche Ursachen: Entweder hat sich der Hoden zusammen mit oder auch ohne den Nebenhoden (dem Anfang eines Samenkanals) plötzlich tordiert, das heißt gedreht. Oder ein Anhängsel (bzw. Appendix) des Hodens oder des Nebenhodens hat sich gedreht. Der

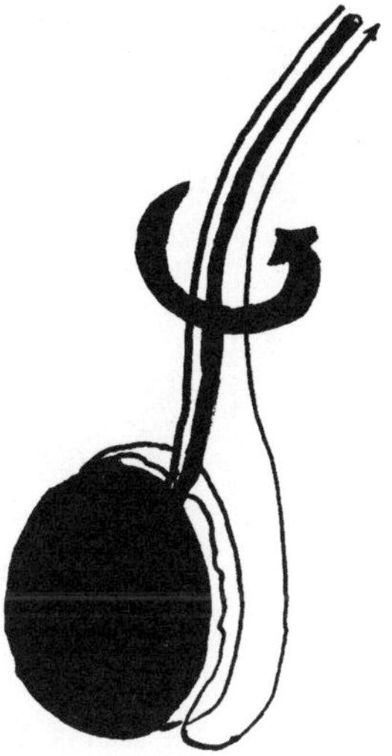

Torsio testis
Der Hoden dreht sich in Höhe des Samenstranges um seine Achse. Die Blutzufuhr zum Hoden wird unterbrochen.

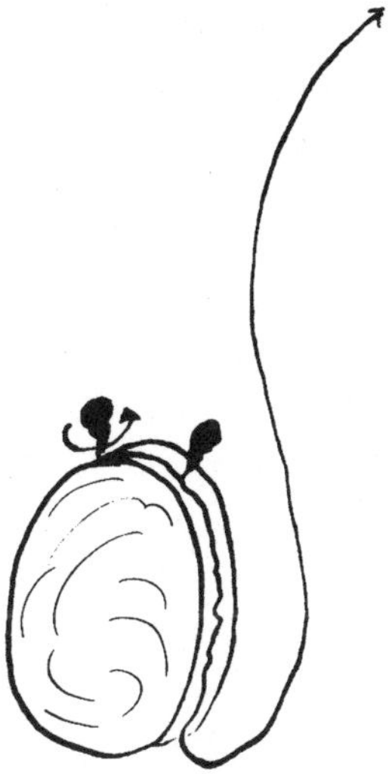

Torsio appendix epididymis
Kleine Anhängsel des Nebenhodens oder des Hodens können sich getrennt um ihre Achse drehen. Die Blutzufuhr zum Hoden ist nicht beeinträchtigt.

Fachausdruck dafür lautet: eine Torsion des Testis oder eine Torsion des Appendix.

Normalerweise sind die Hoden fest mit der Basis des Hodensacks verbunden. Sie können sich bewegen, aber nicht tordieren. Wenn jedoch die Verbindung ungenügend ist, kann sich der Hoden um seine Achse drehen, und die Blutgefäße werden abgeschnürt. Es ist logisch, daß ein Hoden ohne Blutzufuhr, also auch ohne Sauerstoffzufuhr, nicht lebensfähig ist. Daher die heftigen Schmerzen und die dringende Notwendigkeit einer Behandlung. Und wenn ich dringend sage, meine ich nicht Tage und Wochen, sondern Stunden. Man sollte sich daher besser nicht von einem unfähigen Arzt irreführen lassen, der eine Entzündung diagnostiziert und Antibiotika verschreibt. Nein – je schneller der operative Eingriff erfolgt, um so größer sind die Chancen, den Hoden zu retten, so daß er seine Funktion wieder aufnehmen kann. Der Eingriff besteht in der

Zurückverlagerung des Hodens in die richtige Position und seiner Fixierung an den Hodensack. Gleichzeitig wird in den meisten Fällen auch der andere Hoden vorsorglich fixiert.

Um eine Hodentorsion von der Torsion eines Appendix unterscheiden zu können, ist eine gewisse Erfahrung des Arztes vonnöten. Denn die Torsion eines Appendix muß im Prinzip nicht operiert werden; in diesem Fall lassen die Beschwerden schon nach wenigen Tagen nach. Im Zweifelsfall sollte ein Facharzt eine operative Behandlung einleiten.

Mit dem Hodensack kann übrigens noch alles mögliche andere schiefgehen. Eine Nebenhodenentzündung ist sehr selten, kommt aber vor. Zwischen den beiden Häuten, die den Hoden umschließen, kann sich Flüssigkeit ansammeln (die sogenannte Hydrozele oder Wasserbruch). Am häufigsten tritt das Phänomen des Hodenhochstands auf. Wie sich die Hoden im Lauf der Entwicklung des Foetus ihren Weg suchen, ist eine faszinierende Angelegenheit. Sie entstehen in der Nähe der Nieren, weit oben und hinten im Rücken. Über den Leistenkanal wandern sie anschließend zum Hodensack hinab. Wenn es jetzt zu einer Fehlentwicklung kommt, kann der Hoden entweder hinten im Rücken, im Leistenkanal oder kurz vor dem Leistenkanal steckenbleiben. Oder er wandert zwar durchaus über den Leistenkanal hinab, nistet sich aber dennoch irgendwo an der falschen Stelle unter der Haut ein. Der Urologe kennt diese unterschiedlichen Möglichkeiten. Aber wo der Hoden auch hinwandert, wenn er nicht den richtigen Platz findet, kann er sich aufgrund der zu hohen Körpertemperatur nicht normal entwickeln. Manche Formen eines falschen Descensus testis (Hodenwanderung in den Hodensack) können medikamentös behandelt, andere müssen operativ korrigiert werden. In einem Eingriff, bei dem es auf Feingefühl ankommt, wird der verirrte Hoden dann aus seiner Fehlstellung gelöst und im Hodensack fixiert. Oft wird dabei festgestellt, daß diese Fehlentwicklung mit einem Leistenbruch einhergeht. Wann der richtige Zeitpunkt für einen operativen Eingriff gekommen ist, darüber gibt es keine eindeutige Lehrmeinung. Allgemeiner Konsens ist jedoch, daß die Hoden im dritten Lebensjahr endgültig im Hodensack angekommen sein müssen.

Übrigens gibt es neben dem nichtabsteigenden Hodensack das Phänomen des mobilen Hodens. Dieser befindet sich zwar gelegentlich im Hodensack, wird jedoch manchmal vom Musculus cremaster in den Leistenkanal hochgezogen. Diese leichte Abweichung bedarf keiner Behandlung.

Während der Pubertät kann ein physischer Drang zur Masturbation entstehen. Darauf werde ich an anderer Stelle ausführlich eingehen. Dennoch möchte ich bereits hier einige Anmerkungen zu diesem Phänomen machen. Masturbieren erfolgt aufgrund eines physischen Drangs, ist jedoch keine physische Notwendigkeit. Jugendliche, die aus irgendeinem Grund kein Bedürfnis danach verspüren, müssen darüber keineswegs beunruhigt sein oder sich anders als die anderen fühlen. Übrigens wird – bei normalem Hormonstatus – in unregelmäßigen Abständen nachts ein spontaner Samenerguß erfolgen. Die Natur sorgt selbst für das erforderliche Gleichgewicht, auch wenn nichts dagegen einzuwenden ist, ihr dabei – buchstäblich – zur Hand zu gehen. Wie auch immer, die Zeiten, in denen Jungen nach einem nächtlichen Samenerguß fürchteten, sie hätten sich in die Hose gemacht, sollten allmählich der Vergangenheit angehören. Aber dieses Mißverständnis kommt leider immer noch vor, teilweise aus Unwissenheit der Eltern, teils weil es an einer offenen Aufklärung mangelt.

Damit soll nicht gesagt werden, daß Jungen und Mädchen nicht wirklich Bettnässer sein können. Bis zum sechsten Lebensjahr ist das bei vielen Kindern sogar recht normal. Wenn danach das Bettnässen noch vorkommt, vor allem, wenn das nächtliche Bettnässen von einem erhöhten Harndrang begleitet wird, ist eine spezielle Untersuchung bei einem Facharzt angeraten. Es ist fast immer möglich, diesen Kindern zu helfen. Man sollte sich vor allem aus sozialen Gründen darum kümmern, denn wenn die kleinen Bettnässer bei Freunden übernachten oder an einem Ferienlager teilnehmen, kann ihr Leiden unangenehme und demütigende Folgen haben. Wenn Bettnässen nicht oder nicht fachgerecht behandelt wird, kann das Problem bis zum Alter von vierzehn oder sechzehn auftreten, in Ausnahmefällen sogar bis zum zwanzigsten oder zweiundzwanzigsten Lebensjahr. Ursache ist entweder ein noch nicht ausgereifter Kontrollmechanismus der Blase oder eine zu hohe nächtliche Urinproduktion; auch psychologische Faktoren können in Betracht kommen. Kürzlich wurden in diesem Zusammenhang auch genetische Abweichungen festgestellt.

Ich komme noch einmal kurz auf das gerade angeschnittene Thema zurück: die Masturbation. Zahlreiche Jungen und junge Männer fragen sich, wie oft sie eigentlich masturbieren dürfen. Auf diese meist nur in Gedanken gestellte Frage gibt es jedoch, weil jeder anders ist, keine allgemeingültige Antwort. Außer dieser: ein gesunder Mensch ißt, wenn er Hunger hat. Das gilt ähnlich auch für die Masturbation und ihre Häufigkeit. Wer nur aus Gier ißt oder masturbiert, ohne daß dazu ein physischer Drang vorhanden ist, ignoriert den Rhythmus seiner körperlichen Bedürfnisse und Instinkte. Das Maß wird also im Grunde von der Natur vorgegeben und ist für jedes Individuum verschieden. Gleichzeitig sollte man wissen, daß auch bestimmte Formen körperlicher Selbstbeherrschung oder Askese – ob es sich nun um eine selbst auferlegte Mäßigung beim Essen oder bei der Masturbation handelt – auf manche Menschen eine wohltuende Wirkung ausüben können. Mit anderen Worten: Die physische Unruhe sollte unserer psychischen Gemütsruhe nicht allzusehr im Wege stehen. Jung gewohnt, alt getan.

VERLIEBTHEIT, FREUNDSCHAFT, LIEBE

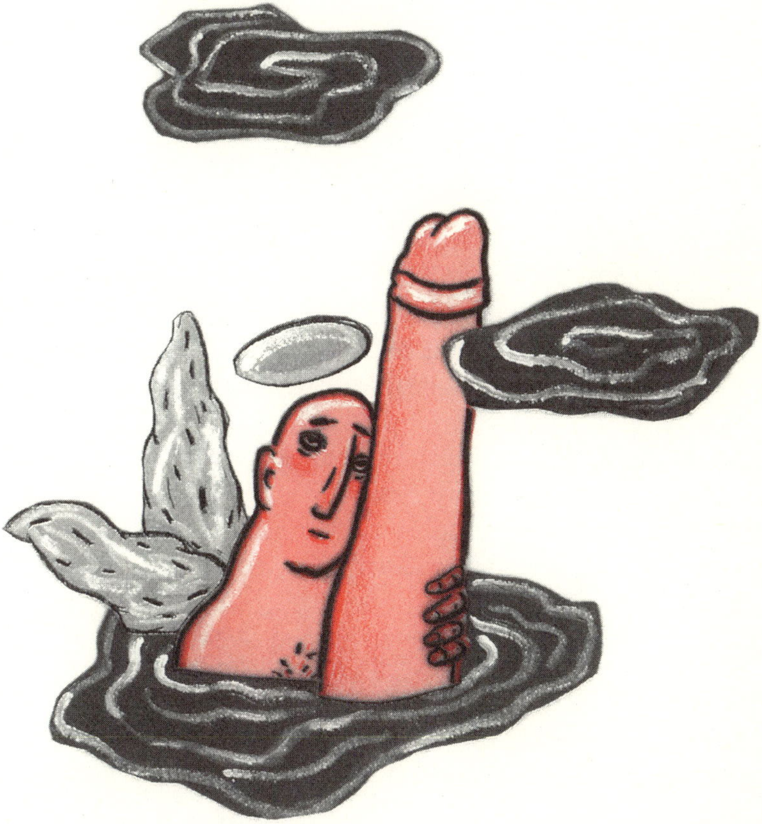

Ich würde gerne noch ein wenig beim jungen Menschen bleiben. Und vor allem bei dem, was Menschen zwar in jedem Alter erleben können, was wir in der Regel aber zum erstenmal schon in sehr jungen Jahren mit großer Verwirrung entdecken: Verliebtheit. Ich liebe dich, I love you, je t'aime, ti amo – in allen Sprachen klingt es verliebt.

Das stimmt, aber ich würde nicht empfehlen, es überall auf der Welt auch mit diesen Worten auszusprechen. Es kommt immer darauf an, was man damit meint. In Zentralpolynesien heißt »Ich liebe dich« in etwa: »Ich will mit dir koitieren.« Wenn jedoch bei uns ein Junge in seiner ersten Verliebtheit dem Mädchen zuflüstert: »Ich liebe dich«, dann weiß er in den meisten Fällen nicht einmal, was koitieren ist, ganz zu schweigen davon, daß er sich trauen würde, es vorzuschlagen.

Bevor ich mich ausführlicher mit diesem Thema beschäftige, zunächst ein kurzer Exkurs: Unsere Weltgemeinschaft wird von drei großen Kulturströmungen geprägt – der westlichen, der islamischen und der chinesischen –, immer wieder von kleinen und großen Kriegen, von wirtschaftlichen Spannungen und stets von Haß und Liebe, Neid und Machtgier, Barmherzigkeit und Gnadenlosigkeit, Verständnis und Unverständnis. In dieser stürmischen See branden immer neue Wellen von Veränderung heran. Das ist zum Beispiel in der Religion zu spüren, aber auch bei unseren Themen, also Verliebtheit, Liebe und Freundschaft. Und natürlich denken wir – so sind wir erzogen – dabei zuerst immer an die Mann-Frau-Beziehung. Aber es liegt auf der Hand, daß viele der Gefühle und Vorgänge, die wir im weiteren beschreiben wollen, sich ebenso auf das gleichgeschlechtliche Verhältnis von Männern bzw. Frauen beziehen. Und das gilt natürlich nicht nur für dieses Kapitel, sondern für das gesamte Buch. Daher spreche ich in Beziehungsfragen lieber von Partnern, als das Geschlecht der Partner jeweils festzulegen.

Verliebtheit, Liebe und deren Erscheinungsformen sind in vielerlei Hinsicht kulturell geprägt. In manchen Kulturen ist die Liebe in ihrer idealen Form eher kosmisch ausgerichtet als auf andere Individuen. In bestimmten religiösen Gemeinschaften zielt die Liebe ausschließlich auf Gott oder Götter. In unserer westlichen Welt beginnt die Liebe schon sehr früh und ist besonders auf Individuen ausgerichtet. Schuljungen verlieben sich in das Nachbarmädchen. Hosenmätze verlieben sich in ihre Lehrerin. Verliebte Mütter umsorgen ihre Söhne manchmal mit einer Intensität, von der verliebte Paare ziemlich viel lernen könnten. Formen von Verliebtheit zwischen Bruder und Schwester, Cousin und Cousine markieren oft das allererste Empfinden dieses seltsamen, kribbelnden Gefühls, das sich in dieser Form allerdings nur vorübergehend äußert – zum Glück, denn sonst würden viele unter uns immer noch auf dem Schoß der Lehrerin sitzen oder ihre Schwester oder Cousine heiraten wollen.

Es gibt jedoch noch andere Formen der Verliebtheit, die in jedem Alter vorkommen und manchmal auch andauern können. Kein Alter entkommt Cupidos Pfeilen, wie auch kein Alter direkt für die Verliebtheit prädestiniert scheint. Betreuer in Seniorenheimen wissen, daß es nichts Außergewöhnliches ist, wenn über achtzigjährige Männer und Frauen bestätigen, sich zum ersten Mal in ihrem Leben verliebt zu haben, und zwar nicht in eine »junge Knospe«, sondern in einen gleichaltrigen Partner. Die alten Griechen nannten Verliebtheit nicht umsonst Mania, eine Form von Geisteskrankheit, die von den Göttern eingegeben wurde.

Das ist doch ein schöner Vergleich, die Pfeile Cupidos. Ein wohlgezielter Schuß genügt, die Welt aus den Angeln zu heben.

Verliebtheit überfällt einen. Sie ist kaum oder gar nicht im Zaum zu halten und wird in vielen Fällen von solch heftigen Gefühlen begleitet, daß die Betreffenden in größter Verwirrung zurückbleiben. Dadurch wird gewissermaßen das freie Denken und Handeln eingeschränkt. Während einer heftigen Phase der Verliebtheit ist man kaum in der Lage, vernünftig zu denken und zu urteilen, und das führt dazu, daß die Umgebung darauf oft negativ oder abfällig reagiert, vor allem dann, wenn Erwachsene – womöglich sogar Verheiratete – in eine solche emotionale Krise geraten. Menschen, die dieses Gefühl nie erlebt haben und es auch nicht aus der Literatur oder aus Gesprächen kennen, neigen dazu, Verliebte meist vorschnell für unausgeglichen oder gar unzuverlässig zu halten. Die Medien sind voll davon. Politische Gegner beispielsweise der amerikanischen Präsidenten Kennedy und Clinton sind ständig auf der Jagd, um nachzuweisen, daß – ja, was eigentlich? Im Grunde doch nur, daß beide Herren in ihrem Leben die nötigen verliebten Phasen durchgemacht haben. Nahezu alle denkbaren und undenkbaren Beweise und Erklärungen werden herangezogen, um den Präsidentschaftskandidaten oder Präsidenten zu denunzieren. In England hat sich die Suche nach Liebschaften von Mitgliedern des Parlaments oder des Königshauses zum Nationalsport entwickelt. Auch in Belgien kamen in den neunziger Jahren verschiedene Politiker wegen ihres Liebeslebens in die Presse.

Love hurts, heißt es in den Schlagern, Liebe tut weh.

Ja. Einerseits entsteht bei leidenschaftlicher Verliebtheit ein fast euphorisches Glücksgefühl, das mit einem Konzentrationsverlust bei anderen Tätigkeiten wie etwa am Arbeitsplatz oder beim Studium einhergeht. Soziale Kontakte verkümmern, das Interesse an der Welt weicht einem fast unzähmbaren Drang, jedes Tun und alle Gefühle auf den Geliebten oder die Geliebte zu richten. Auf der anderen Seite befinden sich Verliebte auch in einer fast manisch-depressiven Phase. Auf Augenblicke himmlischen Glücks folgen tiefe Trauer und im Fall einer Enttäuschung auch depressive Momente. Liebe tut weh. Weil der Liebende seine Emotionen nicht oder nicht genügend kontrolliert, verirrt er sich in einem verwirrenden Zustand von Seelenglück und Herzeleid.

Solche emotionalen Momente von Spannung und Entspannung haben unweigerlich auch Einfluß auf die körperliche Verfassung. Man nehme nur die Eßgewohnheiten eines verliebten Menschen oder einer Person, die sich nach Liebe sehnt, aber unbefriedigt ist. In den meisten Fällen führt das zu Appetitverlust und Abmagern. Aber es gibt auch Menschen, deren Appetit eher größer wird und die dann zu Bulimie neigen. Die beiden Phasen können sich auch regelmäßig abwechseln. Beides sind Streßsymptome, deren Ursache in der Verliebtheit oder in fehlender Liebe zu suchen sind. Dazu gehören auch Schlafstörungen: Träume, unruhiger Schlaf, sehnsüchtiges Erwachen, Angstschweiß, schmerzliche Empfindungen, unruhiges Im-Bett-Herumwälzen. Ich könnte noch viele weitere Symptome anführen.

Nicht einfach also, mit einem Verliebten zusammenzuleben!

Die meisten Menschen nehmen das Phänomen Verliebtheit auf die leichte Schulter, bis es ihr eigenes Leben oder ihre direkte Umgebung betrifft. Dann stellt sich heraus, daß Verständnis meist nur ein leeres Wort ist. Dennoch, Verständnis ist das einzige, was in einer solchen Situation allen Beteiligten helfen kann. Verständnis der Eltern für das verliebte Kind, Verständnis des Partners für die verliebte bessere Hälfte, Verständnis des Direktors für Lehrer, die in ihre Schüler verliebt sind, Verständnis von Kindern für ihren verliebten Vater oder ihre verliebte Mutter und so weiter. Zu viele schöne und hoffnungsvolle Beziehungen werden durch Unverständnis für immer zerstört, weil man das doppelte Phänomen verkennt, nämlich, daß Verliebtheit kaum in den Griff zu bekommen und in bestimmten Formen auch vergänglich ist. Wissenschaftler bringen übrigens bestimmte chemische Prozesse im Körper mit der Phase der Verliebtheit in Verbindung. Meist ist das nur eine vorübergehende Erscheinung. Ich denke, es ist ein Fehler, während einer Phase der Verliebtheit eine Beziehung endgültig besiegeln bzw. in einer anderen Beziehung definitiv den Schlußstrich ziehen zu wollen. Wenn die Verliebtheit sich nicht auf andere Dinge gründet, ist und bleibt sie ein Stadium in der Wachstumsphase. Auch wenn diese Wachstumsphase bei manchen Menschen möglicherweise erst mit achtzig einsetzt.

Meine Frau und ich haben eine schöne und ausgewogene Beziehung. Leider gerate ich heute abend unbeabsichtigt in Feuer und Flamme für eine andere. Was soll ich tun?

Ich würde dir raten, die letzten Reste deiner Willenskraft zu mobilisieren und deine verliebten Gefühle vor dem Hintergrund der bestehenden Beziehung soweit wie möglich zu reduzieren und deine Verliebtheit der anderen Frau nicht zu zeigen. Und außerdem würde ich dir auf jeden Fall klarmachen, daß du dich auf meinen Respekt und mein Vertrauen verlassen kannst. Dann wirst du zwar garantiert Liebeskummer haben, aber in deinem Alter ist das im allgemeinen kein Leid, das sich nicht überwinden ließe, auch wenn du dabei nicht vergessen solltest, lieber Freund, daß man die Flammen zwar löschen kann, das darunter verborgene Feuer aber manchmal noch lange nachglüht. Bei jungen Menschen ist Liebeskummer viel gefährlicher, zumindest, wenn er von der Umgebung nicht wahrgenommen, akzeptiert und respektiert wird. Er kann außerordentlich schmerzlich sein und vor allem bei Jugendlichen zu ernsthaften Depressionen bis hin zum Selbstmord führen.

Mir begegnen immer wieder erwachsene Menschen, die offensichtlich nicht zu einer stabilen Beziehung imstande sind und sich nach jedem Scheitern gleich wieder in eine(n) andere(n) verlieben.

Der Ausdruck »erwachsen« ist hier wohl nicht ganz zutreffend. Solche Menschen leben nämlich in einer oft relativ gut getarnten, aber fast durchgängigen emotionalen Unordnung. Im Grunde haben sie Probleme mit sich und ihrer Selbstachtung. Keine ihrer Verliebtheiten bringt sie auch nur einen Schritt voran. Natürlich steht das einer normalen Gefühlsentwicklung und daher dem Erwachsenwerden im Wege. Solche Menschen müssen, falls sie dazu bereits in der Lage sind, über sich selbst nachdenken und einsehen, wie aussichtslos und nachteilig das emotionale Chaos für sie ist, in dem sie leben. Für manche ist das nicht einfach, fürchte ich. Manchmal kann in diesen Fällen die Unterstützung eines Psychologen oder Sexualtherapeuten sinnvoll sein.

Und auf der anderen Seite stehen die »Isophilen« – junge wie alte Menschen, die noch niemals die Schmetterlinge im Bauch gespürt haben. Sie spazieren um den Schmetterlingsgarten herum, aber die Quelle von Glück und Schmerz, die sich dort befindet, haben sie nie entdeckt. Die meisten dieser Menschen unterhalten gute Beziehungen zu Freunden und Freundinnen, sind aber meist ein wenig risikoscheu und distanziert. Sie scheuen vor den warmen, aufwallenden Gefühlen zurück, die sie bei anderen bemerken oder beobachten. Man findet solche Menschen übrigens in jeder Altersgruppe. Einige von ihnen bauen auf der Grundlage von Kameradschaft und Freundschaft eine gute, stabile Beziehung auf und gründen eine Familie, aus der Risiken soweit wie möglich herausgehalten werden. Im allgemeinen kann eine solche Beziehung relativ gut halten, aber die Tiefen und Höhen einer gefühlsbetonten Beziehung bleiben ihnen unbekannt. Damit ist nicht gesagt, daß Isophile nicht auch emotionale Wärme empfinden können. Sie wird aber weniger für den Partner reserviert, sondern zum Beispiel für Musik oder bildende Kunst oder auch für die Kinder. Wie auch immer, es ist schwierig herauszufinden, warum diese Menschen niemals einem Schmetterling hinterherlaufen. Möglicherweise ist diese emotionale Flachheit angeboren, genetisch bedingt, oder vielleicht beruht sie auf Erfahrungen, die im Unterbewußten wirken, oder auf einer Kombination all dieser Faktoren. Man sollte wissen, daß manche Isophile – glücklicherweise bilden sie eine Minderheit – verliebten Menschen jede Menge Ärger bereiten können.

Und um en passant noch einmal auf kulturelle Unterschiede hinzuweisen: In Nigeria finden sich isophil veranlagte Menschen zum Beispiel garantiert besser zurecht als im Westen. Bestimmte Völker lehnen Beziehungen, die auf Gefühlen beruhen, nämlich im allgemeinen ab. Für Romantik ist dort kein Platz. In solchen Gemeinschaften ist die Achtung vor der Autorität und die dazugehörige Unterordnung wichtig. Das führt dazu, daß dort die Beziehungen mehr von Gleichgültigkeit und weniger vom Gefühl der Verbundenheit geprägt sind.

Jetzt zu den längerfristigen Beziehungsformen: Freundschaft, Liebe, Kameradschaft.

Ich werde mich nicht an Definitionen wagen. Man kann noch versuchen, Verliebtheit in eine chemische Formel zu fassen, Freundschaft und Liebe aber nicht. Außerdem unterscheiden sich Form und Dauer längerfristiger Beziehungsformen je nach Kulturkreis, Zeitgeist und Milieu. Wenn ich einen bescheidenen Versuch wagen darf, mich einer Erklärung anzunähern, dann möchte ich vorausschicken, daß dieser Versuch höchstens als Ausgangspunkt für ein Gespräch dienen soll. Für andere. Denn in der Schule der Liebe steht nicht nur ein Bett, sondern auch ein Tisch. Um sich gemeinsam daran setzen und reden zu können.

Ich denke, wir können von Liebe sprechen, wenn zwei Individuen sich so sehr als zusammengehörig empfinden, daß sie zusammen mehr sind als die Summe ihrer Teile. Dabei geht es um Einfühlung, um Mitempfinden, um ein ausgewogenes Geben und Nehmen. Aus ganzem Herzen und voller Respekt vor der Freiheit des anderen. Kein Einswerden also, das will ich nicht sagen. Liebe kann nur zwischen Personen bestehen, die wechselseitig ihre Freiheit akzeptieren und achten. Das Streben nach einer Art von Einswerden könnte eine zu starke Einengung bedeuten und die Freiheit mit einer zu großen Hypothek belasten. In manchen Fällen könnte es sogar dazu führen, sich im anderen zu verlieren, sich selbst zu verleugnen – und dabei kann das Wesen der Liebe nicht überleben. In dieser Hinsicht ist die Liebe weitaus reicher und dauerhafter als die Verliebtheit, obwohl beide natürlich auch zusammenfallen können. Verliebte fordern sich gegenseitig absolut, isolieren sich von anderen, nehmen sich sozusagen gegenseitig die Freiheit. Es versteht sich auch, daß in der Liebe kein Platz ist für eine Vormachtstellung des einen über den anderen – weder im normalen Leben noch in der Erotik oder Sexualität. Ohne Gleichheit, ohne ein respektvolles Akzeptieren der individuellen Unterschiede kann von Liebe keine Rede sein.

Das ist für einen Mann in unseren Zeiten keine einfache oder selbstverständliche Aufgabe. Sie kann ihn in Versagensangst treiben, durch die er die Liebe – zumindest, wie ich sie hier dargestellt habe – als unerreichbar oder sogar nicht existent erfährt. In den weitaus meisten Kulturen hat sich die Stellung des Mannes so entwickelt, daß ihm gegenüber der Frau weiterhin ein stark dominantes Machtgefühl geblieben ist. Bis vor kurzem bestimmte der Mann auch, wann und wie es zu intimen Kontakten kommen sollte. Der Mann bestimmte – und bestimmt in vielen Schlafzimmern immer noch –, wie die gelebte Sexualität aussieht. Seit sich jedoch die Frau befreit und ihre besonderen eigenen Werte kennengelernt und erkannt hat, ohne dabei die Verschiedenheit der Individuen in Frage zu stellen, bestimmt sie immer mehr die sexuelle Tagesordnung mit. Der Koitus und die Ejakulation, für den Mann jahrhundertelang viel mehr Bestätigung seiner Männlichkeit als Ausdruck der Zuneigung zu seiner Partnerin, sind von der Frau auf den zweiten Rang verwiesen worden. Die Frau fordert Sinnlichkeit in all ihren Formen, Zeit und Intimität.

Unvermeidlich wird sich die westliche Ausprägung des Zusammenlebens und der Beziehungen ändern. Die Institution der Ehe wurde von Männern unter anderem (und oft nicht so böswillig, wie es hier erscheinen mag) als Mittel der Unterdrückung ins Leben gerufen und aufrechterhalten, wobei der Frau die Rolle am häuslichen Herd und der Kindererziehung zugewiesen wurde. Wenn sie diese Aufgabe in Freiheit und Gleichberechtigung ausfüllen kann, wird diese Entscheidung zweifellos eine optimale Form des Zusammenlebens ermöglichen. Aber diese Form kann ihr der Mann nicht auferlegen, wenn er seinerseits das Recht beanspruch, Leistungswillen und Freude an der Leistung auf seine eigene, individuelle Art umzusetzen. Nur Gleichheit kann ein Nährboden für Liebe und damit für sexuelle Partnerschaft sein. Oder gewinnst du jetzt den Eindruck, ich komme vom Hölzchen aufs Stöckchen?

Nein, keineswegs. Aber könntest du diese Freude an der Leistung, diesen Leistungsgenuß und den möglichen Mangel an sexueller Partnerschaft noch genauer erläutern?

In der westlichen Welt nimmt der Mann noch immer viel mehr und wahrscheinlich auch mit mehr Freude als die Frau auf allen Ebenen am Produktionsprozeß teil – was für ihn eine Quelle der Lust sein kann. Viele Männer arbeiten gern, genießen es, optimale Leistungen zu erbringen, auch, um materiellen Wohlstand und Status zu erwerben und ihre Familie gut versorgen zu können. Als ich einen erfolgreichen Anwalt auf seine Empfindungen zu Arbeit und Lust ansprach, faßte er diese in einer schönen Metapher zusammen. Er sagte: »Meine Sexualität ist das Plädoyer, mein Orgasmus ist der Sieg.«

Diese Leistungsethik hat Folgen für die Form des Zusammenlebens, in der Partnerschaft wie in der Ehe. Die Art, wie Männer leben und Leistung bringen, zeigt sich nicht nur im Büro oder beim Businesslunch. Oft zeigt sie sich auch im Bett. Sex wird von ungeheuer vielen Männern auf der gleichen Grundlage wie ihre Arbeit betrieben. Sie wollen etwas leisten, am liebsten schnell etwas leisten, schnell zu einem Ergebnis kommen. Die Sinnlichkeit entgeht ihnen. Sich Zeit für den Partner zu nehmen ist undenkbar, und das ist für zahllose Frauen eine Quelle der Sehnsucht und der Frustration. Oft wagt es die Frau nicht auszusprechen, oder sie macht nur zaghafte Versuche, weil der Mann, der sie mit seinem Leistungsrhythmus seelisch allein läßt, auch die materielle Existenz für sie und die Kinder sichert. Diese materialistische Lust an der Leistung verhindert eine gute und ausgewogene Entfaltung des affektiven Lebens, wie es von der Frau gefordert wird. Dennoch können auch in ungleichen und ungleichgewichtigen Beziehungen dauerhafte Gefühle vorhanden sein, die ein stabiles Zusammenleben garantieren. Ich denke dabei an gemeinsame Interessen – zum Beispiel den Wohlstand zu mehren, die Kinder zu erziehen oder durch die Enkel eine Verjüngungskur zu erleben. Es kann eine Vielfalt von gemeinsamen Interessen und Unternehmungen geben, in denen sich zwei Partner gegenseitig stabilisieren und sich kameradschaftlich oder sogar freundschaftlich begegnen. Aber das hat alles in allem kaum oder gar nichts mit der Liebe zu tun, wie ich sie beschreiben möchte.

Eine gewisse Neigung zum Idealisieren kann ich dir nicht absprechen.

Und wieso auch nicht? Die Liebe ist ein Ideal, das im seelischen und sexuellen Vermögen vieler Menschen liegt. Daran sollte man gelegentlich denken, in Zeiten, in denen zunehmend von sexuellem Machtmißbrauch die Rede ist.

Der im Rahmen der Ehe vielleicht am effektivsten vertuscht wird.

Das mag sein. Aber die Institution Ehe steht immer mehr auf dem Prüfstand und wird in Frage gestellt. Die westlichen Auffassungen zur Ehe (die bezogen auf die ganze Welt übrigens als Form des Zusammenlebens ein Minderheitsmodell darstellt) bedürfen seit der wachsenden Emanzipation der Frauen offensichtlich einer dringenden Überprüfung. Meiner Meinung nach sollte eine solche Neubewertung vor dem Hintergrund des Liebesideals erfolgen. Denn schließlich ist die Ehe immer noch einer der vielen Dialekte der Muttersprache Liebe. Im Grunde ist es doch gleichgültig, in welcher Form des Zusammenlebens wir die Liebe erleben. Glücklicherweise durchschauen wir solche im Grunde unwichtigen Fragen immer mehr. Dennoch muß man eingestehen, daß der Kampf um die Beseitigung einer jahrhundertealten, auf Macht gründenden Ungleichheit noch lange Zeit in Anspruch nehmen wird.

Und wann wird dieser Kampf gewonnen sein?

Jedesmal dann, wenn sich der Phallus von seinem sonnenüberfluteten Olymp in die Dämmerung herabtraut, wo er sich zeigt, wie er wirklich ist, in seiner Verletzlichkeit, Empfindlichkeit, Großzügigkeit und Schwäche. Nur dann ist gleichberechtigte Liebe möglich, nur dann gibt es Freiheit. Diese Gleichberechtigung müssen wir daher auch in den Formen des Zusammenlebens anstreben. Sowohl für hetero- wie für homophile Paare müssen wir gleiche Bedingungen und Möglichkeiten schaffen. Die Tatsache, daß Homosexuelle es hinnehmen, ihre Partnerschaft in gesellschaftlichen Formen des Zusammenlebens realisieren zu müssen, die von denen der Heterosexuellen abweichen, scheint mir im Hinblick auf ihren gesellschaftlichen Kampf um Anerkennung eher eine Beleidigung als ein Sieg zu sein.

GOTT IST EIN MANN

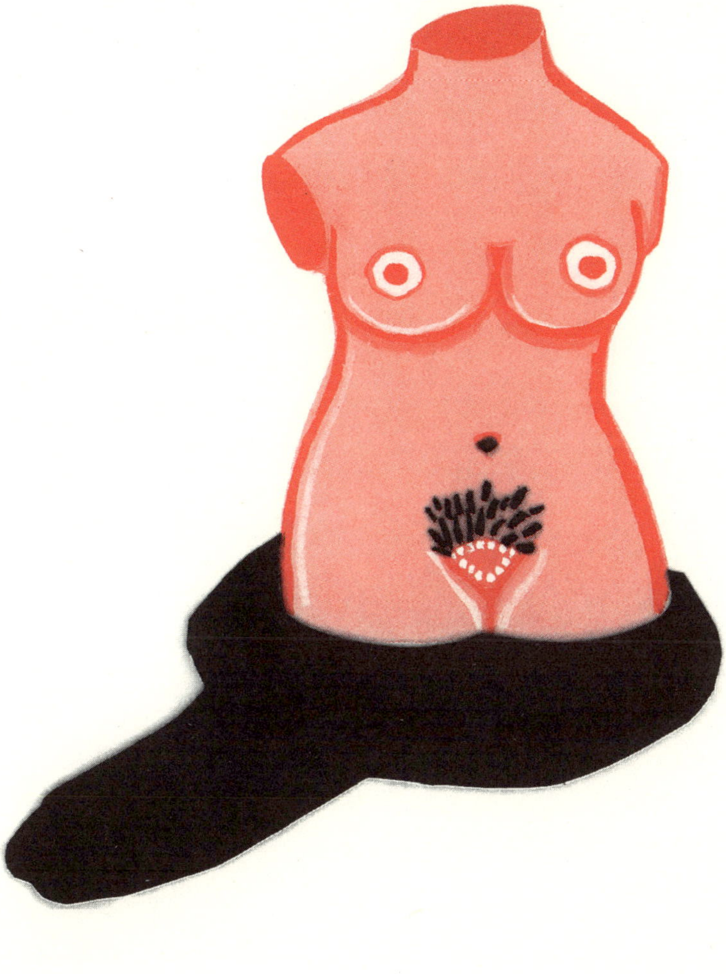

Ein faszinierendes Faktum ist die ausschlaggebende Rolle der großen Religionen im Laufe von Tausenden Jahren menschlicher Sexualität. In unserem letzten Gespräch hast du unter anderem über die sexuelle Vormachtstellung des Mannes gesprochen. Wie sie die Befreiung und Entfaltung weiblicher Sexualität verhindert hat – und oft immer noch verhindert. Und wie damit auch das Abenteuer einer Liebe verhindert wird, bei der sich Menschen frei und gleich akzeptieren. Hier ist nicht der Ort, eine umfassende historische Darstellung zu geben, wie sich Religion und menschliche Sexualität jahrhundertelang zueinander verhalten haben. Dennoch scheint es mir angebracht, einige große Linien nachzuzeichnen.

Wenn wir von Liebe sprechen, müssen wir tatsächlich auch die Religion einbeziehen, das ist richtig. Denn in fast allen großen Religionen und religiösen Strömungen wird die Liebe in der einen oder anderen Form als Hauptthema gesehen und als solches auch gelehrt. In diesen Lehren muß sich die Frau in der Regel mit einigen Trostpreisen begnügen. Auf jeden Fall steht wohl fest, daß die großen monotheistischen Religionen den Frauen eine ungewöhnlich untergeordnete Rolle zugeteilt haben. Gott ist männlich, der Allmächtige ist männlich. Gott (sprich: der Mann) vertritt die Macht, die Schöpfung, das Urteil und die Vaterschaft.

Der Gedankensprung zur menschlichen Sexualität ist nicht weit. Gott ist der Schöpfer, und er schuf sich den Menschen als sein Bild und Gleichnis. Der Mensch ist ein Wesen, das in Beziehungen lebt und die Schöpfung fortsetzt. Sexualität heißt, daß es eine intime Begegnung gibt, daß buchstäblich in der in der Genesis vorgegebenen Linie Leben geschaffen wird: »Er schuf sie als Mann und Frau.« Der Mann war aber offensichtlich als erster da. Also soll er über die Frau herrschen. Man höre, was Jahweh in der Genesis zu der Frau sagt: »Deine Begierde wird dem Mann gelten, und er wird dich beherrschen.« Das ist klare Sprache, geschrieben von Menschen (sprich: Männern) und natürlich stark von soziokulturellen Vorgaben bestimmt. In der jüdischen Gesellschaft vor dem Exodus hat der Mann den göttlichen Willen übrigens ziemlich wörtlich umgesetzt. Sex war nahezu unbegrenzt erlaubt – vor und nach der Ehe, außerhalb der Ehe, mit mehreren Frauen, in Form von Prostitution und in Form von Homosexualität. Nach dem Exodus vollzog sich eine merkwürdige Umkehrung der Beziehungen. Es entstand eine klare Trennung zwischen den Geschlechtern, und all das, was direkt oder indirekt mit Sex zu tun haben könnte, wurde durch die Prüderie eingegrenzt. Der Vater durfte sich nicht länger dem Sohn nackt zeigen, beim Wasserlassen durfte der Penis nicht mehr berührt werden und so weiter. Zudem waren die Juden damals davon überzeugt, daß die Frau nur eine Art Brutkasten sei, in der der männliche Samen heranwachsen konnte. Alles Dinge, die im Grunde auf einen Mangel an physiologischen Kenntnissen zurückzuführen waren, aber in Gesetz und Tradition immer noch stark in der Religion verhaftet blieben. Tatsächlich wußte man damals einfach nicht, daß die Frau als Trägerin der Eizellen dem Mann als Träger des Samens mehr als ebenbürtig war. Ein Mißverständnis, das aber für die Stellung der Frau gewaltige Folgen haben sollte.

Im Christentum, das in gewissem Sinne eine Fortsetzung des Judentums ist, spitzte Paulus die Lage noch ein wenig zu. Er predigte soviel wie den Verzicht auf Lust und Genuß. Die Lust wurde mit dem Satan gleichgesetzt. Der Koitus war ein göttlicher Auftrag, der lediglich der Prokreation, der Fortpflanzung, diente. Das ging so weit, daß, wenn keine Fortpflanzung mehr nötig oder erwünscht war, Kastration als Mittel zum Zweck akzeptiert wurde, im Geiste Gottes zu leben – in der sogenannten Josephsehe. Paulus nahm kein Blatt vor den Mund. Er diktierte, daß nicht der Mann für die Frau, sondern die Frau für den Mann geschaffen sei. Frauen müssen schweigen, dulden. Wir dürfen nicht vergessen, daß Paulus' Thesen bis auf den heutigen Tag einen nicht zu unterschätzenden Einfluß auf die Haltung der Christen, und insbesondere der kirchlichen Hierarchie, zur Sexualität haben. Für Paulus und seine Jünger war Erotik beim Geschlechtsakt Teufelswerk. Die Folgen einer solchen These sind erschreckend. Der Kontakt zwischen Männer- und Frauenkörpern war weiterhin erforderlich, daran konnte nicht einmal Paulus etwas ändern. Aber die richtige Lust wurde soweit wie möglich eingeschränkt. Unzählige Menschen haben den Geschlechtsakt mit einem Laken zwischen den Körpern und einer Öffnung in Höhe der Geschlechtsorgane vollzogen. Oder auch in Hosen, die auf der Höhe der Genitalien einen Schlitz hatten. Das einzige, was nicht verhindert werden konnte, war, daß der Mann dabei einen Orgasmus erlebte. Das sollte seine Überlegenheit übrigens nur noch stärker machen. Im 7. Jahrhundert beschloß das Konzil von Soissons mit überwältigender männlicher Mehrheit, daß die Frau die Seele eines Tieres habe.

Gütiger Himmel!

Ja, und dieser Gedankengang ist und bleibt eigentlich immer noch höchst aktuell. Es sind schließlich immer noch dieselben Konzepte, aufgrund derer die römisch-katholische Obrigkeit den Frauen die Möglichkeit nimmt, Priester zu werden und einige grundlegende religiöse Handlungen durchzuführen. Heutzutage hört sich das zwar anders an, weil alles nur durch die Blume gesagt wird; und es werden auch schon allerlei Hintertürchen geöffnet, nur die Haustür bleibt immer noch geschlossen. Ich muß natürlich im selben Atemzug ergänzen, daß es im Christentum auch weniger fundamentalistische Strömungen gibt, die den Menschen in seiner oder ihrer Vollkommenheit Achtung erweisen. Aber die Dominanz des Phallus ist tief verwurzelt. Dazu kommt noch der Sündenfall: Auch hier ist Sex das Böse und wieder die Frau die Hauptschuldige. Man kann sich kaum vorstellen, welche völlig sinnlosen Schuldgefühle ein solches Konzept zur Folge hatte.

Ich nehme an, daß es auch heute noch für pflichtgetreue Christen nicht einfach ist, ihre Sexualität frei auszuleben?

Das kommt darauf an. Immer mehr Christen gehen in ihren Wertvorstellungen zurück zum Ursprung, zu den Worten Christi. Und die haben – soweit bekannt – nur wenig mit den persönlichen Einsichten des Paulus zu tun.

Woher kommt dann dieser Widerwille und/oder die Verdrängung der Sexualität?

Die Grundtendenz ist zweifellos die Angst vor der Frau, vor ihr, die verführt und verschlingt. Die Frau wird unbewußt als von Natur aus dominant empfunden, sie muß also um jeden Preis, notfalls mit Gewalt und Unterdrückung, selbst beherrscht werden. Die Frau und ihre Vagina stellen unsere Ratio auf die Probe. Sexualität, sagte Augustin, bedeutet, die Vernunft zu verwerfen. Deshalb war die Vorstellung von einer idealen, unbefleckt empfangenden, sozusagen sexlosen Mutter in der Person der Jungfrau Maria notwendig. Wer den Ruf von Paulus und seinen Jüngern mit extremen Formen der Askese beantwortete, brachte zusätzlich die Furcht ein, vom Phallus beherrscht zu werden. Der Orgasmus ist der Moment par excellence, in dem jegliche Selbstbeherrschung fehlt. Wer im Geist-Körper-Modell nur dem Geist einen Wert zubilligen möchte, für den ist ein solcher biologischer Angriff auf den Geist nicht akzeptabel. Nicht nur das Sexuelle wird dabei zurückgewiesen, sondern auch die Zärtlichkeit, die Liebe, die Erotik, alles, was Vernunft und Seele in Treibsand verwandelt.

Und wie steht es damit im Islam?

Was die Position der Frau angeht, verhält es sich im Islam nicht anders als im Christentum. Der Mann steht über der Frau. Allah hat die Männer zu Königen der Schöpfung gemacht. In der streng islamischen Welt haben Frauen daher auch keinen politischen Einfluß. In manchen Staaten dürfen sie nicht einmal Auto fahren. Aber der Islam verurteilt oder mißbilligt nicht die Sexualität. Im Gegenteil. Der Mann wird angehalten, die fleischliche Begierde seiner Frau zu stillen.

Und was ist mit der Entfernung der Klitoris? Ist das kein Mittel der sexuellen Unterdrückung?

Ja, bei Millionen Frauen, auch in islamischen Gesellschaften, wird die wichtigste Quelle der sexuellen Lust auf oft grausame Weise herausgeschnitten. Lust wird in diesen Gemeinschaften mit der Möglichkeit zur Untreue assoziiert, und das wäre für den Mann eine schwere Beleidigung. Aber das hat eigentlich nichts mit dem Islam zu tun. Auch das Tragen eines Kopftuches ist keine islamische Vorschrift, sondern geht auf eine Anordnung von Paulus zurück. Später wurde sie von Tertullian noch weiter gefaßt. Er forderte, alle Frauen sollten den Schleier tragen. Noch heute kann man bei uns in Dorfkirchen sehen, wie vor allem ältere Frauen beim Gottesdienst einen Hut oder eine andere Kopfbedeckung tragen; und zwar nicht wegen der Kälte, sondern weil Paulus es so wollte.

Ist es nicht verwunderlich, daß Frauen das alles im allgemeinen ertragen haben und es in manchen Fällen immer noch tun?

Nein, auch das läßt sich wohl noch als Folge der physischen, sozialen, politischen und kirchlichen Vorherrschaft des Mannes erklären. Jahrhundertelang haben hier die Männer der Kirche regiert, im Strafrecht zeitweilig von der kirchlichen Inquisition unterstützt und in anderen Fällen auch von staatlichen Stellen. Wer heutzutage in bestimmten religiösen, fundamentalistischen Staaten die rigiden Vorschriften zum Sexualverkehr nicht oder nur ungenügend befolgt, riskiert schwere Strafen, bis hin zur Todesstrafe. Eine Frau zum Gehorsam gegenüber dem Mann oder zum Tragen des Schleiers zu zwingen, braucht es viel weniger. Was mir jedoch als nahezu religiöses Rätsel erscheint, ist die Frage, warum die Frau, die in all diesen fanatisch frauenfeindlichen Kulturen fast bis zur Auslöschung unterdrückt wird, dennoch Religionen und religiösen Strömungen, die ihre eigene Unterdrückung gewissermaßen zementieren, immer noch die Treue hält. Das ist doch ein enormer Gegensatz, einerseits dieser Machtdrang des Phallus und andererseits dieses weibliche Mysterium.

Du hast mir erzählt, daß du vor nicht allzu langer Zeit einige Papuastämme besucht hast. Weil ich deine Neugier kenne, nehme ich an, daß du da nicht nur einen Penisköcher für deine Sammlung erworben hast, sondern auch Informationen über das sexuelle Leben der Naturvölker sammeln konntest.

Aber natürlich! Mir wurde dort die große Ehre zuteil, ein langes Gespräch mit einem Papuahäuptling über seine sexuellen Erfahrungen führen zu dürfen. Es lief darauf hinaus, daß Männer und Frauen dort getrennt leben. Sie haben getrennte Tagesunterkünfte und schlafen auch nachts in ihren eigenen Hütten. Bei den Papuas ist die Frau ein Objekt, das gegen Schweine getauscht werden kann. Je mehr Schweine ein Mann besitzt, um so größeren Anspruch hat er auf Frauen. Dennoch schläft er nicht bei seinem Eigentum. Sobald er ein sexuelles Begehren verspürt, gibt er gegen Abend, nachdem die Kartoffeln und das Fleisch geröstet sind, der Frau ein Zeichen, die er an dem Tag auserwählt hat. Sie schläft dann am Ausgang der Frauenunterkunft. Nachts verläßt der Mann die

Männerschlafstätte und bedeutet seiner Auserwählten, zu ihm zu kommen. Unter dem wachsamen Auge des Mondes wird dann ein kurzer, kraftvoller Koitus durchgeführt. Gefühle von Intimität und Sinnlichkeit sind ihnen völlig fremd.

Wie bedauerlich!

Wenn man es durch unsere westliche Brille sieht, ja. Dennoch würde ich diese Gemeinschaften nur ungerne stören. Was sie erleben, kann ein Schritt zu einer Entwicklung sein, mit der wir nichts anzufangen wissen. In westafrikanischen Dörfern gibt es innerhalb der Dorfeinfriedung ebenfalls eine Trennung von Männern und Frauen. Dort kennt man das eigenartige Phänomen, daß die Frauen in ihren Unterkünften eine eigene religiöse Gemeinschaft organisieren, unabhängig von der Autorität des Mannes. Das ist eine ausgeprägte Form von Eigenheit und Freiheit. Aber solche empfindlichen Verhältnisse drohen jetzt durch das Vordringen westlicher Religionen zerstört und ausgehöhlt zu werden. Bekehren heißt sehr oft entehren.

Wenn ich mir die Statuen und Reliefs ansehe, die an manchen Tempeln in Indien oder Nepal zu sehen sind, kommt mir der Gedanke, daß die Frau dort in sexueller Hinsicht besser und freier zum Zuge kommt als in einem verkrampften Christentum oder in dem Papuadorf, das du gerade beschrieben hast.

Ja und nein. Auch in Indien ist die Frau seit dem zweiten oder dritten Jahrhundert völlig von ihrem Mann abhängig. Sie ist unterworfen, aber in ihrer Unterwerfung hat sie ein Anrecht auf sexuelle Befriedigung – das ist in dem großen erotischen Handbuch Kamasutra nachzulesen. Nach Paulus, und mit Unterstützung fast aller großen Kirchenväter, hat das Christentum die Macht des Mannes mit der sexuellen Minderwertigkeit und der sexuellen Unterdrückung der Frau verknüpft. In Indien und den benachbarten Ländern ist das nicht geschehen. Die Statuen an den äußeren Tempelmauern bezwecken übrigens, den eintretenden Besuchern alles, was es in der Sexualität an Varianten gibt, vor Augen zu führen. Somit kann der Besucher des Tempels dieses Bedürfnis ablegen, nachdem er ihn betreten hat. Ich habe in Nepal selbst mit großen Augen gesehen, was dort im Geschlechtsverkehr alles als normal und natürlich gilt. Im Gegensatz zu diesem Fest der Offenheit und Freude ist die Sexualität des Westens jahrhundertelang eine finstere Nacht gewesen, eine lange Nacht der Verkrampfung, der Schmerzen, der Angst und der Schuld.

Heute nicht mehr?

Und immer noch. Auch heute richten Schuldgefühle und ein Bewußtsein von Sündhaftigkeit großen Schaden auf sexuellem und erotischem Gebiet an. Ich habe es schon einmal erwähnt: Die Vergangenheit ist immer noch sehr nah. Aber es gibt Anzeichen, daß der Mensch, Mann wie Frau, sich diesem Druck nicht länger beugt. Philosophische und religiöse Normen sind nicht länger universell. Das genetische Fundament – nämlich, daß wir alle nach Lust und Glück streben – setzt sich allmählich durch. Mit enormem Tempo entstehen neben den großen monotheistischen Religionen und anderen Glaubensrichtungen allerhand neue Strömungen. Das könnte immerhin ein Hinweis darauf sein, daß Männer und Frauen sich in ihrer genetischen Authentizität in den bestehenden Religionen nicht oder nicht mehr richtig aufgehoben fühlen, daß sie sich zwischen den extremen Polen der Gefühlswallungen – Lust und Angst – immer verlassener vorkommen und daher auf dem Weg zu einer weitaus persönlicheren und biologisch sinnvolleren Bewußtseinsebene auf der Grundlage von Gleichberechtigung sind.

Die meisten religiösen Strömungen klammern vor allem die grundlegenden Bedürfnisse der Frau weitgehend aus. Manchmal werden sie sogar plump abgestritten. Das herkömmliche Menschen- und Weltbild wurde fast ausschließlich von Männern entworfen und geprägt. Das körpereigene Testosteron (beim Mann) und das körpereigene Östrogen (bei der Frau) lenken beide Geschlechter in die jeweils andere Richtung, was wiederum mit dazu beiträgt, daß beide jeweils andere Erfahrungsmuster, Bewußtseinsebenen und Emotionen erleben. Auch die Gehirnfunktionen der beiden Geschlechter sind verschieden. Seit der Urzeit haben die Unterschiede in Körperstruktur und Körperfunktionen dazu geführt, daß Frauen ihr eigentliches Wesen nicht entdecken konnten bzw. entdecken durften. Aber hier vollzieht sich heute ein klarer Wandel. Auch auf sozialem Gebiet. Bei allem Respekt und aller Anerkennung für die

Frau, die sich entscheidet, ihre Aufgabe als Mutter im Haus optimal ausführen zu wollen, erkennen wir heute, daß dieses Rollenmodell bei den soziokulturellen Veränderungen unserer Tage nicht mehr zwingend notwendig ist. Es entstehen neue Formen des Zusammenlebens. Aber in der westlichen materialistischen Gesellschaft liegen noch einige Fußangeln versteckt. Denn die sich wandelnde Gesellschaft wird in hohem Maße von neuen Göttern beherrscht, die nicht mehr auf dem Olymp oder im Himmel wohnen, sondern in den Wolkenkratzern der Banken. Die Pendelbewegung schlägt zur anderen Seite aus. Die Mystik geht verloren, die Angst bleibt. Außerdem ist in dieser Welt des Erfolgs, der Macht und des Geldes eine zunehmende Ungleichheit festzustellen. Diese gründet aber nicht mehr, wie früher, vor allem im Mann-Frau-Menschen, sondern immer mehr in den Gegensatzpaaren Mann-Mann und Frau-Frau.

Pessimistisch?

Nein, eigentlich nicht. Vermutlich ist es gut, daß es diese Pendelbewegung gibt. Was ich hoffe und was ich manchmal zu träumen wage, ist allerdings, daß sich aus all dem eine Katharsis entwickelt, in der – auch durch philosophische und religiöse Strömungen – das eigentliche Wesen von Mann und Frau anerkannt wird und so die Voraussetzungen geschaffen werden, jeden Menschen im Rahmen seiner eigenen philosophischen oder religiösen Entscheidung sein höchsteigenes Glücks- und Lustgefühl empfinden zu lassen. Vielleicht lauten die Schlüsselwörter Freiheit und Respekt.

ICH BIN AUCH FRAU

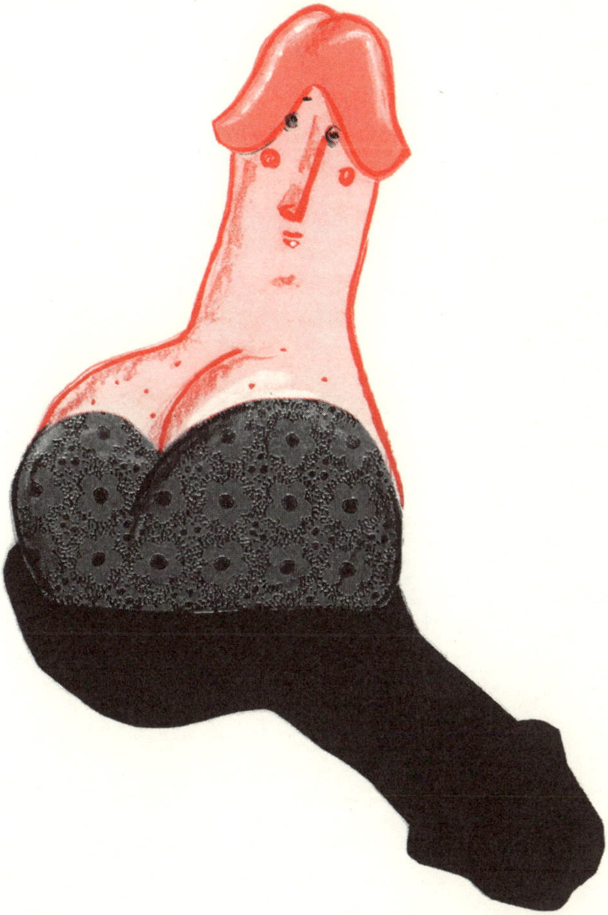

Der Mensch: Mann-Frau. In unserem vorigen Gespräch klang das ein wenig wie das Rätsel der Sphinx. Deshalb sitze ich einige Wochen später bei Bo Coolsaet am Rande seines Gartens. Während die Rosenfinger der Abendsonne allmählich das Grün verfärben, bietet mir der Gastgeber roten Hauswein an, und ich frage ihn, ob er sich denn wirklich zu diesem Mann-Frau-Menschen bekennen wolle. Natürlich, ich bin auch Frau, antwortet er mit fester Überzeugung. Und so haben wir dort am Rande des Gartens den Sonnenuntergang betrachtet.

Darf ich dein Bekenntnis in die Kategorie dichterische Freiheit oder Scherz und Ironie einordnen?

Keineswegs. Ich bin mir völlig im klaren, was ich damit sage.

Aber was meinst du denn damit?

Ich möchte damit ausdrücklich widersprechen, daß sich die Polarität unserer Existenz gleichsetzen ließe mit der physischen Erscheinungsform, mit dem biologischen Geschlecht von Mann und Frau. Ich will damit die Einsicht ausdrücken, daß wir nicht nur Mann oder Frau sind, sondern daß jeder von uns Mann-Frau ist. Die Rollenmuster und die Geschlechtsdifferenzierung des Menschen begannen mit der Erschaffung der Frau aus dem Mann, der Erschaffung Evas aus Adam. Für unzählige Menschen und Kulturen liegt in dieser Schöpfungsgeschichte der Kern der Entwicklung von Mann und Frau. Die Anthropologie hat inzwischen nachgewiesen, daß Menschen tatsächlich von einer Urmutter abstammen, aber wir wollen hier von dem ausgehen, was Menschen jahrtausendelang darüber gedacht und geschrieben haben. Denn mit den Folgen haben wir es noch heute zu tun.

In dieser Sicht war der erste Mensch ein Mann.

Genau. Der erste Mensch war ein Mann-Mensch. Und ursprünglich war dieser Mann lebenschaffend. Erst durch die Erschaffung Evas aus Adam entstand ein komplementärer Mensch, die Frau, die daraufhin vom Mann die Gabe der Fruchtbarkeit übernahm. Seit es körperliche Unterschiede zwischen Mann und Frau gab, eine Unterscheidung ihres biologischen Geschlechts also, bestand die Geschlechtsdifferenz.

Übrigens war in dieser frühesten Periode Inzest offensichtlich noch kein Problem. Denn wenn es auch nicht explizit in der Genesis gesagt wird: Alle Nachkommen der gesamten Menschheit stammen logischerweise aus der Befruchtung ihrer Schwestern durch Kain und Abel.

Im allerersten Stadium der Entwicklung einer befruchteten Eizelle in der Gebärmutter sind Mann und Frau biologisch noch identisch. Erst unter dem Einfluß einiger Gene auf die Geschlechtschromosomen entwickelt sich der Embryo entweder zum Männlichen oder zum Weiblichen. Wenn er sich zum Mann entwickelt, lassen die männlichen Hormone die im Keim angelegten weiblichen Strukturen schrumpfen. Das bedeutet: Obwohl Männer und Frauen zu Beginn des Lebens scheinbar identisch sind, entwickeln sie sich durch die Einwirkung von Genen und Hormonen zu körperlich, biologisch unterschiedlichen Individuen. Strikt biologisch wirst du von mir daher auch nicht hören: Ich bin auch Frau. Eine Frau hat zum Beispiel die Möglichkeit, Eizellen zu produzieren, ein Mann produziert Samenzellen. Die biologische Frau hat ihre spezifische Eigenheit, genau wie der Mann sie besitzt. In einem Menschen können niemals beide vereint sein.

Aber das charakteristische biologische Geschlecht kann durchaus noch umgekehrt werden.

Nein, so weit geht es nicht. Bestimmte Geschlechtsmerkmale können zwar durch chirurgische Eingriffe verändert werden, aber damit ändern wir nicht die grundlegenden Unterschiede der Geschlechter, sondern höchstens die Personen, die diese Geschlechtsmerkmale aufweisen. Man kann die Brüste entfernen. Die weiblichen Geschlechtsorgane können ebenfalls entfernt und zusätzlich so umgeformt werden, daß an dieser Stelle eine Art Penis entsteht und künstliche Hoden implantiert werden. Mit künstlichen Mitteln kann man die Konsistenz des Penis anpassen. Man kann sogar Prothesen einsetzen, wodurch eventuell ein Koitus möglich wird.

Also: ein Mann.

Ja, so wirkt er nach außen. Das äußere Erscheinungsbild kann übrigens mit Hilfe von Hormonpräparaten noch weitere männliche Züge erhalten. Man kann Bartwuchs stimulieren, sogar eine Veränderung der Stimme ist machbar. Es gibt jedoch ein großes und fundamentales Aber: Ein funktionierender Penis, aus dem fruchtbarer Samen ejakuliert werden kann, ist nicht machbar. Also: kein Mann.

Und umgekehrt, vom Mann zur Frau?

Beim Mann können Hoden und Penis entfernt werden. Man kann eine Art Vagina bauen, die Penetration ermöglicht. Durch die Gabe von Hormonpräparaten kann man sehr schöne Brüste wachsen lassen. Der Haaransatz kann verändert werden. Und so weiter. In seiner Physis, ich möchte fast sagen, in seiner Infrastruktur, ähnelt dieses Individuum ganz klar dem Typus Frau. Aber, noch einmal ein grundsätzliches Aber: Niemals wird dieser wie eine Frau aussehende Mensch imstande sein, Eizellen zu bilden und Kinder auszutragen. Die beiden mythischen Beispiele einer jungfräulichen Selbstbefruchtung, Adam und Maria, sind vermutlich die ersten und die einzigen ihrer Art gewesen. In diesem Zusammenhang kann ich dich nebenbei noch auf einen seltsamen Irrtum in der europäischen Kunstgeschichte aufmerksam machen. Auf einer Reihe von Gemälden, unter anderem auch dem »Lamm Gottes« der Brüder van Eyck, werden Adam und Eva mit Nabel dargestellt. Sie konnten aber unmöglich einen Nabel haben, da sie niemals durch eine Nabelschnur mit dem Mutterschoß verbunden waren.

Das ist mir nie aufgefallen – und anscheinend meinen Professoren in der Kunstgeschichte auch nicht! Aber zusammengefaßt: Der körperliche Unterschied zwischen Mann und Frau ist also in verschiedener Hinsicht grundsätzlich und nicht umkehrbar?

Genau. Aber im Rahmen dieses grundsätzlichen Unterschiedes gibt es gleitende Abstufungen. Rein biologisch wäre der extreme Prototyp einer Frau und eines Mannes übrigens nicht ansehnlich. Sekundäre Geschlechtsmerkmale wie Fettanhäufung, Brüste, Behaarung, Stimme usw. variieren bei Mann und Frau derart, daß manche Männer und manche

Frauen sich äußerlich durchaus sehr ähnlich sind und andere wiederum große Unterschiede aufweisen. Bei der übergroßen Mehrheit stellen wir zum Glück besonders typische, schöne und anziehende Unterschiede fest, denn genau diese Unterschiede sind mit eine Quelle der Anziehungskraft zwischen den beiden Geschlechtern – und so auch des Triebs, die Art fortzusetzen.

Schön, aber nun will es der Zufall, daß du sowohl die primären wie die sekundären Geschlechtsmerkmale eines Mannes zeigst. Du hast drei hübsche Töchter gezeugt, dein Bartwuchs ist phantastisch, und nach deinen nackten Männerbeinen würde ich mich am Strand nicht einmal umdrehen – etc. pp. Warum sagst du dann: Ich bin auch Frau?

Weil der Mensch, Frau-Mann, definitionsgemäß ein vernunftbegabtes Säugetier ist, das zu seiner oder ihrer körperlichen Struktur auch noch eine Psyche besitzt, die man als Quelle jeglicher sexueller Identität bezeichnen kann.

Also: wie wir uns fühlen?

Mehr oder weniger, ja. Das ist schwer in Worte zu fassen. Denn die empfundene sexuelle Identität ist von einem kaum nachweisbaren Fächer von Einflüssen abhängig. Grob gesehen könnten wir sie in biologische und psychosoziale Einflüsse unterteilen, die natürlich auch von der jeweiligen Entwicklungsphase abhängig sind.

Zum Beispiel: Ein heranwachsender Jugendlicher kann sich in seinem männlichen Körper primär unwohl fühlen.

Genau. Physisch ist er ein Mann, und man geht davon aus, daß er ein männliches Rollenmuster leben wird, während er sich tatsächlich mit dem weiblichen Wesen identifiziert. Die gleiche Rollenumkehrung kann auch bei Frauen auftreten. Es geht sogar noch weiter: Bei allen Menschen sind die verschiedensten Abstufungen dieser Mann-Frau- und Frau-Mann-Rollenumkehrung zu finden. *Der* Mann und *die* Frau sind imaginäre Geschöpfe. Jeder von uns ist Mann und Frau, im Prinzip ist jeder von uns in seinem Empfinden ein Hermaphrodit. Also kann ich seelenruhig und mit Überzeugung behaupten: Ich bin auch Frau.

Im kulturellen Sinn klingt das jedoch weitaus weniger überzeugend.

Leider hast du recht. Trotz der grundsätzlichen Gleichwertigkeit des biologischen Mannes und der biologischen Frau war ihre kulturelle Stellung niemals gleichwertig. In den Anfangsphasen, in den Anfängen der Evolution des Homo sapiens, spielte die Frau im gesellschaftlichen Muster eine ausschlaggebende Rolle. Sie verfügte über viel Macht, denn sie war wirtschaftlich sehr wichtig, zunächst als Sammlerin, dann als Nahrungsproduzentin. Unsere weitere Evolution ist, mit dem Entstehen der Moral einsetzend, jedoch vom Patriarchat geprägt und trägt die Merkmale der sozialen, kulturellen und wirtschaftlichen Vorherrschaft des Mannes über die Frau. Die Geschichte der männlichen Dominanz verläuft zwar in Wellen, aber für die allermeisten Epochen und Gesellschaften gilt, daß der Mann auf nahezu allen Gebieten tonangebend ist und in dieser Rolle häufig noch von der Frau bestätigt wird – freiwillig oder erzwungenermaßen. Uns ist ein merkwürdiges Beispiel aus der Regierungszeit der ägyptischen Königin Hatschepsut bekannt. Diese herrschte in einem Zeitraum von nicht weniger als zweiundzwanzig Jahren über das Neue Reich, für eine Frau doch wohl ein außerordentlich langer Herrschaftszeitraum. Aber zu den Bedingungen ihrer Herrschaft gehörte, daß sie sich nicht ohne Bart abbilden lassen durfte. Anscheinend sollte dieser Bart den Schmerz ihrer männlichen Untertanen über die Tatsache lindern, daß sie unter einer Frau standen.

Bis auf einige kleinere matriarchale Kulturen ist die Menschheitsgeschichte eine lange Abfolge männlicher Dominanz und weiblicher Unterdrückung. Zur Zeit der von uns so sehr geschätzten griechischen Kultur sank die Stellung der Frau sogar auf ein noch niedrigeres Niveau als das der Sklaven herab. Trotz der vielen männlichen Kriegsopfer wurde eine Stadt wie Athen damals von einer zu 80 Prozent männlichen Bevölkerung bewohnt. Ein erheblicher Teil der weiblichen Neugeborenen wurde als nutzlose Wesen beseitigt. Der Anfang unserer sogenannten Demokratie war also eine rein männliche Angelegenheit. Und Besserung war nicht so bald zu erwarten, denn erst nach dem Ersten Weltkrieg wurde im Westen das Wahlrecht für Frauen eingeführt, in Belgien sogar erst dreißig Jahre später, nämlich 1948.

Woher stammt eigentlich dieser männliche Drang nach Überlegenheit? Haben uns die Frauen etwas angetan?

Philosophen haben dafür eine interessante Erklärung. Es ist zu beobachten, daß die rasche Verschlechterung der weiblichen Position in der hellenischen Welt auf allen gesellschaftlich relevanten Gebieten von einer wichtigen philosophischen Entwicklung begleitet wurde, nämlich der des autonomen und abstrakten Denkvermögens. Das an die Wirklichkeit gebundene Bewußtsein wurde vom abstrakten Denken abgelöst, das sich jetzt sozusagen vom Greifbaren zu befreien begann. Im Rahmen dieser Entwicklung wurde die Frau nun genau mit diesem Greifbaren, Konkreten, Naturverbundenen gleichgesetzt. So wurde sie bei der Entwicklung des abstrakten Denkens schon bald als Hemmnis empfunden, mit anderen Worten: Sie war nicht mehr wirklich wichtig. Mitdenken konnte sie sowieso nicht, sie war nur noch gut genug, Kinder zu gebären und deren Erziehung mehr oder weniger mitzugestalten. Aristoteles und später im Christentum Thomas von Aquin haben ihr negatives Bild der Frau in brillante Konstruktionen eingekleidet. Im Gegensatz zu Platon, der in seinem philosophischen Modell der Frau einen eigenen Platz zugebilligt hatte.

Wir sind also vom hermaphroditen Adam weit entfernt.

In der jüdisch-christlichen Tradition war Adam tatsächlich noch Mann und Frau zugleich. Aristoteles und Thomas von Aquin haben jedoch das Weibliche als Symbol des Unreinen, des Minderwertigen, des Irdischen eingebracht. Das Wesen der Frau widersprach dem abstrakten, kosmischen Denken. In sie wurde die Angst des Mannes projiziert, der Geist werde im irdischen, ordinären, greifbaren Dasein verkümmern. Der Samen des Mannes war das Leben. Nur die Anwesenheit der Frau konnte die Ursache und die Erklärung für seine Schwäche sein.

Heutzutage sieht es in vielen Köpfen nicht viel besser aus.

Leider sind solche Auffassungen in verschiedener Form noch immer virulent, und sie werden durch die Gebote der monotheistischen Religionen weiter gestützt, durch die Entwicklung der Wissenschaft, die Unterwerfung der Natur, den Sieg des Rationalen (das dem Mann zugeordnet wird) über das Unbewußte (das von der Frau repräsentiert wird).

Soweit die Philosophen. Und wie soll es jetzt weitergehen? Denn manches deutet doch durchaus darauf hin, daß Männer und Frauen einzusehen beginnen, daß sie gleichwertig sind, und diese Gleichwertigkeit auch bewußt anstreben. Trotz Aristoteles und trotz der zweitausend Jahre Christentum können heute immer mehr Männer sagen: Ich bin auch Frau. Und die Frauen: Ich bin auch Mann.

Die Harmonie unseres Zusammenlebens wird von einem gegenseitigen Kennen und Erkennen bestimmt. Und tatsächlich deuten manche Zeichen darauf hin, daß wir dabei Fortschritte machen. Die Gesetzmäßigkeiten unserer kulturellen Zukunft werden vom Chaos bestimmt, von einer Ordnungsform, deren Evolution von minimalen Einflüssen und Verschiebungen abhängen kann. Das Chaos liefert uns ein komplexes Netzwerk bewußter und unbewußter Phänomene, bildlicher und abstrakter Denkweisen, emotionaler und intellektueller Gaben, rationaler und freier Philosophien, von Gut und Böse. In diesem Netzwerk begegnen wir uns selbst und dem anderen: Männer und Frauen, ebenbürtig und gleichzeitig anders. Möglicherweise führt die Entwicklung zu neuen Kulturformen, in denen wir im Denken und Handeln nicht an das biologische Aussehen des Menschen gebunden sind. Dann werden wir endlich überall auf der Welt allmählich erkennen, daß die Rolle der Frau bei weitem über bestimmte Funktionen in der Gesellschaft hinausgeht, daß ihre Rolle von fundamentaler Bedeutung für die Menschheit ist.

DIE UNTERSCHIEDE

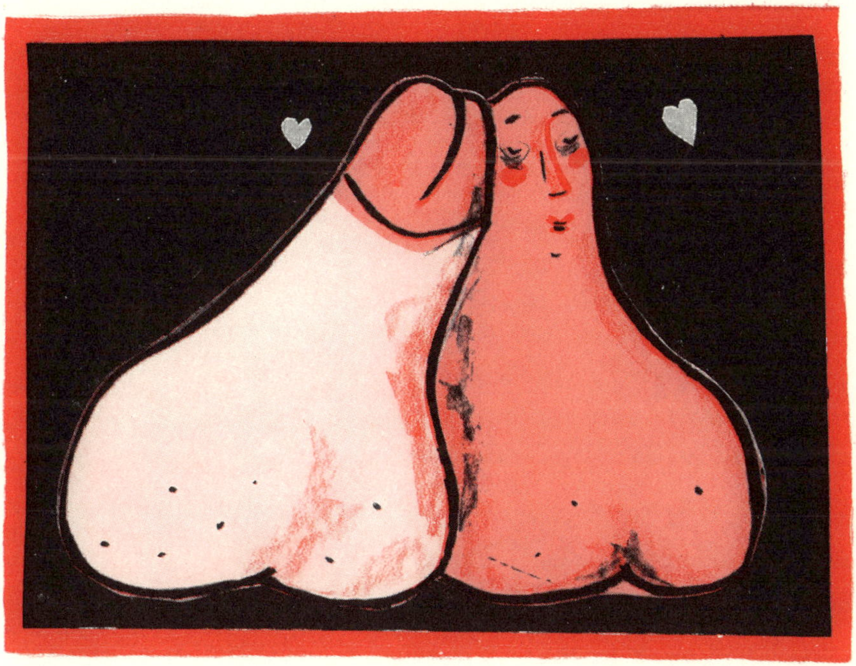

Am nächsten Tag schickte ich Bo Coolsaet ein kurzes Fax:

Wohlmeinender Freund,

Du und ich können vielleicht als Mann auch gleichzeitig Frau sein, die Unterschiede zwischen Mann und Frau sind jedoch auch nicht ohne, oder? Und was für ein Glück, daß dem so ist, denn sie erklären schließlich teilweise die gegenseitige Anziehungskraft. Aber es gibt noch soviel mehr. Warum sind Männer insgesamt aggressiver als Frauen? Warum sind Männer physisch stärker? Stimmt es, daß der Schädelinhalt von Frauen geringer ist als der von Männern? Wie kommt es, daß es Frauen leichter fällt, mit Emotionen umzugehen, als Männern? Kann man die weibliche Klitoris mit unserem Penis vergleichen? Und so weiter. Kurz und gut: Ich würde mich über ein weiteres Gespräch in Deinem Garten freuen. Diesmal nicht zum Thema Mann-Frau, sondern zu Mann und *Frau.*

Einverstanden?

Keine Stunde später kam mein eigenes Fax zurück. Darunter war ein handschriftlicher Zusatz:

Es wird allmählich zu kalt für den Garten. Aber wir können die Natur auch hinter Glas genießen. Ich habe Samstag nachmittag frei und stelle schon mal zwei Korbstühle in Position.

Er hatte recht. Es war zu kalt. Aber die blasse Sonne hatte den schmalen, laubenartigen Wintergarten erwärmt, und in dieser wunderbaren Umgebung legte ich mir meine Fragen zurecht:

Es gibt eine Reihe von objektiven, körperlich sichtbaren Geschlechtsunterschieden zwischen Mann und Frau. Ich habe mir sagen lassen, daß manche mit dem Älterwerden sozusagen aufeinander zuwachsen. Beispielsweise, daß ältere Männer zur Brustbildung neigen und ihre Behaarung geringer wird, während sich bei älteren Frauen Bartwuchs einstellen kann und ihre Stimme tiefer wird. Oder sich bei der älteren Frau die Klitoris vergrößert, während der Penis des Mannes im Alter kleiner zu werden beginnt. Stimmt das?

Bevor ich darauf zu sprechen komme, kehre ich noch einmal zum Anfang zurück. Im Grunde, und das haben wir schon besprochen, sind Mann und Frau gleich. Beide verfügen über alle Gene und könnten zum gleichen Typus heranwachsen – wenn nicht die Frau in ihren Zellkernen zwei X-Chromosomen hätte und der Mann ein X- und ein Y-Chromosom. Nun ist es so, daß ein einziges Gen auf dem Y-Chromosom dafür verantwortlich ist, daß ein Individuum zu einem Menschen mit den sekundären Geschlechtsmerkmalen des Mannes heranwächst. Sehr wichtig ist dabei die Hormonproduktion in den Drüsen. Auch der Zeitpunkt, zu dem ein Embryo mit Hormonen konfrontiert wird, ist ausschlaggebend – nicht nur in bezug auf die sekundären Geschlechtsmerkmale, sondern auch im Hinblick auf die psychischen Eigenschaften des Individuums. Beim Mann wirkt vor allem das Testosteron als Geschlechtshormon, bei der Frau das Östrogen. Aber – und das ist wichtig – beide Geschlechtshormone sind sowohl im Mann wie auch in der Frau vorhanden, wirken jedoch in unterschiedlichen Dosierungen. Die Veränderungen, die du jetzt für ältere Menschen anführst, sind gerade den Veränderungen in dem Gleichgewicht, das zwischen männlichen und weiblichen Hormonen besteht, zuzuschreiben. Beim alternden Mann kann der Testosterongehalt leicht absinken, so daß das weibliche Hormon mehr Gewicht bekommt. Das äußert sich unter anderem in Veränderungen der sekundären Geschlechtsmerkmale. Und das Umgekehrte kommt auch bei der älteren Frau vor – mit anderen Worten: Jede Frau wird beim Älterwerden schließlich mehr Mann, jeder Mann wird im Alter mehr Frau.

Als Embryo fangen wir unsere Entwicklung als gleiche an …

… und dann nähern wir uns dieser Ähnlichkeit, nach einer Differenzierungsphase, allmählich, aber unvermeidlich wieder an, sobald wir älter werden. Ein zusätzlicher Grund, meiner Meinung nach, weshalb es im Prinzip sowohl in bezug auf Befindlichkeit wie auch physiologisch korrekter ist, vom Menschen Mann-Frau zu sprechen, statt die Unterschiede allzusehr herauszustreichen.

Ich stimme dir zu. Aber wie auch immer, die Unterschiede sind nun einmal da. Sind Männer beispielsweise im allgemeinen nicht aggressiver als Frauen?

In den USA hat man Kinder von Frauen untersucht, die gegen Ende der Schwangerschaft testosteronähnliche Produkte erhalten hatten, um Fehlgeburten zu verhindern. Die Ergebnisse bestätigten, was bereits vermutet wurde: Die Söhne dieser Mütter waren nachweislich erheblich aggressiver als andere Knaben, und die Mädchen zeigten ein eher jungenhaftes, aggressives Verhalten. Hormone können also das Verhalten beeinflussen. Es ist jedoch sehr problematisch, die Unterschiede zwischen Mann und Frau allein darauf zurückzuführen, denn auch Erziehung und soziokulturelle Bedingungen können das Verhalten in hohem Maß beeinflussen. Wir können jedoch vorsichtig auf einige Unterschiede hinweisen. Das männliche Dominanzverhalten ist den Tieren angeboren. Das genetische Material stattet das Männchen mit größerer Muskelmasse und gröberen Knochen aus. Auch ist der Mann offensichtlich aggressiver, nimmt eher Risiken in Kauf und plant kurzfristig. Er sieht scharf und ist leistungsorientiert. Das alles prädestinierte ihn in früheren Zeiten für die Jagd. Aus Messungen geht hervor, daß Männer vor allem die zwei extremen Positionen auf der Längenskala einnehmen: Sie sind körperlich sehr groß oder aber sehr klein. Das gleiche stellt sich bei Intelligenztests heraus – es gibt mehr männliche Genies, aber auch mehr männliche Dummköpfe. Sie wissen sehr viel auf einem sehr beschränkten Gebiet, sie sind besessen und egoistisch. Frauen denken rational und funktionieren besser auf sozialem Gebiet. Während der langen Abwesenheit ihrer Männer haben sie ihre sozialen Fertigkeiten anscheinend besser entwickeln können.

Allein schon aus persönlicher Erfahrung weiß ich natürlich, daß Frauen nicht weniger intelligent sind als Männer. Wenn es zutrifft, daß ihr Schädelinhalt geringer ist als der von Männern, beeinflussen Hormone dann vielleicht auch die Struktur und die Funktion des Gehirns?

Die vorläufigen Forschungsergebnisse in bezug auf die Differenzierung des männlichen und weiblichen Gehirns sind außerordentlich interessant. Die Gehirnstruktur an sich will ich hier lieber nicht allzu eingehend erörtern. Das ist nicht mein Spezialgebiet, und in diesem Rahmen würde es auch zu weit führen. Aber es ist tatsächlich so, daß sich klare Geschlechtsunterschiede abzeichnen. Du weißt, daß sich auf der

Außenseite des Gehirns, dicht unter der Schädeldecke, die Hirnrinde befindet. In dieser Zone sind sehr charakteristische Unterschiede zwischen Mann und Frau festzustellen. Ich kenne einige Beispiele: Beim Reden nutzt der Mann nachweislich ausschließlich eine der beiden Gehirnhälften. Rechtshändige Männer nehmen die linksseitige Hälfte in Anspruch, wo sich ebenfalls der Hauptsitz des männlichen analytischen Denkvermögens befindet. Die rechte Hälfte nutzt er vor allem für räumlich strukturierte Aufgaben. Eine Frau dagegen kombiniert beim Sprechen beide Gehirnhälften; bei ihr ist die Brücke zwischen diesen beiden Hälften daher auch viel besser entwickelt als beim Mann. Daraus folgt, daß Frauen besser verschiedenartige Informationen registrieren und interpretieren können – etwas, was wir gemeinhin auch als Intuition umschreiben. Frauen können auch subtilere emotionale Signale offensichtlich leichter wahrnehmen als Männer. Im allgemeinen können wir daher feststellen, daß Frauen differenzierter mit anderen umgehen können als Männer. Männer mögen vielleicht über ein größeres Schädelvolumen verfügen, aber ein wenig überzogen könnte man behaupten, sie nutzen dieses Potential – je nach Aufgabenstellung – nur zur Hälfte. Genau aus diesem Grund können sie sich aber besser konzentrieren und sind zu abstrakterem Denken in der Lage. Vielleicht sind Männer dadurch insgesamt auch begabter für Mathematik und damit zusammenhängende Tätigkeiten wie musikalische Kompositionen. Andererseits fühlen sie sich in einer ausgesprochen emotionalen Umgebung weitaus weniger wohl und sind offensichtlich weniger geeignet, Verbindungen zwischen Emotionen und deren verbalem Ausdruck herzustellen.

Interessant. Aber ich nehme an, daß wir diese Eigenschaften nicht allzu eng auslegen dürfen, daß sie nicht bei allen Frauen und Männern in gleicher Weise zur Ausprägung kommen?

Hier liegt der Hase im Pfeffer. Eigentlich müßte ich, damit unser Gespräch nicht mißverstanden wird, jedesmal sofort hinzufügen, daß wir hier immer vom Durchschnitt sprechen. Ich kenne Frauen, die verbal relativ schwach sind, aber ausgezeichnet Schach spielen können. Oder Männer mit einer außergewöhnlich empfindsamen, verletzlichen und kreativen Begabung. Man kann hier unmöglich von einem Schwarzweißmodell ausgehen. Wäre es nicht möglich, daß die Hirnrinde eines kreativen Künstlers anders entwickelt ist, als aufgrund der klassischen Geschlechtsmuster zu erwarten wäre? Ich kann mir sehr gut vorstellen, daß die doch sehr typische, manchmal fast prophetische Intuition eines Künstlers und seine oft überaus hohe Einfühlungsgabe in die Problematik und die Umsetzung zwischenmenschlicher Beziehungen sehr wohl die Folge einer besonderen Ausbildung der linken Gehirnhälfte sein könnten; in manchen Fällen könnte er dabei den weiblichen Durchschnitt weit hinter sich lassen.

In einem anderen Gespräch hast du kürzlich auf das limbische System hingewiesen. Welche Rolle spielt das in diesem Kontext?

Das limbische System befindet sich nicht an der Außenseite des Gehirns, sondern tief in seinem Inneren. Eine wichtige Rolle spielt dabei, daß es in seinen vielen unterschiedlichen Funktionen von Hormonen mitgesteuert wird. So ist zum Beispiel die Ursache für die aggressivere Tendenz des Mannes in diesem limbischen System zu suchen. Auch der Sexualtrieb und noch weitere vitale Funktionen werden von dort aus gesteuert. Eine der Zonen im limbischen System ist der Hypothalamus, ein Gehirnbereich, der immer mehr ins Blickfeld der Sexualwissenschaft rückt. Er soll bei Frauen nicht nur besser entwickelt sein als bei Männern, eine Reihe von Forschern behauptet zudem, bei Homosexuellen sei er verglichen mit anderen Männern deutlich größer. Übrigens wieder ein Element, das aller Wahrscheinlichkeit nach bereits vorgeburtlich festgelegt wird, in diesem Fall durch die Menge der Hormone, die in einer bestimmten Phase die Entwicklung mit vorantreiben.

Vor einigen Tagen habe ich in einem Naturfilm noch einmal erklärt bekommen, wie sich der Sexualtrieb bei den meisten Tieren auf eine kurze zeitliche Phase beschränkt und die Tiere dann das restliche Jahr über keinerlei Energie daran verschwenden. Der Sexualtrieb kommt und geht bei ihnen einfach mit dem Fortpflanzungsinstinkt; solange das Weibchen nicht signalisiert, fruchtbar zu sein, strengt sich das Männchen nicht an. Bei den Menschen kann man im Gegensatz dazu feststellen, daß sehr viele Männchen tagein, tagaus, und manchmal bis zur Erschöpfung, mit dem Anbaggern von Weibchen beschäftigt sind. Offensichtlich existiert keine natürliche Bremse für den menschlichen Sexualtrieb. Haben Frauen denn im Zusammenhang mit der Fortpflanzung dafür keine eingebauten Indikatoren?

Rein biologisch natürlich schon. Denn nur beim Eisprung ist die Frau fruchtbar. Um den Zeitpunkt des Eisprungs herum spürt die Frau jedoch keinen klar meßbaren Anstieg ihres Sexualtriebs. Die Frau ist in der Welt der Säugetiere einmalig, auch in ihrer Sexualität. Sie ist die einzige unter den Primaten, deren Ovulation (also Eisprung) verborgen ist. Sie selbst empfindet keinen Unterschied, wenn sie fruchtbar ist, und auch ihren potentiellen Befruchtern zeigt sie es nicht. Auch dieses charakteristische Merkmal ist nicht zufällig, sondern wurde von der Evolution bestimmt.

Ursprünglich wollten Männer wie Frauen ihre Gene in großer Zahl weiterexistieren lassen. Vielleicht hat sich die Frau »am Anfang« nach Möglichkeit von den besten Männern befruchten lassen. Aber schon bald stellte sich heraus, daß ihr mehrere Samenspender für den Nachwuchs wenig nutzten. Im großen und ganzen bot ein einziger Mann, der ihr die Treue hielt und gemeinsam mit ihr den Nachwuchs versorgte, optimale Reproduktionschancen und die Möglichkeit, ihre Brut am Leben zu erhalten. Er seinerseits wollte sicher sein, nur für Kinder seines Blutes zu sorgen und nicht für die des Nachbarn. Dieses Zusammenspiel von Eigeninteressen führte dazu, daß die Frau ihre Ovulation verheimlichte und so ihre sexuelle Aktivität von ihrer Fruchtbarkeit abkoppelte. Sogar während der offensichtlich unfruchtbaren Perioden, wie in der Menstruationsphase, während der Schwangerschaft und in der Menopause, ist Sexualverkehr möglich. Die von der Fortpflanzung unabhängige rekreative Sexualität war geboren. Dadurch ist die Frau in der Lage, ihren Samenspender langfristig an sich zu binden.

Dabei ist es so, daß Frauen im allgemeinen ein stark ausgeprägtes Orgasmusgefühl haben, einen sexuellen Höhepunkt, den übrigens nicht wenige Frauen intensiv und wiederholt erleben können. Offenkundig haben wir es hier gewissermaßen mit einem biologischen Anreiz zum Sexualverkehr in Form einer angekündigten Belohnung zu tun. Der Sexualtrieb zielt beim Menschen also in keinem Fall allein auf die Fortpflanzung, sondern scheint auf rein körperlicher Grundlage zur Paarbildung zu motivieren. Wenn manche Religionen den Geschlechtsverkehr allein auf seine Fortpflanzungsfunktion einschränken wollen, werden sie es keinesfalls mit physiologischen Argumenten plausibel machen können.

Gibt es umgekehrt auf emotionaler Ebene zwischen Mann und Frau Unterschiede, denen du aufgrund eigener Erfahrung als Mann und als Arzt auch im Sexualverhalten eine große oder sogar entscheidende Bedeutung beimißt?

Noch einmal, ich spreche darüber mit großer Zurückhaltung und Vorsicht – zunächst gilt in diesem Fall die Einschränkung, daß wir beide Männer sind und daher unweigerlich aus einer bestimmten Perspektive argumentieren, wie groß unsere Aufmerksamkeit und unser Einfühlungsvermögen gegenüber Frauen auch immer sein mögen. Zweitens kann ich nicht oft genug wiederholen, daß wir immer von Durchschnittswerten ausgehen, wobei eine unglaubliche Menge individueller Charakteristika unberücksichtigt bleibt. Aber zugegeben, aufgrund meines persönlichen Umgangs mit Frauen und meiner Kontakte zu den Frauen der Patienten glaube ich, daß ich tatsächlich einige mehr oder weniger allgemeine Tendenzen erkennen kann.

Die wichtigste scheint mir zu sein, daß es – wie die Frau immer wieder feststellt – einem Mann sehr schwer fällt und manchen Männern sogar unmöglich ist, ihre Gefühle in Worten auszudrücken, in weibliche Gesten zu fassen, subtiler zu äußern als nur mit den abgegriffenen Klischees. Der Mann ist sozusagen ein geschlossenes System und damit offensichtlich unfähig, seine emotionalen und affektiven Empfindungen differenziert zu äußern. Weil der Mann bewußt oder unbewußt selbst empfindet, diesem Grundbedürfnis der Frau meist nur ungenügend entsprechen zu können, sieht er sich anscheinend häufig veranlaßt, sich angesichts seiner Ohnmacht dominant zu verhalten. Durch Profilierung im sozialen oder kulturellen Leben unterstreicht er dieses Verhalten noch. Und damit beginnt ein neuer Teufelskreis. Da dieser gesellschaftliche Leistungsdrang ungeheuer viel Zeit beansprucht und auch physische und/oder psychische Ermüdung hervorruft, hat der Mann gegenüber der Frau wiederum eine weitere Ausrede, auf ihre emotionalen Bedürfnisse nicht einzugehen. Auf diese Weise verkommt jede Beziehung zu einem matten Abglanz ihrer affektiven Möglichkeiten. Außerdem stellt sich heraus, daß sich die Frau in der sexuellen Beziehung immer weniger mit einer passiven Rolle zufriedengibt. Sie artikuliert ihre Wünsche immer deutlicher und wird dabei auch offener für Männer, die das erkennen und diese Wünsche erfüllen. Ich muß dem wohl kaum hinzufügen, daß die Frau auf sexuellem Gebiet weitaus weniger auf Leistung hin orientiert ist als der Mann, für den die Leistung oft wichtiger ist als das Erleben.

Man kann kaum noch eine Frauenzeitschrift durchblättern, ohne Tips für ein besseres, längeres und gefühlsbetonteres Vorspiel zu finden.

Frauen sind eher enttäuscht von Männern, die – ich will es so platt ausdrücken, wie es oft geschieht – ausschließlich darauf aus sind, ihren Samen so schnell wie möglich in die Vagina zu spritzen. Damit will ich natürlich nicht sagen, daß ein Quickie nicht auch von Frauen als ein kurzer Himmel auf Erden erfahren werden kann. Aber es ist bestimmt nicht der rote Faden ihres sexuellen Lebens. In Gesprächen mit Menschen, die Probleme in ihrer Beziehung haben, fällt mir immer wieder auf, wie häufig es in solchen Verhältnissen an der Sinnlichkeit mangelt. Vor allem auf seiten der Männer. Mit Worten zu streicheln, mit den Augen, mit den Händen, das Küssen und Kosen, das Umarmen, das offene und entspannte Äußern von Zuneigung – das alles ist für die Frau meist sehr viel wichtiger als die Tatsache, daß sie einen Penis in ihrer Vagina spürt.

Aus Umfragen und Statistiken entnehme ich, daß für die Frau auch die Penislänge meist weniger wichtig ist.

Wir werden später noch ausführlich auf dieses Thema zurückkommen. Aber ergänzend zu deiner Bemerkung kann ich dir jetzt schon sagen: Ein Mann sollte sich absolut darüber im klaren sein, daß – wenn eine Frau sich über die Größe seines Penis mokiert – garantiert mit dem Penis alles in Ordnung ist, aber sicher nicht in der Beziehung. Umgekehrt machen sich Männer oft Sorgen, wenn die Frau keinen Orgasmus bekommt. Aber eine Frau will dazu nicht gezwungen werden und möchte auch nicht, daß die Lust des Mannes von ihrem sexuellen Erleben abhängt. Eine Frau, die keinen Orgasmus bekommt, kann übrigens durchaus eine bessere Liebhaberin sein als eine Frau, die eine Reihe von Orgasmen nacheinander bekommt. Die sexuelle Tüchtigkeit des Mannes spielt dabei nur eine sehr geringe Rolle.

Auf jeden Fall habe ich in der Schule des Lebens und aus Gesprächen mit Frauen inzwischen gelernt, daß manche Frauen in ihren sexuellen Beziehungen zu Männern niemals einen Orgasmus haben, andere wiederum ganz einfach, und daß es auch Frauen gibt, die ihn nur bekommen, wenn der Mann auf ihre sehr persönlichen, gelegentlich recht ausgefallenen sexuellen Wünsche und Phantasien eingehen kann und sie dabei stimuliert. Die weibliche Sexualität, deren subtile Formen, die Unterschiede zwischen Frauen – für mich ist das ziemlich aufregend. Bin ich vielleicht polygam veranlagt?

Rein biologisch bist du das zweifellos. Denn rein biologisch ist es die Aufgabe des Mannes, möglichst viele Frauen zu befruchten. Sonst hätte ihn die Natur nicht mit einer solch exorbitanten Produktion von Samenzellen gesegnet. Laß uns einmal kurz nachrechnen. Ich runde die Zahlen, damit die Berechnung nicht allzu kompliziert wird. Bei jedem Samenerguß werden etwa 100 Millionen Samenzellen ausgestoßen. Wenn wir davon ausgehen, daß ein Mann zweimal wöchentlich, also jährlich etwa hundertmal einen Samenerguß hat, und das über die Dauer von mindestens fünzig Jahren, ist für diesen einen Mann eine astronomische Zahl von Befruchtungschancen gegeben. Und auch wenn man in verschiedenen Regionen der Welt zur Zeit eine verschlechterte Qualität des männlichen Samens feststellen kann, übertrifft das Befruchtungspotential unser Vorstellungsvermögen immer noch bei weitem. Ein kleiner Ausflug in die Phantasie: Stell dir vor, die meisten Männer würden durch eine Epidemie ausgelöscht und vom Erdboden verschwinden – mit den heutigen technischen Möglichkeiten, eine Eizelle mit nur einer einzigen Samenzelle zu befruchten, würde theoretisch eine Ejakulation ausreichen, an die 100 Millionen Kinder zu zeugen. In dieser halluzinatorischen Überproduktion unterscheidet sich der Mann wesentlich von der Frau. Die Frau investiert auf eine ganz andere und weitaus wirtschaftlichere Weise in die Fruchtbarkeit. In ihrem ganzen fruchtbaren Leben produziert sie etwa 400 Eizellen, die befruchtet werden können; diese sind daher auch fünfundachtzigtausendmal so groß wie die männlichen Samenzelle. Im Vergleich zu dem männlichen Überfluß ist der weibliche Beitrag also eher bescheiden. Andererseits investiert die Frau unglaublich viel in ihr Reproduktions- und Versorgungssystem, unter anderem durch die Entwicklung der Brüste, die Produktion von Nahrung für das Kind und die Bildung von Fettreserven in der Unterhaut, die ihr für längere Zeit die Nahrungsproduktion ermöglichen, auch wenn sie selbst nur wenig zu essen hat.

Ich sagte schon, daß männliche und weibliche Embryos sich bis zu dem Augenblick, in dem die Geschlechtshormone den Schlüssel in männliche oder weibliche Richtung drehen, ursprünglich gleich entwickeln. Die Grundstrukturen bleiben jedoch dieselben. Was beim Jungen zum Penis wird, wird beim Mädchen zur Klitoris heranreifen. Aber im Gegensatz zu der mehrfachen Funktion des Penis ist die Klitoris allein für die sexuelle Lust da. Das ist doch sehr schön: Indem die Frau mit diesem einzigartigen und rein lusterzeugenden Organ ausgestattet ist, kann sie biologisch gesehen hemmungslos genießen. Die Klitoris ist außerordentlich reizempfindlich. Beim Empfinden der Lust kommt es jedoch auf Maß und Raffinesse an. Lang andauernde und direkte Stimulation wird von manchen Frauen als unangenehm und sogar als schmerzhaft empfunden. Meist ist es zu empfehlen, die Frau nicht allzu direkt, sondern am besten um die Klitoris herum sexuell zu stimulieren, und dann am besten einfühlsam und zart. Sonst artet die Stimulation in Irritation aus.

Der sexuelle Nutzen der Klitoris wurde lange Zeit gewaltig unterschätzt. Vor den statistischen Untersuchungen Kinseys und Masters' und Johnsons war man in breiten Schichten der Bevölkerung der festen Überzeugung, sexuelle Lust und Orgasmus der Frau seien ausschließlich der vaginalen Stimulation zuzuschreiben. Aber inzwischen ist man klüger – man weiß zum Beispiel, daß Frauen, die ihren Sexualverkehr auf den Vaginalkontakt in klassischer Rückenlage beschränken, selten oder nie einen Orgasmus haben. Und umgekehrt: Wenn sich die Frau beim Koitus auf den Mann setzt, ist es für sie einfacher, die Klitoris selbst zu stimulieren, indem sie diese am Schambein des Mannes reibt. Wenn das dann zu einem Orgasmus führt, ähnelt er vielleicht einem vaginalen Orgasmus, aber im Grunde geht er rein auf die Stimulierung der Klitoris zurück.

Die Klitoris befindet sich an der Oberseite der Schamspalte und wird von einer kleinen Kappe verdeckt, welche von den kleinen Schamlippen gebildet wird, die von dort aus die Scheide umfassen. Die kleinen Lippen verschwinden gewissermaßen in der Innenwand der großen Schamlippen. Sie sind extrem empfindlich und bewegen sich beim Koitus derart, daß dadurch auch die Klitoris indirekt stimuliert wird. Daher können manche Frauen auch bei vaginalem Kontakt zu einem Orgasmus kommen. Die großen Schamlippen spielen dabei kaum eine Rolle. Sie haben

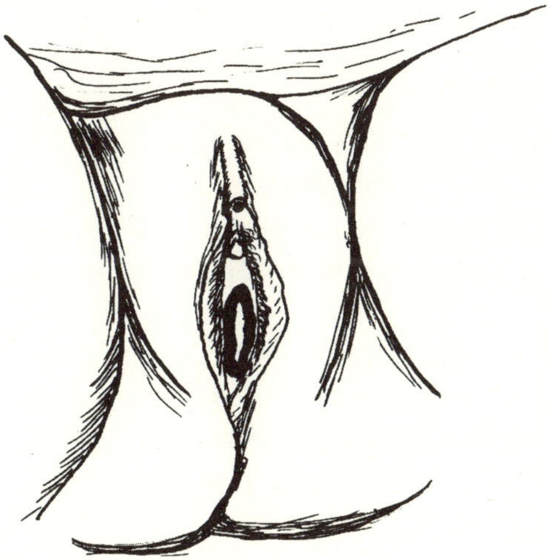

Die äußeren weiblichen Geschlechtsorgane
Klitoris
Harnröhre
Große Schamlippen
Kleine Schamlippen
Scheide
After

weniger Nervenenden und sind somit auch nicht so empfindlich wie die kleinen Schamlippen.

Aber nach alldem will ich doch nicht behauptet haben, der Orgasmus der Frau wäre nur eine Sache von Geschick und Technik rund um die Klitoris. Die meisten Frauen haben ein feines Gespür dafür, daß Sexualität Teil einer größeren Sinnlichkeit ist, und ein guter Liebhaber wird sich deshalb nicht nur auf dieses eine lustschenkende Organ konzentrieren. Im allgemeinen können wir davon ausgehen, daß eine Frau eher auf Lust aus ist, während der Mann mehr zielorientiert agiert.

Seit einigen Jahrzehnten wird in der einschlägigen Literatur immer wieder der sogenannte G-Punkt der Frau erwähnt. Kannst du mir sagen, wo sich dieser Wohltäter genau befindet?

Der G-Punkt liegt vorn in der Vagina, einige Zentimeter nach innen verlagert. Über die sexuelle Bedeutung dieses G-Punkts können wir im Gegensatz zu dem, was wir über die Klitoris wissen, keine allgemeinen Aussagen treffen. Den G-Punkt empfindet jede Frau anders, ebenso verhält es sich mit der sehr unterschiedlichen Empfindlichkeit des äußeren Drittels der Vagina. Wir wissen immerhin, daß das Innere der Vagina bei fast allen Frauen zu zwei Dritteln nahezu unempfindlich ist, was Behauptungen über das Wahrnehmen des spritzenden Samens oder eines großen Penis in der Vagina gleich ins Reich der Phantasie verweist. Die Vaginawand ist übrigens sehr dehnbar. Eigentlich nicht verwunderlich, wenn man bedenkt, daß dort ein Kind herauskommen muß. Aber in ihrem vaginalen Lustgefühl verlangen Männer wie Frauen dort nach einer gewissen Enge. Durch eine Geburt wird das Innere der Vagina jedoch immer erweitert, und Vaginawand und zugehörige Muskeln erschlaffen danach ein wenig. Daher ist es Frauen zu empfehlen, nach einer Geburt, am besten von nun an immer, die Vaginalmuskeln und Beckenbodenmuskeln zu trainieren. Dadurch trainieren sie gleichzeitig den Schließmechanismus der Blase und können beim Koitus den Mann wirkungsvoller sexuell stimulieren.

Und gleichzeitig schwillt sie dort, wie der Mann, beim Liebesspiel ein wenig an?

Bestimmte Körperteile weisen tatsächlich ein größeres Volumen auf: die Brüste, die Ohrläppchen, die Lippen und die Genitalgegend. Die Klitoris wird hart und sehr empfindlich, die kleinen, teilweise auch die großen Schamlippen schwellen an. Gleichzeitig wird die Schleimhaut der Scheide angeregt, Flüssigkeit abzugeben. Die Flüssigkeitsmenge variiert von Frau zu Frau erheblich. Beim Orgasmus verlieren manche Frauen sogar so viel Flüssigkeit, daß man von einem nassen Orgasmus spricht. Aber dieses Phänomen hat vermutlich nicht nur mit der Produktion von Flüssigkeit durch die Scheide zu tun. Bei zahlreichen Frauen zieht sich nämlich die Blase zusammen und gibt ein wenig Urin frei – was dem erregenden Phänomen eines nassen Orgasmus doch eine prosaische Note verleiht. Das gleiche gilt übrigens für Vaginalinfektionen, die manchmal auch von einer stärkeren Flüssigkeitsausscheidung begleitet werden.

Das Orgasmusmuster ist also bei jeder Frau mehr oder weniger verschieden?

Zweifellos. Und wir sollten gewiß nicht davon ausgehen, daß der eine Orgasmus besser sei als der andere. Auch wenn kein Orgasmus erfolgt, muß das dem sexuellen Erleben der Frau nicht abträglich sein. Schließlich sind Zärtlichkeit, Raffinesse, Erotik, Leidenschaft – kurz: das Erleben der Liebe – oft intensiver vor und nach dem kurzen Moment egozentrischen Genusses als während dieses Moments selbst.

Beim Mann entwickelt sich die sexuelle Lust in Plateauphasen: Eine Anlaufphase mit wachsender Intensität, eine Phase der Unumkehrbarkeit, wenn er sich nicht mehr beherrschen kann, und schließlich die Ejakulation. Ich vermute, bei der Frau sieht der Aufbau ähnlich aus?

Ja, aber im allgemeinen dauert die Anlaufphase bei der Frau etwas län-

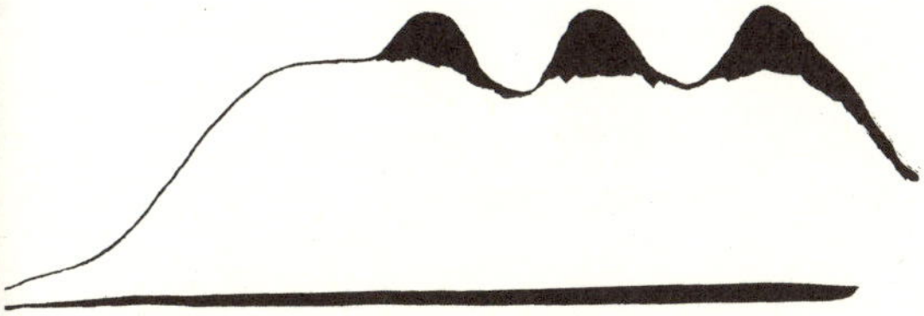

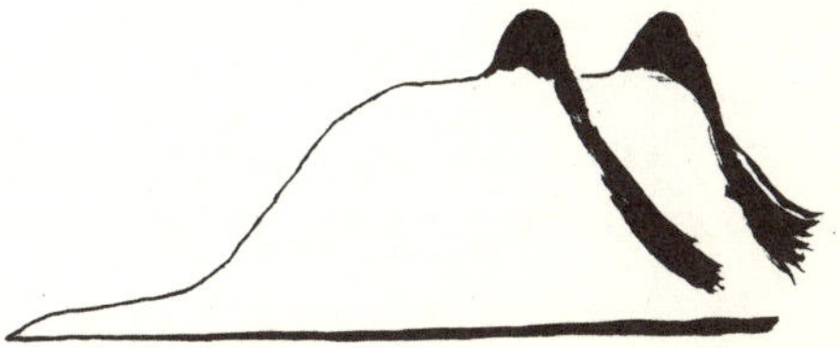

Orgasmusmuster bei der Frau
Sie bestehen im Grund aus einer Erregungs- und einer Plateauphase, dann folgt der Orgasmus. Der weibliche Orgasmus kann einmalig oder mehrmalig sein. Das Abflachen verläuft weniger scharf ausgeprägt als beim Mann und kann nach unterschiedlicher Zeit wieder in eine Plateau- bzw. Orgasmusphase übergehen. Orgasmuswellen kommen bei einer Anzahl von Frauen vor. In diesem Fall entfällt die Endphase.

ger. Die Plateauphasen können übrigens bei jeder Frau anders sein, wie auch der Orgasmus: Manche Frauen bekommen einen ganz intensiven Orgasmus, andere erleben eine Art Plateauphase mit mehreren Orgasmen über eine etwas längere Zeitdauer, und es gibt Frauen, die einen wellenartigen Orgasmus haben, wobei man auch an eine Variante des mehrfachen Orgasmus denken kann.

Und nachher?

Die negative Phase, wie wir sie nach dem männlichen Orgasmus kennen, kommt so bei der Frau nicht vor. In dieser Endphase hat die Frau ganz klar ein größeres und positiveres Bedürfnis nach Zärtlichkeit und anderen Formen des nachträglichen Liebesspiels. Aber noch einmal: Dabei gibt es keine festen Muster. Bei der Frau vielleicht noch weniger als beim Mann. Das äußert sich übrigens auch in ihrem Erleben anderer erogener Zonen. Die eine Frau wird beim Berühren, Streicheln und Küssen ihrer Brüste erregt oder beim Saugen daran. Für eine andere ist es eher ein männliches Spiel, an dem sie selbst keinen oder nur geringen Gefallen hat. Manche Frauen sind außerordentlich erregt, wenn man ihnen die Ohren küßt oder sie sanft ins Ohrläppchen beißt, andere finden so etwas einfach ekelhaft. Und so könnte ich noch weitere Beispiele anführen. Sowohl im Empfinden wie im physischen Erleben ihrer Sexualität hat jede Frau ihre eigene, außerordentlich variierte Individualität.

Und die Männer?

Ich denke, Männer werden diese unterschiedliche Individualität erst dann entdecken, wenn sie auch ihre Weiblichkeit erkunden.

DER PHALLUS
AUF HEXENJAGD

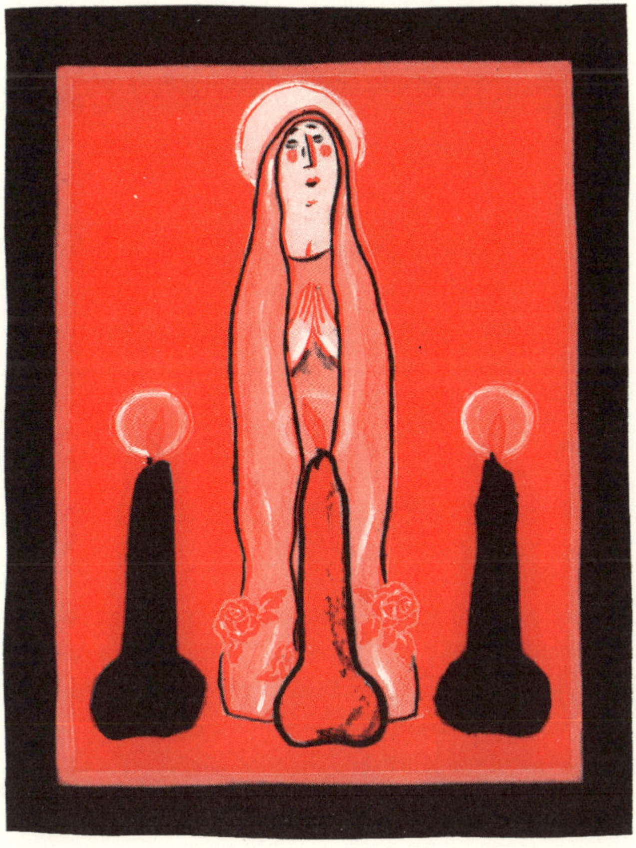

Aus einem Brief Bo Coolsaets von einer Reise nach Lateinamerika im Jahr 1997:

Lieber Freund, hier kehren meine Gedanken unwillkürlich zu unserem europäischen Mittelalter zurück, als der ebenso mächtige wie angstbesetzte Phallus so viele Tausende von Menschen – in der übergroßen Mehrheit Frauen – auf den Scheiterhaufen brachte.

Dort, wo ich mich zur Zeit aufhalte, wohnen nämlich etwa zwei Millionen Immigranten aus Haiti, wo immer noch dem Voodoo-Kult gehuldigt wird. Die schwarze Magie der Haitianer hat große Ähnlichkeit mit der Hexenverfolgung unseres frühen und späten Mittelalters. Voodoo-Rituale in ihrer hysterisch-obsessiven Form können Männer impotent machen, die Magie kann ihrem Phallus jedoch auch zu extremen Proportionen verhelfen.

Bei uns kommen Hexen heute nur noch in Märchen und in komplizierten Scheidungsprozessen vor. Früher war das aber ganz anders. In der Geschichte traten Hexen an vielen Orten und zu verschiedenen Zeiten auf. Auch in den fernöstlichen Religionen existierten neben den wohlproportionierten positiven Göttinnen monströse Frauen, die für alles, was aus dem Ruder lief, verantwortlich gemacht wurden. Der große Unterschied zu den Hexen des europäischen Mittelalters war jedoch, daß die negativen Göttinnen nicht direkt mit der Sexualität in Zusammenhang gebracht wurden. Im Gegensatz dazu übten die mittelalterlichen Hexen nicht nur einen negativen Einfluß auf alle möglichen Naturerscheinungen aus, sondern – und hier beginnt für den Kater das Seiltanzen – sie hatten auch eine übernatürliche Beziehung zum Teufel, zum Satan. Laut Freud ist der Teufel die Personifizierung all unserer verdrängten bösen Triebe und Lüste. Und im Mittelalter gab es die reichlich, als logische Folge der allgemein verkündeten und auferlegten Abkehr von Sexualität und Lust. Je intensiver die Verdrängung, desto bösartiger der Teufel.

Die Phantasien über den Phallus des Teufels waren, vorsichtig ausgedrückt, hemmungslos. Und sie wurden den Hexen mit ungewöhnlicher Gier abgepreßt und ihnen aus dem Leib gefoltert, denn die Hexenjäger interessierten sich anscheinend – wie konnte es unter diesen Umständen auch anders sein? – vor allem für die sexuellen Kontakte der vermaledeiten Frauen mit dem Teufel. Was dabei an Schuld und Buße fast vier Jahrhunderte lang in psychisch gestörte bis völlig normale Frauen hineingefoltert wurde, ist fast zu unglaublich, um wahr zu sein. Aber ich erspare dir die Einzelheiten, und über dieses Phänomen sind auch schon ausgezeichnete Bücher geschrieben worden. Um es kurz zusammenzufassen: Fast all diese Frauen haben den vermeintlichen sexuellen Kontakt mit dem Teufel als äußerst schmerzhaft erfahren, weil sein Phallus in den meisten Fällen nicht nur außerordentlich lang, eiskalt und stahlhart, sondern zu allem Unglück auch noch mit Widerhaken versehen war. Die Phantasien waren unweigerlich mit einer grausamen Bestrafung verknüpft – nicht nur vaginal, sondern auch anal. Und beides auch noch gleichzeitig, denn aus fast allen »Bekenntnissen« dieser Hexen geht hervor, daß der Phallus des Teufels ein gespaltenes Ende hatte, dessen Köpfe gleichzeitig vaginal und anal eingebracht wurden. Ich brauche dir nicht zu sagen, daß die Quelle dieser Phantasien von der fast vollständigen Verdrängung der Sexualität und der darauf basierenden unterbewußten, im Grunde aber panischen Furcht vor der Frau üppig gespeist wurde. Daher auch die unsäglichen Erniedrigungen und religiös inspirierten Morde. Und obwohl Kirchen und Kirchenfürsten den Klosterbrüdern und -schwestern sowie dem einfachen Volk die rigidesten Gesetze auferlegten, gaben sich Klerus und ein Teil der Klosterinsassen den verschiedensten sexuellen Ausschweifungen hin – diese erreichten fast epidemisches Ausmaß. Indem sie ihre sexuellen Lüste unbekümmert auslebten, konnten die meisten von ihnen dem Schicksal entkommen, zu Psychopathen zu werden. Denn wie bieder oder frech ihre Phantasien auch waren, sie konnten sie äußern, und damit entfiel das Bedürfnis, die weibliche Natur in krankhafter Weise zu unterdrücken. Das Konzil von Trient war dennoch der Meinung, nun müsse damit ein Ende sein, und konnte die klerikale Unzucht durch eine strenge Fassung des Zölibats tatsächlich wieder ein wenig zügeln.

Währenddessen loderten überall die Scheiterhaufen. Hunderte und Aberhunderte von Frauen starben den Feuertod. Nicht nur angebliche Hexen. Wie viele Frauen sind auf diesem von der Kirche gebilligten Weg nicht von eifersüchtigen Liebhabern ermordet worden, von Männern, die sich bedroht oder verraten fühlten? L'histoire se répète, die Geschichte wiederholt sich. Wie viele persönliche offene Rechnungen sind nicht unter dem Deckmantel des Systems beglichen worden? Man denke nur an unser Jahrhundert, als während der Zeit des Nationalsozialismus Juden denunziert wurden, oder an die Menschen, die in der chinesischen Kulturrevolution ihre Quittung präsentiert bekamen, und so weiter.

Übrigens hatten die Hexenjäger des Mittelalters um so größere Angst vor den Hexen wegen ihrer Überzeugung, diese könnten Männer unfruchtbar oder sogar völlig impotent machen. Den Aufzeichnungen in alten Chroniken können wir entnehmen, daß Autosuggestion und andere psychogene Störungen dabei oft eine entscheidende Rolle gespielt haben müssen. Übrigens mußten manche Hexen oft nicht einmal gefoltert werden, weil einige von ihnen ihre eigenen oder die ihnen eingeredeten Phantasien für wahr hielten und sich ohne großes Widerstreiten als Hexen bekannten. Selbst die damaligen Wissenschaftler akzeptierten diese Geständnisse ohne Bedenken. Richter und Folterknechte lebten mit denselben Phantasien und psychopathologischen Abweichungen, so daß das Szenario der Hexenverfolgung, der phallischen Rache am weiblichen Geschlecht, fast unvermeidlich war. Und deshalb konnte das alles auch so lange andauern. Ich muß dir wohl nicht erläutern, warum die Verehrung der Jungfrau Maria in diesen Jahrhunderten derart exzessive Formen annahm. Sie war der weibliche Gegenpol zur Sünde, zum Sex, zur Hexe. Nein, daß die Kirche damals die Kirche im Dorf ließ, kann man wohl nicht behaupten.

Aber nun verabschiede ich mich. Morgen werde ich Dir noch einen Brief schreiben. Keine Bange: Dann lassen wir alle sexuellen Verdrängungen hinter uns und widmen uns der wahren Lust. Ich werde Dich dabei in meine aktuellsten Erkenntnisse auf dem Gebiet der Aphrodisiaka einweihen – du weißt schon, die überall auf der Welt herbeigesehnten und erträumten Hilfsmittel zur erektilen Auferstehung des unwilligen Phallus! Träume süß.

VON KNOBLAUCH, GIFTFISCHEN UND EINER ÜBERAUS POTENTEN SCHILDKRÖTE

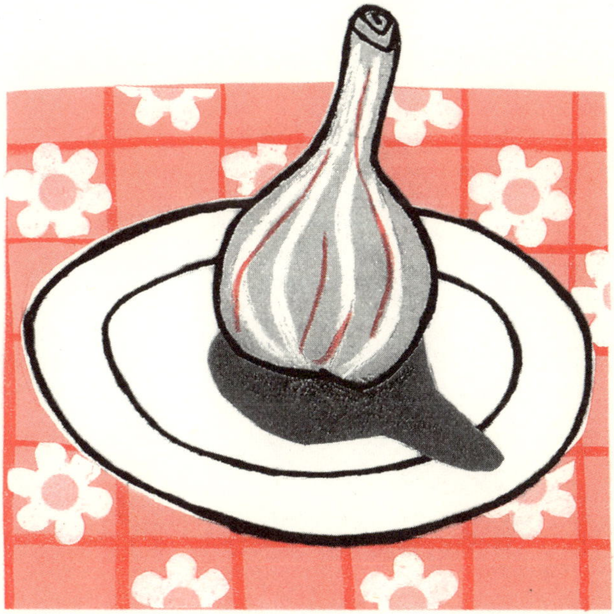

Aus einem Schreiben Bo Coolsaets, während eines Aufenthalts in Lateinamerika:

Soweit ich weiß, mein lieber Freund, bist Du noch nie in Japan gewesen. Solltest Du je dorthin kommen und gerade eine erektile Auffrischung benötigen, dann nimm Dir ein paar Scheine mehr mit und lerne den Fugu kennen. Das ist ein außerordentlich giftiger Fisch. In Japan werden eigens Köche ausgebildet, die den Fugu so zubereiten können, daß er nicht den Tod, sondern eine gewaltige Erektion bringt. Und wer dabei dann unverhofft sterben sollte, verläßt die Welt garantiert mit erigiertem Penis – in jedem Fall ein Gewinn.

Aber ach, Freund, Du kannst ruhig zu Hause bleiben. Über die tödlichen und gleichzeitig amourösen Verdienste dieses Fugu-Fisches werden zwar sagenumwobene Geschichten erzählt, aber alles ist lange nicht so geheimnisvoll, wie man uns weismachen möchte. Erstens ist das Gift des Fugu das altbekannte Tetrodoxyn. Damit muß man zwar vorsichtig sein, das sagte ich schon, aber auf diese Köche ist wirklich Verlaß. Zweitens verrät die ganze mysteriöse Geheimnistuerei, die den Fugu-Fisch zum unwiderstehlichen Aphrodisiakum erhoben hat, einiges über den Stellenwert von Aphrodisiaka überhaupt. Laß es mich so sagen: Es ist kaum wahrscheinlich, daß derjenige, der die Mahlzeit überlebt, dadurch eine stärkere Erektion bekommt oder mehr Lust auf Sexualverkehr. Aber die bloße Tatsache, daß der Fisch selten ist, die mit dem Essen verbundene große Gefahr und die Meisterhand, mit der er zubereitet werden muß – das alles führt dazu, daß die Sinne an sich schon gereizt werden und das Essen dieses Fisches die Lust in gewissem Sinne also tatsächlich vergrößert. Gewissermaßen eine reine Kopfgeburt, die nichts mit der Wirkung des Fugu, sondern alles mit unseren eigenen Vorstellungen zu tun hat.

Was ist ein Aphrodisiakum? Eigentlich alles, was das Wohlbefinden erhöht und geradewegs – oder eben nicht geradewegs – zu einer Vergrößerung der Lust führt. Als mein Großvater vierundneunzig Jahre alt war und täglich von einer Krankenschwester versorgt wurde, ließ er seine Haushälterin jeden Morgen ein Ei kochen, das er dann mit großer Wollust verspeiste in der Hoffnung, er werde gleich anschließend beim Waschen noch ein wenig Leben in seinem Penis spüren. Wir wissen inzwischen jedoch, daß – selbst wenn der Großvater in einem seltenen Fall vielleicht doch die Freude eines Prickelns verspürte – dies am allerwenigsten am Ei gelegen hat. Denn ein hartgekochtes Ei hat keinerlei Auswirkungen auf die sexuelle Potenz. Im Gegenteil, je öfter man Eier ißt, um so schwächer wird die Erektion langfristig wegen der unbekömmlichen Cholesterine. Nur gut, daß mein Großvater das nicht wußte.

Inzwischen spüre ich, wie Dir – während Du dies im fernen Belgien liest – immer heftiger die Frage auf den Lippen brennt: Ach, Bo, gib mir dann doch endlich das ultimative Aphrodisiakum! Dazu kann ich mich, mein gieriger Freund, ganz klar äußern: Das größte Aphrodisiakum ist Dein Partner. Die Art der physischen und emotionalen Annäherung der beiden Partner ist bestimmend für ihre Lustempfindung. Die physische Erscheinung kann verhüllt und dennoch reizvoller sein, wenn schöne, der Stimmung angemessene Kleidung getragen wird und wenn noch bestimmte Düfte und Gerüche hinzukommen. Die Geruchsaphrodisiaka sind möglicherweise von großer indirekter Bedeutung. Du kennst bestimmt die Geschichte des französischen Königs, der bei seiner Rückkehr aus der Schlacht einen Boten an die Königin vorausschickte mit der Bitte, sie solle sich eine Woche lang nicht waschen. Auch Napoleon soll sich das Wiedersehen mit seiner Kaiserin noch so versüßt haben. Die von den Geschlechtsdrüsen einer sehnsüchtigen Frau ausgeschiedenen Gerüche verbreiten tatsächlich ein ganz spezielles Aroma; bei der einen Frau mehr als bei der anderen, und in den meisten Fällen genau zum Zeitpunkt der sexuellen Stimulation. Die gelungene Zusammensetzung eines guten Parfüms liegt gerade darin, diese Gerüche zu betonen, dabei werden unter anderem Drüsenextrakte der Bisamratte verwendet. Wie oft liest man in der Literatur überschwengliche Sätze über den »süßlichen Moschusgeruch ihres Geschlechts« und ähnliche poetische Varianten. Was ich damit sagen will: Auch hier handelt es sich gewissermaßen um ein Aphrodisiakum.

Der Mann verbreitet seine natürlichen Gerüche nicht über den Genitalbereich, sondern vor allem über die Schweißdrüsen, beispielsweise in den Achselhöhlen. Viele Männer versuchen, ihren natürlichen Geruch durch den übertriebenen Einsatz von durchdringenden Parfüms und Deodorants zu tilgen, aber ich plädiere viel mehr für einen überlegten und dezenten Gebrauch von duftenden Essenzen. Und sei es nur, weil die nach Amber riechenden Ausdünstungen der männlichen Schweißdrüsen auf manche Frauen eine besonders aufreizende Wirkung haben sollen!

Und wie steht's mit Knoblauch, höre ich Dich fragen. Und mit Zimt, Thymian, Sellerie, Ginseng und Schalentieren? Reizen die nicht auch die Sinne? Ja, und ich kann Dir noch hundert weitere nennen. Allesamt wichtige Aphrodisiaka, aber nur wenn Dein Kopf bereit ist, sie als lustfördernd zu erfahren, und am besten, wenn Du sie in einer lustvollen Umgebung zusammen mit Deinem Partner verspeist. Ich vermute, daß die Mahlzeit an sich – die Wärme, die Stimmung, der Wein und so weiter – größere Wirkungen zeigen werden als die Ingredienzen.

Nach all meiner milden Skepsis und Ironie wird es Dir vielleicht komisch vorkommen, aber wir sollten die Wirkung mancher pflanzlichen und tierischen Produkte nicht so leichthin abtun. Es gibt das bekannte Beispiel des Yohimbin. Jahrelang war Yohimbin für viele Ärzte ein harmloses Mittelchen, das dem Mann – zumal es nicht gerade billig war und in einer imponierenden Verpackung geliefert wurde – höchstens psychologisch zu besseren Sexualleistungen verhelfen könnte. Aber inzwischen betrachtet man in der westlichen Heilkunde Yohimbin immer mehr als sinnvolles Mittel, um den Erektionsmechanismus zu beeinflussen wie auch zur Stimulierung beizutragen. Vor allem in Kombination mit anderen Medikamenten, die gegen Depression verschrieben werden, hat es sich jetzt bei Erektionsstörungen in den Behandlungsplänen einen festen Platz erobert. Das Blatt kann sich wenden! Yohimbin scheint übrigens auch nicht so harmlos zu sein, wie man ursprünglich angenommen hatte. In manchen Ländern ist das Produkt nur noch auf Rezept erhältlich. Es hat also die Palette homöopathischer Mittel (die vor allem aus Ginsengprodukten und chinesischen Kräutern gewonnen werden) ersetzt.

Als weiteres hübsches Beispiel könnte man den Ginkgo biloba anführen, das Blatt eines japanischen Baums. Früher wurde es in der westlichen Welt ebenfalls zu den unwirksamen Mitteln gezählt, heute wird es jedoch offiziell als ziemlich erfolgversprechend bei Erektionsstörungen gepriesen.

Eine simple Frage, mein skeptischer Freund: Warum sollten pflanzliche Produkte nicht Bestandteile enthalten, die den Erektionsmechanismus verbessern können? Ich weiß schon, Du würdest mir antworten: »Warum nicht? Und je mehr wir daran glauben, um so besser hilft es.« Du hast recht, das trifft in gewisser Hinsicht auch zu. Aber das gilt auch für viele Arzneimittel der klassischen westlichen Medizin. Und warum auch nicht, frage ich Dich, wenn es hilft?

Etwas anderes ist natürlich das Abschlachten von Nashörnern, um das zu Puder vermahlene Horn dieses seltenen und geschützten Tieres zu unglaublichen Preisen an Männer mit Erektionsstörungen zu verkaufen. Das ist eindeutig kriminell. Pech für das Nashorn, daß dieses Hornpulver durch bestimmte Stoffe wirkt, die von den Nieren ausgeschieden werden – diese prickeln, sobald sie den Körper mit dem Urin über die Harnröhre verlassen. Dieses prickelnde Gefühl ist wahrscheinlich der Grund, weshalb Männer glauben, das Pulver begünstige die Erektion. Ein tragischer Irrtum! Denn ein gereizter Penis ist noch lange kein steifer Penis! Das gleiche Mißverständnis begleitet mutatis mutandis, das bereits von Aristoteles genannte Kantharidengift, das aus den grünen spanischen Blasenkäfern extrahiert wird und daher unter dem Namen Spanische Fliege bekannt ist. Die vermeintliche Wirkung des Produkts ist in gewisser Weise mit der des Fugu-Fisches zu vergleichen – die Giftigkeit des Stoffs schafft schon große Angstlust. Und auch, weil es den Überlebenden so ein prickelndes Gefühl in der Harnröhre verschafft …

In meinem vorigen Brief habe ich versprochen, Dich an meinen jüngsten Entdeckungen im Liebesland partizipieren zu lassen. Nun denn! Vor einigen Tagen hatte ich hier ein langes und interessantes Gespräch mit einem ausgewiesenen Experten auf dem Gebiet der Aphrodisiaka (die hier übrigens häufiger verwendet werden als das bei uns so hochgelobte Aspirin). Es gibt endlose Geschichten darüber, die Anwendung läßt hoffen! Ich werde nicht versäumen, Dich demnächst einen Tropfen der wirkungsvollsten pflanzlichen Aphrodisiaka kosten zu lassen, die hier von auf sexuelle Lust versessenen Männern eingenommen werden. Wir müssen jedoch den einzig richtigen Zeitpunkt wählen, da die kaum umkehrbare Erektion nach dreiundzwanzig Minuten eintritt. Spaß beiseite, es gibt zwei Sorten von Aphrodisiaka, die hier mit der größten Ehrfurcht und viel Gottvertrauen eingenommen werden. Mein Experte behauptete, während er sich voller Vergnügen den Bauch rieb, die Wirkung der beiden Sorten sei gleichermaßen himmlisch wie teuflisch.

Ich berichte Dir wahrheitsgetreu, was ich gehört habe. Hier gibt es nämlich eine Schildkröte, die nicht nur Jahre braucht, um das Weibchen für sich zu gewinnen, sondern auch – erschrick nicht! – *au moment suprême*, also im entscheidenden Augenblick, etwa sechs Monate lang mit erigiertem Penis auf und in ihr liegenbleibt. Ich lüge nicht, es ist die reine Wahrheit. Sechs Monate lang wächst das außergewöhnlich potente Tier immer wieder zu langsamen, aber sicheren Höhepunkten der Lust. Sein schön marmorierter Panzer vibriert vor Freude, und regelmäßig zieht es seinen faltigen Kopf unter das dicke, harte Laken, um seiner unter ihm liegenden Geliebten die Treue zu versichern, soweit das unter diesen Umständen überhaupt noch erforderlich ist. Wie mein Gewährsmann mir versicherte, sind in dieser Zeit am Strand leichte, vibrierende Schockwellen festzustellen, wahre Symphonien der Schildkrötenlust. Um das Liebespaar herum sitzen Gruppen von Menschen. Tagelang sitzen sie dort, hören und schauen zu, und vor allem die Männer hungern nach dieser nicht nachlassenden, lustvollen Potenz, die kurze Zeit später vielleicht ihre eigene sein wird. Denn es ist Brauch, daß die Männer über fünfzig, die in einem Bündnis vereinigt sind, einen Oberschneider anweisen, der – ich wage es kaum auszusprechen – während eines stillen Tanzrituals das voll erigierte Glied des Schildkrötenmännchens abschneidet. Der Satyr wird entmannt. Anschließend wird das Glied, das sich nach der Trennung von seinem unglücklichen Besitzer kaum verändert hat, in Stücke geteilt, und dann zerkauen die Ranghöchsten – in der Regel natürlich auch diejenigen mit den größten Erektionsproblemen – dieses wundersame Organ ganz genüßlich, um so ihr eigenes geschwächtes oder gar scheintotes Glied aufs neue zum Leben zu erwecken. Man sagte mir, darauf folgten Kopulationen, die Stunden, ja gar Nächte andauern sollen. Ich sehe, wie Dir beim Lesen das Wasser im Mund zusammenläuft – aber weil diese Arznei frisch gekaut werden muß, kann ich Dir zu meinem großen Bedauern nichts davon mitbringen.

Was die zweite Kategorie der örtlichen Aphrodisiaka betrifft, kann ich mich kürzer fassen. Es handelt sich um ein ebenso wirksames Mittel, aber dieses stammt aus dem Meer, wird auf weniger grausame Weise gewonnen und hat auch weniger einheitliche Folgen. Das Liebeselixier setzt sich aus den Geschlechtsorganen bestimmter Fische zusammen und hilft kleineren wie größeren Penissen auf die Beine. Die Organe des Fisches werden getrennt behandelt, in einer Flüssigkeit zerkleinert, mit Kräutern gemischt und schließlich in einem wahren Festmahl vorsichtig mit einem goldenen Löffel zu sich genommen. Wenn ich es richtig verstanden habe, sollen die Auswirkungen, mein lieber Freund, unschätzbar sein – sollen die Männer doch so vom Sexualgenuß überwältigt werden, daß sie nicht einmal mehr dazu in der Lage sind, sich einen Partner auszusuchen.

Ach – bleib dann doch lieber bei einer Prise Knoblauch.

Bis in zwei Wochen, und herzliche Grüße an Deine liebe A.

SCHAM UND PORNOGRAPHIE

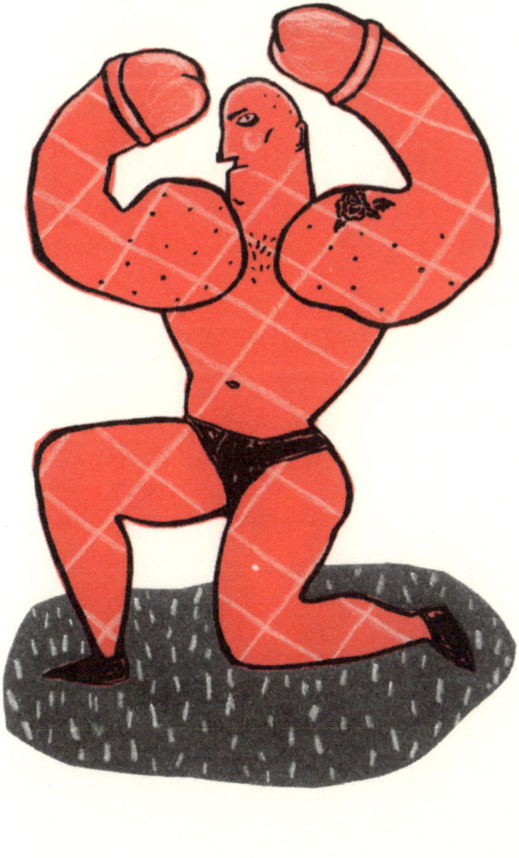

Es war warmes, mildes Wetter. Der Chirurg hatte zwei langwierige, anstrengende Operationen hinter sich, ging zu Hause in die Sauna, hüllte sich in ein knöchellanges, weites Gewand und servierte mir daraufhin eine herrliche, selbstgemachte Pastete, die wir uns mit Brot und Bier dankbar einverleibten.

Worüber wollen wir heute sprechen? fragte er, und zu meinem Erstaunen antwortete mir sein Gewand. Es sah, wie mich meine engen Jeans einzwängten, und sprach die geflügelten, aber tadelnden Worte: »Laßt Eure Samen nicht schrumpfen durch das Tragen allzu enger Hosen! Tragt Eure edlen Organe so, wie sie sind! Warum kein Kleid tragen in den Stunden der Entspannung, wie jetzt mein Meister, Gewänder, die Eure Organe der Fortpflanzung und der Liebe luftig umhüllen, die damit ganz sie selbst sein können? Und legt beim Schlafen alles ab – werft die Schlafanzüge wieder zurück in Mutters Schrank. Laßt Eure Körpersäfte in die duftenden Laken eindringen. Sie werden Euren Frauen mehr behagen als Eure Auspuffgase.«

Auspuffgase? fragte ich schüchtern nach, denn ich konnte ihm absolut nicht mehr folgen. Das Gewand beachtete meinen Einwurf jedoch nicht und fuhr fort, noch unbeirrbarer als zuvor: »Langberockte Männer, ergreift Eure Spaten und hebt neben den Autobahnen Gräben aus. Kleidet die Gräben mit weißem Marmor aus, füllt sie mit Wasser und holt die hastenden Frauen aus ihren schwarzen Autos. Ladet sie zu einem Bad im weißen Wasser ein. Spült die falschen Farben aus ihren sprayverklebten Haaren und badet sie in Euren Ölen, bis sie ihre natürliche Geschmeidigkeit wiederfinden. Entfernt ihre am Morgen sorgfältig aufgelegten Masken und streichelt ihnen die Reste der Auspuffgase aus den Augen. Entkleidet sie langsam und zieht die Nylonrüstung von ihrem Schoß und ihren Beinen. Zieht ihnen die mit Always ausgelegten Slips aus und badet sie im lauwarmen Wasser. Und lächelt schließlich mit ihnen über die Autobahnen, wo Männer in stromlinienförmigen Autos und auf glänzenden Motorrädern ihre verlorene Männlichkeit durch röhrende Auspuffe und Tempo demonstrieren.«

Das Gewand schwieg. Mit einiger Bestürzung blickte ich auf Bo, aber der schnitt sich, offensichtlich in Gedanken versunken, eine zweite Scheibe von seiner selbstgemachten Pastete ab. Es war klar, daß er nichts bemerkt hatte. Als er mich wieder ansah, stand die gerade gestellte Frage noch in seinen Augen: Worüber wollen wir heute sprechen? Ich antwortete: Von der Scham. Wieso? fragte er. Laß uns kurz von der Scham sprechen, sagte ich.

Irgendwann während meines Studiums, *sagte Bo daraufhin*, genauer gesagt 1957, rannte ungefähr die Hälfte der Studenten in ein Kino in Leuven, um sich einen Film anzusehen, in dem einen Moment die linke Brust Jeanne Moreaus in ihrer ganzen Pracht auf der Leinwand zu sehen war. Die Szene dauerte höchstens einige Sekunden, aber die Folgen waren unübersehbar. Eine volle Woche lang wurde Leuven von nächtlichem Aufruhr heimgesucht. Straßen wurden aufgerissen, die Pflastersteine zu Argumenten umfunktioniert, Passanten und Polizisten geärgert, Kneipen belagert. Jeder kämpfte gegen jeden und gleichzeitig eigentlich gegen niemand: Es war ein Kampf gegen die Verdrängung. Das Menschenbild war verlorengegangen, und, wie schon Freud sagte, insgeheim war die Neugier immer größer geworden. Die jüdisch-christliche Erziehung der Verdrängung tat ein übriges. Man kam nicht mehr mit der Sexualität zurecht, nicht einmal mit einer nackten Frauenbrust im Kino. Die Verdrängung suchte sich ihren Weg entweder ins heimliche Vergnügen oder in frustrierte Gewalt gegen Menschen und Dinge.

1530 predigte Erasmus der Jugend seiner Zeit, ein gesitteter Mensch solle die Schamgegend nicht ohne Notwendigkeit entblößen. Selbst den eigenen Körper durfte man nicht betrachten, geschweige denn berühren. Man muß nur einmal unsere Mütter fragen. In meiner Jugend durften die Mädchen im Internat nur mit einer schicklichen verhüllenden Bekleidung unter die Dusche. Es gibt massenhaft Beispiele dafür. Und heute, vierzig Jahre nach der anstößigen Brust der Jeanne Moreau, interessiert sich kein Mensch für die Hunderte von nackten Brüsten am Strand.

Auch für die Griechen und Römer war das kein Problem. Daher gab es dort auch keine pathologische Verdrängung. Griechische und römische Jünglinge trainierten gemeinsam nackt die damals bekannten Sportarten. Es war auch nicht unüblich, daß Schauspieler nackt auf der Bühne standen. Auf Darstellungen des spartanischen Lebens kann man Jungen und Mädchen gemeinsam nackt und unbekümmert beim Waschen und bei der Körperpflege in den Badehäusern sehen. Auch die Germanen badeten nackt vor aller Augen. Erst im frühen Mittelalter, als die Badehäuser immer mehr zu öffentlichen Bordellen entarteten, führte die Kirche, die sich mit der Sexualität sowieso keinen Rat mehr wußte, die Geschlechtertrennung und auch die Pflicht ein, beim Baden Kleidung zu tragen. Auch die Syphilisepidemie, die im 16. Jahrhundert zu gewaltigen Bevölkerungsverlusten führte, trug zum Verbot offener und schamloser Körperkontakte bei. Gegen Ende des 16. Jahrhunderts verschwanden die nackten Körper sogar allmählich aus der Kunst. Zuerst wurden die Geschlechtsorgane bedeckt, dann auch die übrigen Körperteile. Selbst Adam und Eva bekamen ein keusches Lendentuch umgebunden. Die Sünde war bedeckt, das Schamgefühl war entstanden und mit ihm die Tabus. Und damit eine massenhafte Verdrängung und massenhaft menschliches Elend.

Er schwieg und schenkte uns zur Krönung der Mahlzeit ein Glas Rotwein ein. Haben wir damit die Scham hinter uns? fragte ich ihn.

Nein, sagte er, wir stecken mitten in einer Gegenbewegung. Das Gleichgewicht ist – noch – nicht wiederhergestellt. Und die Reaktion auf das uns anerzogene Schamgefühl bringt – was bei solchen Gegenbewegungen nichts Ungewöhnliches ist – negative Auswüchse mit sich. In diesem Fall eine Körperkultur, der auch der letzte Rest an Selbstachtung und damit auch an Achtung vor dem Mitmenschen abhanden gekommen ist. Augenfälligstes Beispiel ist die Pornographie. Ich rede hier nicht von den vielen spannenden, prickelnden, ironisierenden Erscheinungsformen der Erotik, nicht einmal von deren oft übertriebenen künstlerischen Darstellungen; ein relativ normaler Mensch wird den Unterschied selbst herausfinden. Ich rede von der kommerziellen Ausbeutung von Abweichungen, Störungen und Obszönitäten, bei denen der Körper bis in die Seele hinein vergewaltigt und erniedrigt wird. Das Filmen und der Vertrieb von Kriegsbildern oder sexuellen Abweichungen, bei denen Menschen sich gegenseitig die Körper verstümmeln, vergewaltigen, zerstören oder sogar töten, trägt gelinde gesagt wenig bei zur Herausbildung einer Kultur, die den Körper respektiert. Übrigens bin ich auch der

Ansicht, daß es nicht richtig ist, zur Abschreckung zerstörte und verstümmelte Körper vorzuführen, um junge Leute im Wochenendverkehr zu einer vorsichtigeren Fahrweise zu bewegen. Natürlich sind in diesem Falle die Motive einleuchtend, ich hege aber große Zweifel am erzieherischen Wert derartiger Vorführungen. Junge Menschen werden wohl kaum den Wert und die Bedeutung einer positiven Körperkultur begreifen, wenn man mit kurzfristigen Abschreckungseffekten nur ihre innere Abwehr mobilisiert. Die Erziehung müßte auf diesem Gebiet viel grundsätzlicher sein und sollte meiner Meinung nach zuallererst auf eine neue Pflegekultur des Körpers hinarbeiten. Denn dort fängt es an: unseren Körper als Träger unseres Geistes zu respektieren und zu sensibilisieren, als Quelle der Lust und als Mittel zur Fortpflanzung. Oder ist es vielleicht so, daß ein junger Mensch eher im Krieg sein Gleichgewicht findet als im Frieden?

Doch noch einmal zurück zur Pornographie. Ich will versuchen, meinen Standpunkt ein wenig klarer zu fassen. Pornographie, die Ikonographie der Nacktheit und der Sexualität, ist nicht aus unseren Vorstellungen wegzudenken. Weder Politik noch Gesetze können die hemmungslosen sexuellen Phantasien unterbinden. Ohne erotische Phantasien würde dem Erleben von Sexualität eine Dimension fehlen. Im Alltag wird viel in das Anregen der Phantasie investiert – nimm nur die Werbung oder die Mode. Männer sind vermutlich empfänglicher für körperliche Reize als Frauen; ihre Aufmerksamkeit wird schon von den Wölbungen halb entblößter Brüste abgelenkt. In Gedanken ziehen Männer wie Frauen ihre potentiellen Partner aus. Nicht ohne Grund wurden die Ikonen der Sexualität und der Perversität in all ihren ausgeprägten Formen als Reliefbänder um die Außenwände des indischen Tempels angebracht. Bevor man den Innenraum betritt, taucht der Geist in diese indiskreten Sexorgien ein. Keine Verdrängung mehr, kein irrsinniges Suchen. Indiskretion wird Diskretion. Die Ikonographie der Orgien reinigt den Geist, durch die spirituelle Reinigung öffnet sich der Geist der Religiosität. Ich könnte mir vorstellen, daß sich die Portale der leerstehenden Kirchen im Westen im nächsten Jahrhundert in dieser Weise vergleichbar verändern werden. Aber Vorsicht – diese Formen von Pornographie haben mit den perversen kommerziellen Bildern nichts gemein. Denn dann ist nicht länger die Rede von mystisch-platonischer Erotik, sondern von gleichgültigem Materialismus, der befreiende Phantasien unterdrückt. Diese Bilder reduzieren Glück und Lust auf eine rein materielle Angelegenheit, Liebe wird durch Sexualität ersetzt. In manchen Fällen kann das die Grenze zur Menschenverachtung überschreiten.

Nach diesen Ausführungen schien es mir einen kurzen Moment, als ermutige mich sein Gewand mit einem Augenzwinkern. Beim Abschied gab Bo mir den Rest der Pastete mit nach Hause.

DER PENIS

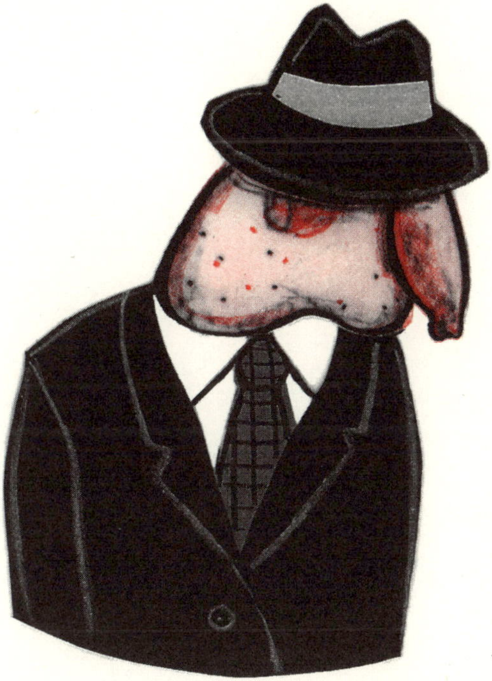

Das nun folgende umfangreiche Kapitel handelt von Form, innerer Struktur und Funktionsweise des Penis. Wir haben das Thema im Hinblick auf die Lesbarkeit und um nicht den Überblick zu verlieren nach einer allgemeinen informativen Einführung durch den Urologen in Fragen und Antworten gegliedert.

Vor der Pubertät und auch im Alter – das heißt: wenn keine Erektion (mehr) auftritt – dient der Penis (das Glied, der Schwanz, die Latte, der Pimmel, der Riemen, die Rute, die Pfeife, der kleine Herr) nur als Harnleitung nach außen. Dazu ist jedoch die langgestreckte, röhrenförmige Struktur des männlichen Penis nicht erforderlich. Dem Mann wäre es eigentlich ebenso wie der Frau möglich, den Harn über den kurzen Kanal abzulassen, der hinter dem Hodensack endet. Das kann etwa bei einem Prostatakarzinom vorkommen, ein Thema, das später noch behandelt werden wird. Wenn am Penisschaft eine bösartige Entwicklung einsetzt, kann eine Amputation erforderlich werden. Dabei wird die Harnröhre tatsächlich unter und hinter den Hodensack verlegt. Aber zuerst einmal die gute Nachricht.

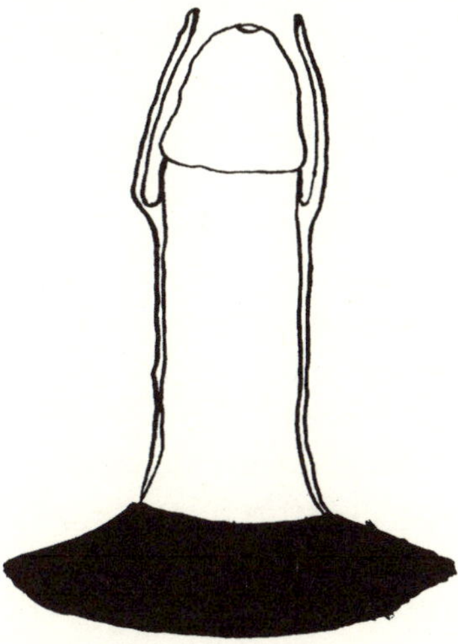

Der Penis mit Vorhaut

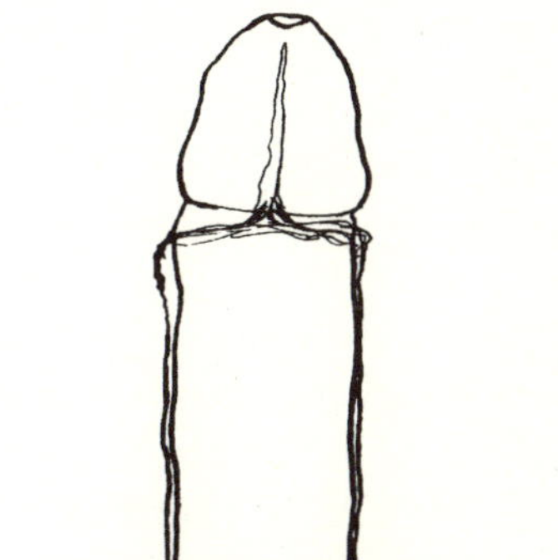

Rückseite des Penis mit Frenulum (Bändchen)

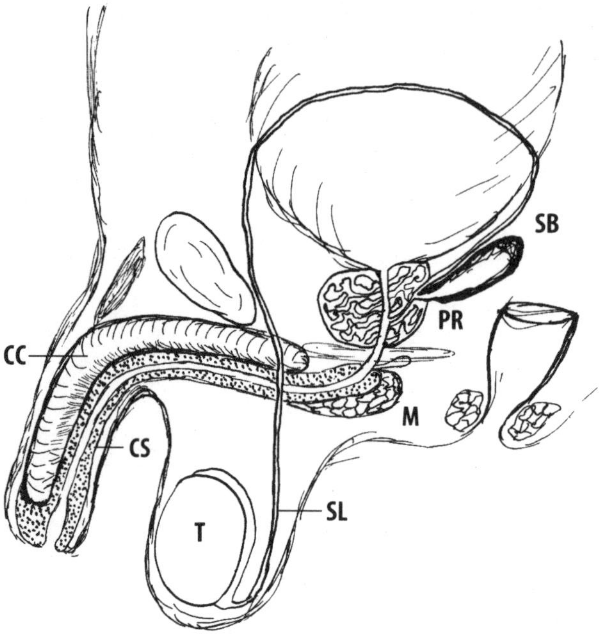

Männliches Geschlechtsorgan
Der Penis besitzt zwei große Schwellkörper, die Corpora cavernosa (CC), und einen dritten Schwellkörper, den Corpus spongiosum (CS) um die Harnröhre. Dieser steht mit der Eichel des Penis in Verbindung. Der Hoden (Testis) (T) produziert den Samen, der über die Samenleiter (SL) zu den Samenbläschen (SB) hinter der Blase geleitet und von dort zusammen mit der Prostataflüssigkeit (PR) durch die Muskeln (M) rund um die Harnröhre ausgestoßen wird.

Die Form des Penis ist dafür geschaffen, steif zu werden und erigiert in die Scheide der Frau eingebracht zu werden, um dann dort, dicht am Gebärmutterhals, den Samen zu deponieren. Man könnte sich fragen: Warum ist der Penis nicht ständig steif? Weshalb erschlafft er? Eine ständige Erektion würde tatsächlich vielen Männern Probleme ersparen. Bei sexueller Erregung wird jedoch der gesamte Mechanismus des Steifwerdens vom Verschluß des Blasenhalses begleitet, so daß der Samen nur zur Mündung hin gedrängt wird und nicht in der Blase landet. Das ist der Grund für den recht komplizierten Mechanismus des Erschlaffens und Wieder-Steifwerdens. Das Wasserlassen kann also nur durch einen kräftigen Strahl erfolgen, wenn der Blasenausgang nicht wegen sexueller Erregung verschlossen ist. Viele Männer machen sich darüber manchmal am frühen Morgen Gedanken. Sie klagen, wenn sie mit einem steifen Penis aufwachen, sei der Strahl beim Wasserlassen nicht so kräftig wie sonst. Keine Bange, das ist ein ganz normales Phänomen. Übrigens hat die Morgenerektion kaum etwas mit einer vollen Blase oder mit dem Wasserlassen zu tun. Aber auch darauf komme ich später zurück.

Der Penis ist ein sehr ausgeprägter Körperteil, der aus drei zylinderförmigen Schwellkörpern aufgebaut ist; deren Struktur kann mit einem Schwamm verglichen werden. Aber um normale Schwämme handelt es sich dabei natürlich nicht. Die Wände der Gefäßhohlräume in den Schwellkörpern werden nämlich vor allem von kleineren Muskeln und Bindegewebe gebildet. Sobald sich die Muskeln zusammenziehen, verkleinern sich die Hohlräume und der Penis erschlafft. Beim Ausdehnen füllen sich die Hohlräume wieder mit Blut, was zu einer Vergrößerung und schließlich auch zur Versteifung des Penis führen kann. Wie bereits erwähnt, besteht der Penis aus drei Schwellkörpern: zwei großen an der Oberseite des Organs (in erschlafftem Zustand von oben gesehen) und einem schmalen auf der Unterseite. Der schmalere Schwellkörper umgibt die Harnröhre und ist mit der Eichel verbunden. Es ist also gut möglich, daß sich die beiden großen Schwellkörper versteifen, der Schwellkörper um die Harnröhre herum jedoch nicht gleichzeitig steif wird und die Eichel dadurch ebenfalls ein wenig weicher bleibt. Zwar führen im gesunden Normalzustand zwei weitgehend unabhängige Mechanismen zusammen die Erektion herbei, aber bei bestimmten Störungen oder mit zunehmendem Alter werden sie nicht immer gleichzeitig oder gleich stark zur Vergrößerung und Versteifung führen. Die großen Schwellkörper haben eine kräftige Struktur, die man mit der Hand ertasten kann, selbst bei erschlafftem Penis. Diese Kapselstruktur macht es möglich, daß der Druck im Penis ansteigt und dieser dadurch hart wie ein Metallstab werden kann. Bei fortschreitendem Alter kann es vorkommen und ist es sogar normal, daß die Härte der bindegewebsartigen Kapsel und damit auch die Versteifung etwas weniger ausgeprägt sind. Gerade weil die Wand des dritten Schwellkörpers um die Harnröhre etwas weicher ist und dadurch leichter zusammengedrückt werden kann, sind die umgebenden Muskeln in der Lage, den Schwellkörper zusammenzupressen und so den Samen bei der Ejakulation herauszuspritzen.

Ein Penis in erschlafftem Zustand enthält also wenig Blut. Die Hohlräume sind kaum gefüllt, und die robuste Kapsel steht nicht unter Spannung. Mit dem Einsetzen des Erektionsmechanismus dehnen sich zunächst die Hohlräume des schwammartigen Gewebes, weil sich die Muskeln in der Wand entspannen. Dadurch fließt das Blut zum Penis. Das Volumen vergrößert sich. Die Blutgefäße, die anschließend das Blut aus dem Penis wieder in die Blutbahn des Körpers zurückführen, werden so eng, daß sich in den großen Schwellkörpern allmählich ein ansteigender Druck aufbaut. Je höher der Druck wird, desto mehr steigt auch die Spannung in der Kapsel, so daß schließlich kaum noch Blut aus den Schwellkörpern entweichen kann. Einfach ausgedrückt: Das Blut wird in den Schwellkörpern gewissermaßen durch eine erhöhte Zufuhr und eine verringerte Abfuhr blockiert.

Soweit eine vereinfachte Darstellung des Erektionsmechanismus. Dabei können verschiedene Störungen auftreten. Beispielsweise kann der Mechanismus in den Schwellkörpern selbst allmählich in seiner Funktion nachlassen. Die Hohlräume dehnen sich nicht, die Muskeln in den Schwellkörpern entspannen sich nicht, kurzum: der Erektionsmechanis-

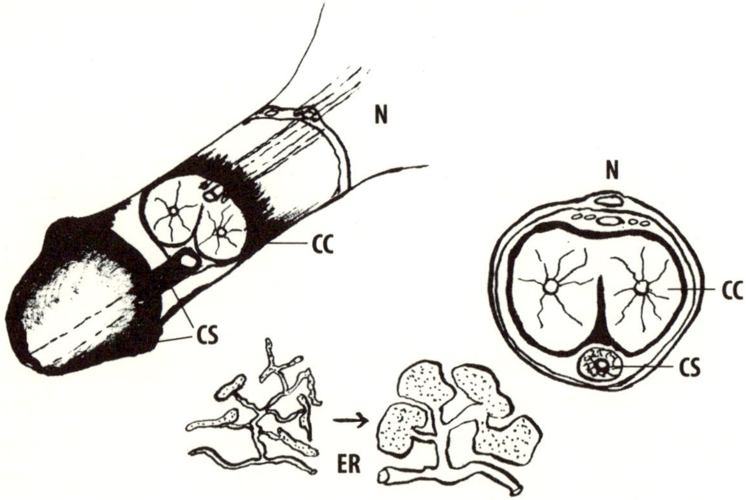

Schwellkörper des Penis
Die großen Schwellkörper:
Corpora cavernosa (CC) und
Corpus spongiosum (CS)

Die Blutgefäße und die Nerven (N)
Bei einer Erektion dehnen sich die
Hohlräume in den Schwellkörpern,
sie werden mit Blut gefüllt (ER).

mus setzt nicht ein. Dafür gibt es viele mögliche Gründe, die wir noch näher erläutern werden. Der Mann kann daran nichts bzw. kaum etwas ändern. Im Gegensatz zu den Muskeln der Gliedmaßen, die sich auf Befehl des Gehirns anspannen und entspannen können, gibt es bei den Schwellkörpermuskeln kaum etwas zu befehlen, das heißt bewußt zu steuern. Denn dabei handelt es sich um sogenannte glatte Muskeln, wie sie unter anderem auch im Magen und im Darm vorhanden sind. Und wie man weiß, können auch diese vom Gehirn bestenfalls nur sehr eingeschränkt gelenkt und kontrolliert werden. Männer können ihrem Penis also nicht einfach befehlen, den Erektionsmechanismus zu starten. Umgekehrt kann man einen unfreiwillig erigierten Penis nicht aktiv zur Entspannung zwingen. Man kann es vielleicht mit allerhand Tricks versuchen, aber eine direkte Einflußnahme auf den Mechanismus ist absolut unmöglich. Der gesamte Mechanismus wird nämlich von den Nervenenden kontrolliert, die ihrerseits wieder Teil des autonomen Nervensystems sind, das wir ebenfalls nicht direkt beeinflussen können, geschweige denn kontrollieren.

Bo, nach redlicher Selbsterforschung glaube ich konstatieren zu können, daß mein Penis an der Basis der Eichel am empfindlichsten ist. Und dort vor allem auf beiden Seiten des Bändchens und gerade unter dem Rand der Eichel. Bin ich da der einzige?

Ganz und gar nicht. Im Penis sind überaus reichlich empfindliche Nerven vorhanden, und sie befinden sich tatsächlich vor allem auf der Eichel und an deren Basis sowie auf der Unterseite, wo die Haut durch dieses Bändchen mit der Eichel verbunden ist. Das ist eine besonders empfindliche Stelle. Der Rest des Penisschafts weist eine normale Nervenversorgung auf, die sich von der restlichen Hautoberfläche unseres Körpers nicht unterscheidet.

Wie funktionieren diese Nerven?

Die Nerven sind an der Oberseite des Penis gebündelt und verlaufen dann in den Körper hinein zum Rückenmarkkanal. Von dort aus können sie sich in zwei Richtungen verzweigen – und damit du mir dabei folgen kannst, brauchst du schon ein wenig Phantasie. Der eine Weg führt über das Rückenmark zum Gehirn und mündet über einige Zwischenstationen in das, was wir die Hirnrinde nennen – dort, wo wir unsere Empfindungen wahrnehmen, am Außenrand des Gehirns. Mit anderen Worten: In unserem Bewußtsein stellen wir fest, daß die empfindlichen Penisstellen berührt werden. Von der Gehirnregion, die diesen Reiz empfängt und ihn uns bewußt machen kann, werden über andere Nerven Signale ausgesandt, die den Erektionsmechanismus anregen und übrigens auch eine Reihe weiterer Muskeln beeinflussen.

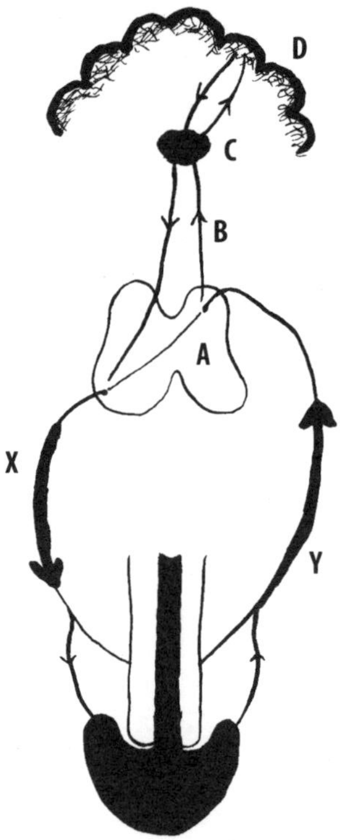

Nervenbahnen, die den Erektionsmechanismus stimulieren oder bremsen (X)
Nervenstränge, die den Reiz an der Eichel und am Penisschaft zum zentralen Nervensystem führen (Y)
Nervenbahnen, die über das Rückenmark eingehende Reize an den Hirnstamm leiten (B)
Das limbische System in Höhe des Hirnstamms (C)
Die Hirnrinde, in der die Reize bewußt werden (D)
Auf der Höhe des Rückenmarks können die eingehenden Reize entweder direkt auf den Penis (A) einwirken oder aber weiter nach oben geleitet werden.

Es gibt aber auch einen zweiten Weg. Dieser führt nicht nach oben, sondern veranlaßt den Nerv in Höhe des Rückenmarks dazu, einem zweiten Nerv ein Signal zu übermitteln. Dieses Signal verläßt seinerseits das Rückenmark und beeinflußt über das sympathische Nervensystem direkt den Erektionsmechanismus im Penis und veranlaßt – über wieder eine andere Art von Nerven – die kleinen Muskeln um die Schwellkörper herum, aktiv zu werden.

Ist das der Grund, warum wir – wenn die Eichel gestreichelt oder ein wenig gekniffen wird – spüren, wie sich die Muskeln hinter dem Hodensack zusammenziehen?

Genau. So wird perfekt vorgeführt, wie von der Eichel ein direkter Reflex zu den quergestreiften Muskeln in der Nähe der Schwellkörper abgegeben wird – also zu den Muskeln, die wir selbst beeinflussen können. Das ist übrigens die Grundlage eines Tests, der im Krankenhaus zur Kontrolle des Nervensystems im Penis benutzt wird. Man gibt der Eichel ein kleines Signal, zum Beispiel einen elektrischen Reiz. Dann wird über eine Nadel festgestellt, ob sich die quergestreiften willkürlichen Muskeln zusammenziehen oder nicht. Der zeitliche Abstand zwischen dem Reiz und der Kontraktion wird bei dem sogenannten Bulbus-cavernosus-Test ebenfalls gemessen, denn diese soll natürlich relativ schnell erfolgen.

Aber welche Funktion hat dieses quergestreifte Muskelgewebe unten an unserem Becken?

Es ist für zwei ganz verschiedene Funktionen sehr wichtig. Übrigens handelt es sich um zwei Muskelgruppen. Die erste Gruppe umgibt die Harnröhre, die – wie ich bereits sagte – von einem Schwellkörper umgeben und mit dem Schwellkörper der Eichel verbunden ist. Nun, an der Stelle, wo die Harnröhre die Prostata verläßt und sich zum Penisende ausrichtet, verbreitert sich die Röhre etwas, und genau an dieser Stelle ist sie von einem relativ festen Muskel, dem Bulbus-spongiosus-Muskel, umgeben. Apropos, dieser Name leitet sich einerseits von Bulbus ab – dem Teil der Harnröhre, wo sich der Muskel befindet – und andererseits vom Spongiosum – dem Schwellkörper um die Harnröhre herum. Was bewirkt dieser Muskel nun genau? Seine wichtigste Funktion besteht darin, sich in dem unumkehrbaren Moment eines bevorstehenden Samenergusses stoßweise zusammenzuziehen und so den Samen herauszupressen. Der Druck des herausspritzenden Samens hängt also von diesem Bulbus-spongiosus-Muskel ab.

Die zweite Muskelgruppe hat eine völlig andere Funktion. Die mit der Hand zu ertastenden Schwellkörper im Penis, die großen Corpora cavernosa, setzen sich nämlich an der Unterseite des Beckens im Körper noch ein Stück weit als innere Schwellkörper fort. Dort verzweigen sie sich gabelförmig, wie zwei gespreizte Finger. Von diesem Punkt an nennen wir sie die Crura. An dieser Crura hängt nun eine zweite Gruppe von quergestreiften Muskeln, der Ischio cavernosus. Das ist die wahre Penismuskelpumpe. Daß es sich um eine echte Pumpe handelt, kann ein Mann einfach überprüfen, indem er die unteren Muskeln während einer ganzen oder halben Erektion bewußt zusammenzieht. Dann wird er nämlich nicht nur eine Muskelanspannung hinter dem Hodensack spüren, sondern auch eine Veränderung im Penis selbst. Durch das Zusammenpressen der Muskeln wird der Penis nämlich etwas steifer und richtet sich etwas stärker auf. Für die Leserinnen, die einen solchen praktischen Test niemals werden durchführen können, kann ich dieses Phänomen am besten mit einem Vergleich anschaulich machen. Es funktioniert nämlich genauso wie das Kneifen in einen langgedehnten Luftballon; der Teil, in den nicht gekniffen wird, dehnt sich und hat einen größeren Druck. Wenn der Druck hoch genug ist, hat übrigens auch dieser Teil des Ballons die Neigung, sich etwas gerader aufzurichten. Die Penismuskelpumpe spielt also beim Erhalten eines steifen Penis eine wichtige Rolle. Der Muskel übt übrigens nicht nur auf die gabelförmige Crura der Schwellkörper Druck aus, sondern schließt gleichzeitig auch die abführenden Blutgefäße so stark, daß das Blut sich noch stärker aufstaut. Indem er den Muskel in Intervallen zusammenzieht, kann der Mann seinen Penis mehr oder weniger rhythmisch auf- und abbewegen.

Wenn der Samenerguß bei älter werdenden Männern nachläßt, ist dann der erstgenannte Muskel, der Bulbus spongiosus, dafür verantwortlich?

Es hängt tatsächlich mit der Kraft zusammen, die den Muskel zusammenzieht. Beim Älterwerden erschlafft diese Muskelgruppe ein wenig, so daß die Harnröhre, um die die Muskeln gruppiert sind, auch weniger kräftig zusammengepreßt wird. Das hat vor allem zwei Folgen. Erstens: Durch die sich schwächer zusammenziehende Muskelgruppe wird der Samen mehr aus dem Penis geschoben als gestoßen. Vergleichbar dem Wasserstrahl, der aus einem Wasserschlauch läuft, sobald der Hahn zugedreht wird. Zweitens: Nach dem Wasserlassen werden Männer mit einem sehr irritierenden Problem konfrontiert, dem Nachtropfen. Der diesbezügliche Muskel umfaßt nämlich nicht nur den Schwellkörper um die Harnröhre herum, sondern auch die Harnröhre selbst. Weil die Harnröhre nun weniger stark zusammengehalten wird, sammelt sich dort nach dem Wasserlassen gleichsam ein kleines Restreservoir. Wenn der Mann dann nach dem Wasserlassen den Reißverschluß hochzieht oder seine Hose zuknöpft, läuft dieses Reservoir langsam aus – mit allen damit verbundenen unangenehmen Begleiterscheinungen, auch für die Unterwäsche. Von einem bestimmten Alter an wird das jeder Mann erleben.

Und dagegen kann man nichts tun?

Das wollte ich gerade sagen: Man kann durchaus etwas dagegen tun. Es ist sehr einfach, und es gibt sogar zwei Methoden. Man kann entweder die Muskeln des Beckenbodens durch regelmäßiges Zusammenziehen trainieren, durch Anspannen und anschließendes Entspannen, wie wir auch unsere Oberarmmuskeln beim Gewichtheben üben. Durch das Trainieren wird der Muskel wieder gekräftigt, und der Samenerguß wird wieder stoßweise erfolgen, das Nachtropfen wird aufhören. Wer jedoch eine sofortige Besserung erreichen möchte, sollte den guten Rat beachten, nach dem Wasserlassen den Penis nicht mehr – wie allgemein üblich – zu schütteln, sondern den Kanal hinter dem Hodensack zu leeren. Das geschieht durch leichten Druck mit dem Finger auf den Bulbus, den wir bereits kennen. Das Reservoir ist dann geleert, und das Nachtropfen entfällt.

Schön. Aber meines Erachtens stellt sich ein ernsteres Problem ein, wenn auch die Kraft des anderen Muskels, des Ischio cavernosus, beim Älterwerden nachläßt.

Die meisten Männer bemerken, daß ihr Penis von einem bestimmten Alter an nicht mehr ganz so steif wird, daß gelegentlich in unpassenden Momenten eine vorzeitige Erschlaffung eintritt – mit anderen Worten, die Spannung etwas nachläßt. Dieses leidige und oft frustrierende

Schlaffwerden wird tatsächlich häufig durch eine Schwäche des Ischio-Cavernosus-Muskels verursacht. Wie ich schon sagte, ist dieser dafür verantwortlich, daß durch kräftiges Zusammenziehen der Penis steifer wird und der Rückfluß des Blutes abnimmt. Seltsam nur, daß dieses Phänomen nur selten erkannt und den Männern geraten wird, die betreffenden Muskeln zu trainieren. Das gleiche gilt übrigens für Frauen, aber darauf komme ich noch zurück.

Kannst du diese Übungen etwas näher erläutern?

Sie sind gar nicht kompliziert. Und natürlich ist es auch nicht notwendig, sich zu merken, welche Muskeln genau geübt werden müssen, und schon gar nicht, wie ihre lateinischen Namen lauten. Das wichtigste ist, daß man weiß, wo sie sitzen. Darum ist es sinnvoll, bei einer Erektion, oder auch ohne Erektion, am hinteren Hodensack zu tasten, wie sich diese Muskeln zusammenziehen. Dabei spürt man nämlich eine Verhärtung, und daher weiß man gleich, wo sich diese Muskeln befinden und wie sie geübt werden müssen. Ein regelmäßiges Training ist sicherlich zu empfehlen. Man stelle sich einmal vor, wir würden im Stau, in dem doch eine Menge Leute viel Zeit verbringen, allesamt unsere Beckenbodenmuskeln üben, Männer wie Frauen. Die Vorteile liegen auf der Hand: Es würde die Kondition verbessern, die Aggressionen anderen Fahrern gegenüber entschärfen, und es würde vermutlich die Phantasie anregen. Auf jeden Fall würde es unseren Lieben zugute kommen, die zu Hause auf uns warten.

Hübsche Idee. Wenn dann nur die Staus nicht noch länger werden! Nun etwas ganz anderes: Stimmt es, daß durch die Beschneidung möglicherweise die Sensibilität des Penis beeinträchtigt wird? Ich selbst bin ziemlich gründlich beschnitten, habe aber keine solche Erfahrung gemacht. Nur habe ich gelesen, daß es vor allem in den USA nicht wenige Männerselbsthilfegruppen gibt, die behaupten, durch eine Beschneidung als Kind oder Jugendlicher habe ihre Potenz nachgelassen, zumindest die Sensibilität an der Penisspitze habe sich so verringert, daß sie weniger Lust auf Sex haben.

Diese Beschwerden existieren tatsächlich. Wie ich schon sagte, befindet sich gerade am unteren Eichelrand eine Zone, die außerordentlich sensibel auf Berührungen reagiert. Wenn nun beim Beschneiden zuviel von dieser Haut entfernt wird, bis zu einem Millimeter vor dem Eichelrand, verschwindet natürlich die gesamte erogene Zone. Es kann nicht ausgeschlossen werden, daß gerade durch das Entfernen dieses Randes auch eine Reihe von sensorischen Nerven durchtrennt wird. Es geschieht leider noch allzu oft, daß Urologen und Chirurgen aus Unwissenheit an dieser Stelle zuviel Haut wegnehmen. Selbst wenn eine gründliche Beschneidung erforderlich ist, muß man versuchen, etwa einen Zentimeter Haut unter dem Eichelrand intakt zu lassen.

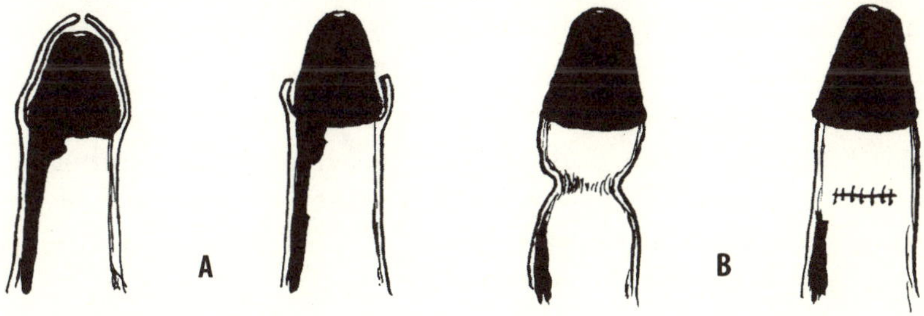

Phimose (Vorhautverengung)
Die überflüssige, verengte Haut kann entweder teilweise entfernt werden (A), oder es kann eine Aufweitungsplastik durchgeführt werden (B).

Ist es denn überhaupt möglich, eine Beschneidung durchzuführen, ohne wirklich zu beschneiden?

Natürlich ist das möglich. Eine Verengung der Vorhaut (oder Phimose) tritt auf, wenn an einer bestimmten Stelle, nämlich am Ende der Haut, die über die Eichel gespannt ist, ein zu enger Ring vorhanden ist. Aber man muß nicht die gesamte Vorhaut entfernen, nur weil dieser Ring zu eng ist. Es gibt sehr einfache Techniken, mit deren Hilfe der Hautring in einem ambulanten Eingriff aufgeweitet werden kann und die Vorhaut somit erhalten bleibt. Durch diesen Eingriff soll das Innenblatt der Vorhaut nicht länger an der Eichel kleben und eine normale Pflege der Eichel möglich werden. In sehr seltenen Fällen, nach lang anhaltenden Entzündungen oder bei Hautdeformationen, kann es erforderlich sein, einen Teil dieses Hautrings tatsächlich zirkulär zu entfernen. Aber auch in diesen Fällen sollte der sensible Rand natürlich erhalten bleiben.

Und was ist mit den Hunderten Millionen Männern, die als Kind aus religiösen Gründen beschnitten wurden?

Ich hatte das Glück, bereits mehrmals zu religiösen Beschneidungen eingeladen zu werden. Nun, ich habe dabei festgestellt, daß ein geschickter Beschneider niemals den Rand unter der Eichel entfernt. Er spannt die Vorhaut des kleinen Jungen etwas, setzt eine Klemme und schneidet mit einem scharfen Messer die überflüssige Haut weg. Als Männer haben sie also ihre Sensibilität in dieser delikaten erogenen Zone nicht eingebüßt. Natürlich sind die Eichel und der Rand nun nicht länger geschützt. Bis auf die Vorflüssigkeit bei sexueller Erregung – darüber später mehr – ist die unbedeckte Eichel lange nicht mehr so feucht wie bei unbeschnittenen Männern. Auch die Empfindlichkeit läßt im allgemeinen etwas nach. Es wird jedoch nie so problematisch, daß beim Koitus keine Erektion mehr möglich wäre.

Aber wenn die Sensibilität in den meisten Fällen doch etwas nachläßt, wäre es dann nicht eine gute Idee, Männer zu beschneiden, die unter zu frühem Samenerguß leiden? Eine etwas weniger empfindliche Eichel könnte vielleicht eine länger anhaltende Penetration garantieren.

Nein, ganz und gar nicht. Das Problem des vorzeitigen Samenergusses ist viel komplizierter. Ich würde vorschlagen, dafür ein eigenes Kapitel zu reservieren. Aber um deine Frage zu beantworten: Es kommt so gut wie nie vor, daß ein vorzeitiger Samenerguß allein der Überempfindlichkeit der unbeschnittenen Eichel zuzuschreiben ist. Wenn wir als Lösung des Problems nur die Beschneidung vorschlagen könnten, hätten wir jede Menge Illusionen und hinterher um so mehr Enttäuschungen zu verantworten. Nein, der lästige vorzeitige Samenerguß kann einfach mit anderen Techniken behandelt und behoben werden, ohne daß wir gleich an eine Operation denken müßten.

Noch einmal kurz zurück zur Erektion. Trotz aller Beckenbodenmuskelübungen im Stau kann ich mir vorstellen, daß viele Männer früher oder später Erektionsprobleme erleben. Welche Ursachen können dabei noch eine Rolle spielen? Einer meiner Freunde wurde mit zweiundfünfzig Jahren monatelang vom Hausarzt mit Hormonpillen behandelt. Aber auch bei der besten erotischen Zuwendung hat sich kaum etwas an der Steifheit seines Penis verbessert. Anschließend wurde er mehrere Jahre von einem Facharzt mit Hormonspritzen behandelt, insbesondere mit dem männlichen Hormon Testosteron. Ist es in solchen Fällen sinnvoll, Hormonpillen und -spritzen zu verabreichen?

Bevor ich eine gute Antwort auf diese Frage geben kann, muß ich zunächst einmal einige Worte über das Thema Hormone verlieren. Testosteron ist tatsächlich das männliche Geschlechtshormon. Und jeder kann sich in etwa vorstellen, woher das Testosteron stammt, denn wenn man einen Mann entmannen will, wird er kastriert. 90 Prozent des Testosterons wird tatsächlich in den Testikeln oder Hoden produziert, dort, wo auch die Samenzellen entstehen. Die Hoden hängen an ziemlich exponierter Stelle. Daher können sie in dieser Position auch mit geringem Aufwand entfernt werden; das wurde in früheren Zeiten oft bei Knaben vorgenommen, von denen man hoffte, sie würden als Kastratensänger die Welt erobern. Soweit mir bekannt, kommen heutzutage keine vokalen Kastraten mehr unters Messer, nicht einmal für unsere besten Chöre. Aber wie wir später noch sehen werden, gibt es heute weitaus mehr medizinische Kastraten, als man vermuten würde.

Dennoch, was seine Hoden angeht, läßt sich der Mann nicht so einfach an der Nase, in diesem Fall am Sack herumführen, wenn ich es einmal so drastisch formulieren darf. Er verfügt nämlich über eine kleine Reservefabrik für Testosteron, und zwar oben im Rücken, gut verborgen in den Nebennieren. Diese kleine Fabrik übernimmt etwa 10 Prozent der Testosteronproduktion. Wer also in früheren Zeiten glaubte, ein Mann sei durch Kastration gründlich entmannt, hatte sich geirrt.

Zusammen mit einigen anderen Substanzen bewirkt dieses männliche Hormon, daß sich die Samenzellen in den Hodenkanälchen in der gewünschten Weise entwickeln und zur Vollreife gelangen. Bevor die Testikel jedoch Samenzellen produzieren können, müssen sie sich erst einmal selbst entwickeln. Nun, schon im Mutterleib steuert das Testosteron die Anlage der männlichen Geschlechtsorgane, des Penis und der Hoden also. Das Testosteron macht sich also schon im zarten Alter an die Ausführung seiner Aufgabe – und bleibt bis ins hohe Alter am Ball. Es ist weiterhin unerläßlich, unter anderem für das Wachstum der Geschlechtsorgane bis zur Pubertät, dem Alter, in dem recht jäh eine Entwicklung der äußeren Geschlechtsorgane (eine Vergrößerung des Penis und der Hoden) sowie der sekundären Geschlechtsmerkmale (Stimmwechsel, Haarwuchs, Bart) erfolgt. Gleichzeitig setzt das männliche Hormon in den Hoden auch die Produktion der Samenzellen in Gang. Diese kleine Fabrik vergrößert sich also nicht nur, sondern entfaltet von da an auch eine besonders hektische und delikate Aktivität.

Aber das Testosteron bewirkt noch mehr. Denn was wäre ein Mann mit Bart, Schamhaar, einem steifwerdenden Penis und Hoden, die Samenzellen produzieren, wenn er sonst ohne Lust und ohne Leidenschaft durchs Leben ginge? Wiederum kommt das Hormon zu Hilfe. Und fängt damit früh genug an. Durch das Ankurbeln der Libido oder des Geschlechtstriebs wird die Spielgefährtin des kleinen Jungen eine potentielle Partnerin, wird das Nachbarmädchen eine Frau, spielen sie zusammen Vater und Mutter oder Arzt. Und wenn der Testosteronspiegel mit höherem Lebensalter auch absinkt, die Libido bleibt intakt. Selbst wenn sich konkrete sexuelle Aktivitäten im Alter nicht mehr verwirklichen lassen, sorgt das Testosteron für erotische Phantasien. Solche Phantasien gibt es natürlich nicht nur im Alter, sie sind in jeder Entwicklungsphase des Mannes vorhanden, es gibt sie tagsüber, und es gibt sie nachts. Welcher Mann könnte seinen ersten nassen Traum vergessen? Auch die nächtlichen Erektionen ohne Samenerguß werden teilweise vom männlichen Hormon verursacht. Das Programm des Testosterons ist so umfangreich und vital, daß auch die Frau davon profitieren kann. Damit sie nämlich auf den Trieb des Mannes voll und ganz anspricht, zirkuliert auch im Körper der Frau eine geringe Menge Testosteron. Aber wehe, wenn sie zuviel davon hat. Dann wachsen auch der Frau Haare auf Kinn und Brust sowie typisch männliche Schamhaare. Möglicherweise wird sie auch eine gewisse männliche Aggressivität zeigen.

Aber wieviel dieses männlichen Hormons ist denn notwendig, um ein halbwegs normales Sexualleben führen zu können?

Es erscheint mir fehl am Platz, hier mit vielen Zahlen zu operieren, schon gar nicht bei einer so sensiblen Materie. Weil wir jedoch aus Erfahrung wissen, daß es nicht nur auf das Testosteron ankommt, könnte es interessant sein, deine Frage anhand einiger Praxisbeispiele zu illustrieren. Gehen wir einmal davon aus, daß der Testosterongehalt bei den meisten Männern grob gesagt zwischen 300 und 1200 Einheiten variiert. Und dann wollen wir anhand von zwei konkreten Beispielen erörtern, wie sich das Hormon im allgemeinen verhält. Und mit welchen Folgen.

Fall 1. Ein sechsundfünfzigjähriger Mann sucht den Urologen wegen leichter Prostatabeschwerden auf. Bei der allgemeinen ärztlichen Untersuchung stellt der Arzt fest, daß der Patient relativ kleine und schlaffe Hoden hat. Äußerlich wirkt der Mann sonst jedoch völlig normal. Auf die Frage nach Kindern stellt sich heraus, daß die Ehe kinderlos geblieben ist, obwohl dies nicht beabsichtigt war. Der Mann sagt, er habe ein sehr reges Sexualleben geführt, mit einem gut entwickelten Geschlechtstrieb und ziemlich frequenten Erektionen mit gutem Ergebnis. Aber obwohl seine Frau nie die Pille genommen hat, blieb das Paar kinderlos. Die Blutuntersuchung weist bei diesem Mann statt der üblichen mindestens 300 nur 75 Einheiten des männlichen Hormons nach. Mit anderen Worten: Die Menge Testosteron reichte zwar für ein erfülltes Geschlechtsleben völlig aus, war aber nicht groß genug, um Samenzellen heranreifen zu lassen. Sein Samen war also kein richtiger Samen, sondern vor allem Prostataflüssigkeit ohne Samenzellen. Wäre er in einem früheren Stadium gründlich untersucht worden, hätte man vermutlich etwas für die Verbesserung seiner Fruchtbarkeit tun können.

Fall 2. Ein zweiundfünfzigjähriger Mann sucht den Urologen wegen nachlassender Erektionen auf. Bei dieser Untersuchung wird manchmal auch der Testosteronspiegel überprüft. Dieser Mann besaß 1325 Einheiten, also mehr als das Maximum, das beim durchschnittlichen Mann vorkommt. Dennoch klagte der Patient, sein Geschlechtstrieb habe abgenommen. Auch in diesem Fall gibt das Hormon sein Geheimnis nicht völlig preis.

Beide Beispiele zeigen, daß die Menge des männlichen Hormons gewiß nicht ausschließlich Libido und Erektion bestimmt. Was für jedes männliche Individuum die Untergrenze sein sollte, die garantiert, daß all diese Funktionen sich gemeinsam normal entwickeln und erhalten bleiben, kann heute noch nicht mit Sicherheit gesagt werden. Denn es gibt auch noch andere Gründe, wie etwa den Lebensstil, die dabei eine Rolle spielen. So ist zum Beispiel Fettleibigkeit eine Ursache für das Absinken des Testosteronspiegels, Rauchen dagegen läßt die Testosteronwerte ansteigen. Wir kennen nur die Mittelwerte einer großen Gruppe sogenannter normaler Männer. Offensichtlich stellt dabei die Samenproduktion doch höhere Anforderungen als die Erektion und der Geschlechtstrieb.

Wie auch immer, wenn der Testosteronspiegel eines erwachsenen Mannes regelmäßig kontrolliert wird, stellt sich heraus, daß die Menge in etwa gleich bleibt. Irgendwo im Kopf ist dafür ein Regelmechanismus zuständig, der die Hormonproduktion der jeweiligen Situation anpaßt. Wenn der Pegel zu weit absinkt, wird die Produktion erhöht, liegt er zu hoch, wird sie eingeschränkt. Wir wissen, daß es im Tagesverlauf Schwankungen gibt; man vermutet, daß auch Schwankungen existieren, die sich – aufgrund einer Art Biorhythmus – über größere Zeiträume erstrecken. Darüber wissen wir aber noch zu wenig.

Zusammenfassend könnten wir aber sagen, daß ein Mann mit normalen Erektionen und normalem Samen über eine ausreichende (also: ausreichend nützliche) Menge Testosteron verfügt, selbst wenn sich bei Kontrollen die Menge als unterdurchschnittlich erweist. Bei Erektionsproblemen und einem gleichzeitig etwas abgesenkten Testosteronspiegel – ohne daß zusätzliche Ursachen für eine Beeinträchtigung der Erektion vorliegen – kann es angeraten sein, Testosteron bzw. DHEA (Vorstufe von Testosteron) in Form von Tabletten oder Injektionen zu verabreichen, um den Befund zu verbessern. Die Tabletten zeigen normalerweise jedoch kaum Wirkung. Und Injektionen haben den Nachteil, daß sie nur vorübergehend wirken. Kurz nach der Injektion ist der Testosteronspiegel hoch, aber vor der nächsten Spritze sackt das Niveau wiederum auf unter dem Durchschnitt liegende Werte ab. Von Erektionen im männlichen Nachsommer kann man natürlich kaum ein Frühlingserwachen erwarten. Ich würde sagen: Wenn sich nach einigen Monaten keine klaren Verbesserungen abzeichnen, sollte eine solche

Behandlung nicht allzu lange fortgesetzt werden. Manche Ärzte neigen dazu, bei Erektionsstörungen allzu rasch Hormontabletten zu verschreiben. Das ist wohl teilweise den kommerziell gefärbten Darstellungen in den Medien zuzuschreiben. Im allgemeinen sind diese Tabletten teuer und wirken nur in sehr begrenztem Maße. Erschwerend kommt noch hinzu: Wenn beim betreffenden Mann eine organische Störung vorliegen sollte, beispielsweise wenn eine Arterienverkalkung die Blutzufuhr zum Penis verringert, kann die Hormongabe sogar nachteilig sein. Der Geschlechtstrieb nimmt in solchen Fällen zwar zu, aber die Leistungsvoraussetzungen sind nicht gegeben. Und das war nicht der Zweck der Übung – denn das kann gerade zu einer Quelle der Frustration werden.

Kann die Verabreichung männlicher Hormone denn während der sogenannten Penopause nicht nützlich sein?

Wir sollten mit diesem Begriff vorsichtig sein. Er ist als männliches Gegenstück zur Menopause populär geworden, aber im Gegensatz zur Menopause sind die Ursachen und Charakteristiken der Penopause außerordentlich unklar. Sie soll um das vierzigste Lebensjahr herum einsetzen und enden, sobald im Alter die Libido nachläßt. Wie auch immer, sicherlich sind sexuelle und verwandte Probleme bei Männern über vierzig nicht ohne weiteres der Veränderung des Testosteronspiegels im Blut zuzuschreiben. Es ist tatsächlich nicht auszuschließen, daß der Testosteronspiegel von diesem Alter an etwas absinkt, aber der geneigte Leser wird inzwischen begriffen haben, daß das männliche Hormon nicht, oder kaum, dafür verantwortlich gemacht werden kann. Es steht fest, daß die Penopause, bzw. die androgene Krise, die bei vielen Männern tatsächlich den traditionellen Lebenslauf beeinträchtigt, auch durch sozialökonomische, familiäre und geistige, spirituelle Faktoren bedingt ist. Und dabei spielen natürlich noch völlig andere Dinge mit als das rein technische Funktionieren des Penis. Um deine Frage direkt zu beantworten: Es ist sicherlich nicht zu empfehlen, Männern zwischen fünfundvierzig und fünfzig, die sich ein wenig lustlos fühlen und eine etwas geringere Erektion haben, mir nichts, dir nichts Hormonpillen zu verschreiben. Eine Auswirkung auf die sexuelle Leistung ist kaum meßbar, und solche Pillen können sogar negative Veränderungen der Vorsteherdrüse hervorrufen. Darauf komme ich noch zurück.

Es bleibt meiner Ansicht nach merkwürdig, daß solche Unterschiede im Hormongehalt zum gleichen Ergebnis führen können. Kannst du dir vielleicht vorstellen, welche weiteren Mechanismen dabei eventuell eine Rolle spielen?

Ich habe vorher mit Absicht ein wenig simplifiziert, aber das männliche Hormon Testosteron funktioniert nicht in einem luftleeren Raum. Es ist sozusagen das Trägerschiff, von dem aus die Angriffsboote starten. Ich meine damit die Stoffwechselprodukte, vor allem das Hydrotestosteron oder DHT. Diese Stoffe, die auf der Basis von Testosteron entstehen, tun die eigentliche Arbeit. Wir können sie zum größten Teil aufspüren und bestimmen, aber damit ist noch nicht alles gesagt. Denn der größte Teil des Testosterons, das im Organismus zirkuliert, wird in gebundener Form von einem Eiweiß festgehalten, und zwar so, daß es seine Funktion nicht erfüllen kann. Nur ein kleiner Prozentsatz des Hormons kann sich der Besitzgier dieses Eiweißes entziehen und sich anschließend in diese wirksamen Stoffe teilen. Daher reicht die Bestimmung eines oder mehrerer Hormone im Blut sicherlich nicht aus, um den gesamten Hormonalmechanismus zu bewerten. Und selbst wenn das möglich wäre, würden wir nur die eine Seite sehen, nämlich die der wirksamen Stoffe. Diese müssen ebenfalls ihre Wirkung in einem bestimmten Organ entfalten, und zwar ganz bestimmten Zellen gegenüber. Sie üben ihre Aktivitäten nicht einfach auf dem gesamten Schlachtfeld aus, ihr Brückenkopf ist ein Rezeptor, an dem sie andocken können, um so zum Angriff überzugehen. Aber zurück zu deiner Frage: Es kann also durchaus vorkommen, daß zwei Männer mit demselben Testosterongehalt und dessen wirksamen Produkten dennoch eine völlig andere Wirkung spüren, weil eben die Rezeptoren des einen Mannes anders sind als die des anderen. Selbst bei zwei Männern mit exakt gleichem Hormonstatus können die Ergebnisse also erheblich voneinander abweichen.

Vorher hast du von Kastration und in diesem Zusammenhang auch von der kleinen Reservefabrik in den Nebennieren für ca. 10 Prozent Testosteron ge-

sprochen. Soll ich daraus schließen, daß ein Mann ohne Hoden dennoch sexuell aktiv sein kann?

Das ist tatsächlich möglich. Die brutale Zwangskastration durch Harembesitzer, die Männer zu Eunuchen machten, um in ihrem weiblichen Harem eine absolute sexuelle Abstinenz zu sichern, beruhte zu einem erheblichen Teil auf einem Irrtum. Sie nahmen an, die Entfernung der Hoden sei gleichbedeutend mit einer vollständigen Entmannung. Aber nichts ist weniger wahr. Es ist natürlich logisch, daß die kastrierten Männer unfruchtbar wurden und bei ihnen aufgrund ihres absinkenden Testosteronspiegels gelegentlich auch einige sekundäre Geschlechtsmerkmale nicht voll ausgebildet wurden. Eine der bekannten Folgen war zum Beispiel, daß der Stimmbruch nicht eintrat. Aber die Erektionsfähigkeit blieb erhalten, wie auch der Geschlechtstrieb nicht notwendigerweise verschwand. Mit anderen Worten: In den Harems konnten kastrierte Männer mit den Frauen Geschlechtsverkehr ausüben. Und auch in den himmlischen Chören des Papstes war die Sünde der Wollust keineswegs ausgeschlossen.

Aber sie haben immerhin bis an ihr Lebensende himmlisch gesungen?

Das kann sein. Aber bei weitem nicht alle kastrierten Knaben wurden phantastische Sänger. Die Kastration bot nämlich keinerlei Garantie für den Erhalt der jungfräulichen Stimme. Eine Reihe der Kastratensänger erreichte tatsächlich das Niveau von Engeln, wie der berühmte Farinelli. Aber bei einem erheblichen Teil dieser Tausende von Knaben, die in den Gesangschulen wegen ihrer Stimmen kastriert worden waren, trat dennoch der Stimmbruch ein. Die Folgen waren natürlich katastrophal: Hoden weg, und dann auch noch die Stimme! Wie ich schon sagte, glücklicherweise war es auch diesen Männern in der Regel noch möglich, aktiv die Liebe zu betreiben; aus der Literatur und den Chroniken sind diverse amouröse Abenteuer mancher Kastraten überliefert.

Zurück zu unserem Hormon. Ich wiederhole mich vielleicht, aber wenn ich dich richtig verstanden habe, wird das altersbedingte Nachlassen und bei manchen Männern sogar das Aussetzen der Erektion in den meisten Fällen also nicht von einer geringeren Menge des männlichen Hormons verursacht?

Die allgemeine – jedoch nie zu verallgemeinernde – Regel lautet, daß der männliche Hormonspiegel mit zunehmendem Alter etwas absinkt. Eine Reihe älterer Männer stellt fest, daß sich ihre Hoden etwas weniger straff anfühlen, daß ihre Behaarung zurückgeht, daß sie weniger Lust auf Sex haben, daß die Frequenz der Erektion abnimmt und der Penis in der Regel weniger hart wird als früher. Das alles kann teilweise durch den sinkenden freien Testosterongehalt erklärt werden, aber wie ich schon sagte, spielen dabei viele Faktoren eine Rolle. Außerdem birgt die Verabreichung von Testosteron andere Gefahren in sich, etwa ein abnormes Wachstum bzw. eine Entartung der Prostata.

Andererseits habe ich irgendwo gelesen, daß Männer mit Prostatakarzinom, die nicht mehr operiert werden können – zum Beispiel, weil der Krebs zu weit fortgeschritten oder der Patient zu alt ist –, Arzneimittel verschrieben bekommen, um so das männliche Hormon zu eliminieren oder zu neutralisieren. Ich nehme an, daß eine Erektion dann nicht länger möglich ist. Bleibt das Interesse an Sex dennoch erhalten?

Das Grundprinzip bei der Behandlung bestimmter Prostatakarzinome ist tatsächlich die Blockierung der Produktion und/oder der Funktion des männlichen Hormons. Bei der Darstellung des Prostatakarzinoms kommen wir darauf noch ausführlich zurück. Ich kann aber jetzt schon bestätigen, daß in solchen Fällen bis vor kurzem wirklich alles getan wurde, um den Hormonspiegel auf das niedrigste Niveau zu senken. Außerdem wurden – mit wieder anderen Mitteln – auch die Rezeptoren blockiert, so daß alles, was mit den maskulinen Hormonfunktionen zu tun hatte, gleichsam gelähmt wurde. Die große Mehrheit dieser Patienten war daher auch de facto nicht mehr zu einer Erektion in der Lage. Auch zeigten sie die typischen Hitzewallungen und Stimmungsschwankungen sowie weitere Nebenwirkungen wie Knochenentkalkung bzw. Osteoporose.

Wird dadurch auch ihre erotische Phantasie beeinträchtigt oder ausgeschaltet?

Auf den ersten Blick scheint das unvermeidlich zu sein, denn erotische Phantasien werden überwiegend durch Testosteron stimuliert. Aber im

Laufe des Lebens hat unser Gehirn glücklicherweise jede Menge sexueller Phantasien gespeichert. Diese Phantasiewelt funktioniert selbst dann, wenn der Testosteronspiegel extrem abgesenkt wurde. Wenn die Partnerin dazu noch Verständnis und Einfühlsamkeit aufbringt, kann das Streicheln und Berühren der männlichen erogenen Zonen, wie der Eichel und der Gegend direkt darunter, über die Nervenstränge eine Erektion herbeiführen. Aber für die meisten Männer wird es notwendig sein, zusätzliche erektionsauslösende Arzneimittel einzunehmen oder sich sogar einem medizinischen Eingriff zu unterziehen. Wir dürfen nicht unterschätzen, zu welchen psychischen Problemen es führen kann, wenn ältere Männer mit der Tatsache konfrontiert werden, daß sie ein Prostatakarzinom haben und zudem möglicherweise keine Erektion mehr bekommen können. Glücklicherweise gibt es jetzt für fast jeden eine individuelle Lösung.

Jetzt ein völlig anderes Thema, das aber genauso aktuell ist: Was geschieht mit Sportlern, die testosteronverwandte Produkte einnehmen oder spritzen? Werden sie womöglich superfruchtbar, mit einem extremen Geschlechtstrieb?

Das Problem mit den anabolen Stereoiden – denn so heißen diese Produkte – ist, daß sie den Regelmechanismus durcheinanderbringen, den ich vorher beschrieben habe und der beim Mann normalerweise das Testosterongleichgewicht aufrechterhält. Wenn der Testosteronspiegel absinkt, wird aus der Epiphyse (Zirbeldrüse) im Kopf in Form eines anderen Hormons ein Signal gegeben, wodurch die Produktion erneut angekurbelt wird. Bei der Injektion von anabolen Steroiden bekommt die Epiphyse jedoch fälschlicherweise den Eindruck, daß schon zu viele Hormone vorhanden seien, und so unterbleibt logischerweise das Signal, daß wieder mehr Körpertestosteron produziert werden muß. Doch diese Hormone sind auch für eine normale Entwicklung der Samenzellen erforderlich, folglich wird deren Produktion ausgesetzt, und das kann wiederum zu Sterilität führen. Das ganze Verfahren führt letztendlich zu einer Art Antibabypille für den Mann. Die anabolen Steroide haben durchaus eine meßbare Wirkung auf die Muskelbildung, sie können den Sexualtrieb auch ein wenig beflügeln, aber am Ende stellt sich doch heraus, daß relativ viele Männer, die diese Stoffe einnehmen, Erektionsprobleme haben. Der Schein trügt eben!

Das erinnert mich an die Wirkung von Alkohol. Die meisten Männer wissen, daß in manchen Situationen ein bestimmtes Quantum Alkohol ihre Aufmerksamkeit für das andere Geschlecht ziemlich intensivieren kann. Die normalen Blockaden werden gelockert. Wie wirkt sich Alkohol eigentlich auf das sexuelle Verhalten des Mannes aus?

Den ersten Teil der Antwort hast du eigentlich schon selbst gegeben. Mäßiger Alkoholgenuß senkt die eine oder andere Schwelle ein wenig. Angst oder Schüchternheit verringern sich, Reserviertheit weicht einem gewissen Eroberungsdrang. Alkohol lockert die Zunge und dehnt auch die Blutgefäße etwas – das bekannteste Beispiel ist der Mann mit dem roten Kopf an der Kneipenbar. Und auch der Penis regt sich ein wenig. Die Blutgefäße im Penis können sich eventuell etwas ausdehnen, die Lippen und Ohrläppchen beteiligen sich subtil, kurz, der Mann plustert sich ein wenig auf, was dem Liebesspiel nur zuträglich sein kann. Zusammengefaßt: Ein wenig Alkohol wird die Annäherung erleichtern und eine eventuelle Erektion keineswegs verhindern. Aber ich sagte: ein wenig. Denn wenn der Mann in dieser Phase auf den Flügeln seines Wohlbefindens weitertrinkt, kommt er in eine Phase, in der sich die Libido zwar noch steigern kann, die Erektion jedoch gebremst wird. Und schließlich wird ein bestimmter Alkoholpegel – der für jeden natürlich unterschiedlich ist, aber deshalb nicht weniger spürbar – dazu führen, daß der betreffende Mann kaum noch in der Lage ist, sein Auto sicher zu lenken, und – falls er überhaupt zu Hause ankommt – keineswegs mehr eine normale Erektion fertigbringt. Die Lust ist zwar da, die Phantasien sind ungehemmt, aber der Penis macht nicht mehr mit. Ein wenig Alkohol kann die sexuellen Kontakte unterstützen, zuviel jedoch ist eine Katastrophe. Männer, die glauben, sie könnten ihre Scheu, Frauen anzusprechen, nur mit einer großen Menge Alkohol überwinden, erleben am Ende oft nur ein äußerst frustrierendes Unvermögen. Und wenn sie dann bei einem möglichen nächsten Mal ihre noch größere Angst mit noch mehr Alkohol betäuben wollen, sind die Folgen logischerweise noch lähmender.

Ich brauche dem wohl nicht hinzuzufügen, daß die langfristigen Folgen von Alkohol noch schlimmer sind. Übermäßiger und lang anhaltender Alkoholgenuß hat eine verheerende Wirkung auf eine Vielzahl vitaler Funktionen, darunter auch die Leber. Auch die Blutgefäße sind betroffen. Durch Verkalkungen und Verengungen wird die Gefäßwand so in Mitleidenschaft gezogen, daß die Blutzufuhr, die unter anderem zur Ausdehnung der Schwellkörper im Penis erforderlich ist, erheblich behindert wird. Wenn es erst einmal so weit gekommen ist, können Schäden kaum noch repariert werden, von Heilung kann überhaupt keine Rede mehr sein.

Ein wichtiger Trost soll hier noch erwähnt werden. Der Genuß von zwei bis drei Gläsern Rotwein – am besten mit einem gewissen Tanningeschmack – fördert die Elastizität der Blutgefäße. Die Bedingung ist jedoch, daß die Einnahme täglich erfolgen muß. Man soll die Menge also nicht bis zum Wochenende aufsparen und dann zwei Flaschen auf einmal leeren, denn dann kann man besser ganz darauf verzichten. Und ersetze den Rotwein nicht durch Weißwein, denn dann fehlen die günstigen Bestandteile.

Ich muß wohl annehmen, daß auch das Rauchen nicht sehr gesund ist?

Dem muß ich leider zustimmen. Einer meiner Freunde erzählte mir von einem medizinischen Experiment, das er in seinem Institut in San Francisco an Affen durchgeführt hat. Die Tiere wurden stimuliert und gleichzeitig der Druck in den Schwellkörpern im Penis gemessen. Jedesmal, wenn er die Affen während des Experiments eine Zigarette rauchen ließ, stellte er fest, daß der Druck in den Schwellkörpern erheblich sank. Die Ursachen sind leicht herauszufinden. Die Stoffe, die Raucher einatmen, auch wenn sie nicht inhalieren, verengen automatisch die Blutgefäße. Man kann dies deutlich spüren, wenn man eine längere Zeit nicht geraucht hat. Nach lang dauerndem Nikotinverzicht spürt man bereits bei den ersten Zügen ein Schwindelgefühl. Das kommt von der plötzlichen Kontraktion der Blutgefäße, auch im Gehirn. Das gleiche passiert auch in den anderen stark durchbluteten Körperorganen wie dem Penis. Damit sich der Penis richtig aufrichten kann, müssen sich die Blutgefäße ausdehnen. Letztendlich kann schweres Rauchen ebenso wie übermäßiger Alkoholgenuß zu bleibenden Verengungen führen, nicht nur in den Blutgefäßen im Penis, sondern im ganzen Körper. Es ist nicht allzu selten, daß sich die ersten Folgen der Arteriosklerose und der Blutgefäßverengung gerade auf sexuellem Gebiet zeigen. Die Erektion wird weniger kräftig und hält kürzer vor. Bei anderen Rauchern kann zuerst ein Infarkt auftreten. Noch andere werden die ersten Probleme beim Spazierengehen erleben, weil ihre Beinarterien verengt sind. Es ist daher immer nützlich und sinnvoll, bei einer nachlassenden Erektion den Zustand der Blutgefäße untersuchen zu lassen, selbst wenn sich dabei nur nachteilige Veränderungen in den Blutgefäßen an anderen Stellen des Körpers herausstellen sollten. In diesem Zusammenhang ist es übrigens auch außerordentlich sinnvoll, die Blutfettwerte zu kontrollieren, weil entsprechende Störungen ebenfalls negative Auswirkungen auf die Blutzufuhr zum Penis und zu anderen Organen haben können.

Es ist vor allem die Kombination von Rauchen mit anderen Risikofaktoren, welche die Gefäßwände und das Bindegewebe in Mitleidenschaft zieht. Einer der Bindegewebsbestandteile, die angegriffen werden können, ist das Elastin. Durch Rauchen ändern sich die Eigenschaften dieses Bindegewebes, und es schrumpft. Deshalb kann der Penis von Rauchern einige Millimeter kürzer werden. Am stärksten sind jedoch die Auswirkungen auf die Wände der Blutgefäße und auf die Hohlräume in den Schwellkörpern, die sich beim Stimulieren der Nerven dann weniger leicht öffnen.

Nun zu einem angenehmeren Thema. Ich wache regelmäßig mit einer sogenannten Morgenerektion auf. An sich keine unangenehme Empfindung, aber sie weckt zugleich immer den Verdacht, daß die Erektion bloß von einer vollen Blase herrührt. Ist das so?

Dazu muß ich erst einmal etwas weiter ausholen. Der Organismus arbeitet im Schlaf ungestört weiter, die erotischen oder auch unerotischen Träume wachsen bunt und ungehemmt, Versagensängste und Konventionen gibt es darin nicht. Ich wage fast zu sagen: Der Mann schläft nicht, wenn er schläft. Natürlich können auch Probleme des Alltags den Schlaf beeinträchtigen oder im Schlaf nach einem Ausweg suchen – vor allem im Traum. Es wird wohl allgemein bekannt sein, daß in einer normalen Nacht, und sogar in den Schlafphasen im Lauf des Tages, Traumphasen von fünfzehn bis zu fast vierzig Minuten auftreten können. Das ist wissenschaftlich bis ins Detail nachgewiesen, durch auf dem Kopf befestigte Elektroden, mit denen die Gehirnaktivität gemessen wird. So hat man unter anderem festgestellt, daß die Gehirnaktivität während einer Traumphase wesentlich zunimmt und daß sich dabei auch die Augen schnell bewegen. Die Augenbewegungen gaben übrigens dieser Phase ihren Namen: Sie wird als REM-Schlaf definiert. REM steht dabei für Rapid Eye Movement, also schnelle Augenbewegung. Während dieser Schlafphase wird nicht nur geträumt, beim Mann treten auch Erektionen auf. Die Stärke dieser Erektionen hängt vermutlich auch vom jeweiligen Hormonspiegel ab. Sie können eventuell mit erotischen Träumen einhergehen, vermutlich ist das jedoch nicht immer der Fall.

Je seltener der Mann nun – weil er weniger häufig sexuelle Kontakte hat oder masturbiert – bewußt stimulierte Erektionen hat, um so häufiger führt eine Erektion in einer REM-Schlafphase gelegentlich zu einem ungewollten Samenerguß. Wissen wir doch, daß der Körper ohne normale Entladung eben selbst für ein Abführen der Samenzellen sorgt, damit die herandrängende Masse nicht allzu groß wird. Der Mann ist sich aber meist seiner nächtlichen Erektionen nicht bewußt und kann dem deshalb auch – etwa nach einem mißlungenen abendlichen Annäherungsversuch – keine bewußte Befreiungstat folgen lassen. Morgens ist das anders. Da erwacht der Mann meist mit einer Morgenerektion. Zumindest wenn er spontan aufwacht. Eine Morgenerektion stellt sich nicht ein, wenn man aufgeweckt wird, zum Beispiel durch das Klingeln des Weckers oder weil die Partnerin zur Toilette geht. Das Gefühl, dringend Wasser lassen zu müssen, hat der Mann auch, wenn er mit einer Morgenerektion im Bett liegt. Denn in der Nacht hat sich die Blase derart gefüllt, daß dies morgens oft zu einem erheblichen Harnandrang führt. Wegen der gefüllten Blase sind auch die Beckenbodenmuskeln etwas angespannt, was die Erektion noch verstärken kann. Die Morgenerektion ist also meist von guter Qualität, auch ohne sexuellen Stimulus. Aber es ist nicht so, daß die volle Blase an sich schon eine Erektion provoziert – das wäre tagsüber auch ein komischer Anblick in den Biergärten. Aber das muß man glücklicherweise nicht befürchten. Die Morgenerektion wird hauptsächlich durch die REM-Phase des Schlafes verursacht.

Bis vor einer halben Minute war ich überzeugt, die abnehmende Frequenz meiner Morgenerektion sei ausschließlich der Tatsache zuzuschreiben, daß ich allmählich in die Jahre komme. Zu meiner Erleichterung kann ich dir aber jetzt mitteilen, daß ich nicht spontan aufwache, sondern mit dem Radiowecker. Andererseits kann ich nicht leugnen, daß meine Morgenerektion sich sogar an einem weckerlosen Morgen weniger hart und überzeugend anfühlt als vor, sagen wir, fünf Jahren. Ist das normal?

Leider ja. Mit dem Alter treten bei manchen Männern sexuelle Phantasien seltener auf. Aber selbst wenn das nicht zuträfe, der Testosterongehalt sinkt auf jeden Fall. Daher nehmen, auch aufgrund weiterer altersbedingter Faktoren, nachts die Frequenz und die Qualität der Erektionen ab. Und selbst wenn der betreffende Mann keinerlei sexuelle Kontakte hat, bleiben die nächtlichen Ejakulationen beim Älterwerden immer häufiger aus. Zudem werden auch die Beckenbodenmuskeln etwas schwächer, so daß auch die Wachsamkeit unserer erektil so aktiven Muskelpumpe in der Nacht nachläßt. Ein Unglück kommt selten allein.

Damit wir mit einer sonntäglichen Note enden: Wie kommt es nur, daß einer der schöneren Momente für Liebesspiele der Sonntagmorgen ist, kurz vor dem Brötchenholen und dem Eierkochen?

Das scheint mir ziemlich logisch. Der Alltagsstreß, der in der Woche die Qualität der Erektion beeinträchtigt und die Libido unterdrückt, fällt eben meist erst in der Zeit vor einem gemütlichen Sonntagsfrühstück ab. In dieser Ruhephase können die sexuellen Phantasien wieder dominant werden. Während einer weniger gestreßten oder streßfreien Nacht können die REM-Phasen außerdem etwas aktiver operieren, und wenn dann vor der letzten REM-Phase nicht gerade der Wecker klingelt, dann sind wohl die idealen Voraussetzungen für eine gelungene Erektion gegeben. Es ist also völlig einleuchtend, daß sich Wochenenden und Urlaubszeit auf die sexuelle Lust und die Qualität des Sexualverkehrs positiv auswirken.

Kann ein Schlafmittel nicht ein guter Ersatz für ein bevorstehendes Wochenende sein?

Auf gar keinen Fall. Schlafmittel können die REM-Phasen, und damit auch die Erektion, beeinträchtigen. Daher sind sie wirklich nicht zu empfehlen.

Spiegeln meine erotischen Träume meine sexuellen Wünsche wider?

Höchstens teilweise. Eine Häufung – bewußter wie unbewußter – sexueller Wünsche, aller möglichen Eindrücke des Tages, Filme, Werbung, aufreizende Frauenkörper, das Erleben von Phantasien, das Lesen erotischer Geschichten oder Gespräche mit Freunden und Freundinnen, das alles kann sich teilweise in einem erotischen Traum entladen. Aber in erster Linie werden erotische Träume vom männlichen Hormonspiegel bestimmt – sie sind einfach ein biologisches Phänomen. Die Erotik kann im Schlaf also durchaus von den Erlebnissen des Tages angeregt werden. Aber sie kann dadurch auch verhindert werden, beispielsweise durch den tagsüber erlebten Streß, die Angst oder auch durch Verdrängungsprozesse bei Menschen, die aus religiösen oder anderen Gründen mit starken Schuldkomplexen leben.

DAS GESCHLECHT

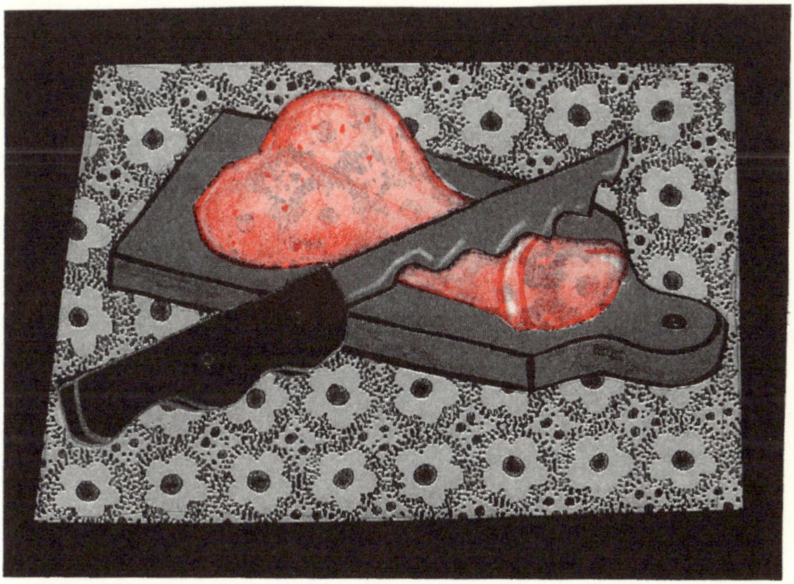

Aus einem Brief, den ich Bo Coolsaet schrieb, als ich mir – was ich ganz selten tue – im Fernsehen eine Sportsendung angesehen hatte, ohne gleich wieder wegzuzappen:

(…) Es war spannend, ab und zu bekam ich sogar eine Gänsehaut. Trotzdem schaue ich mir im Prinzip lieber keinen Spitzensport an, denn letzten Endes geht es dabei genauso korrupt zu wie sonst in der Welt. Aber manchmal lasse ich mich von der Leichtathletik verführen. Wenn ich mir einen Leichtathletikwettkampf anschaue, dann vergesse ich gelegentlich die ganzen Spritzen, Pillen und Bestechungsgelder. Dann kann ich kurzfristig der Illusion nachhängen, die Männer und Frauen betrieben ihren Sport allein mit Muskelkraft, Geschick und Taktik – und wer weiß, vielleicht kommt das gelegentlich sogar vor. Das fasziniert mich. Oft spricht mich auch das Bild dieser Körper an, die Leistungen vollbringen, von denen ein normaler Sterblicher nur mit Atemnot träumen kann. Ein Hundertmeterlauf zum Beispiel, wie die Körper hochschnellen, aus den Startlöchern schießen und noch an Tempo zulegen, um kaum zehn Sekunden später die Brust gegen das Zielband zu werfen, das ist sogar in der Zeitlupe noch schön. Übrigens, von wegen Brust: Ich sah, wie der Zweihundertmeterlauf der Damen von einem Wesen gewonnen wurde, das ich – mit dem nötigen Respekt vor der menschlichen Natur – auf der Straße garantiert nicht als Frau identifizieren würde, aber vielleicht auch nicht als Mann, denn es hatte kein männliches Gesicht. Ich weiß es nicht. War dieses praktisch busenlose, untersetzte Muskelpaket eine Frau? Oder ein Zwitter, halb Frau und halb Mann? Treten auch Hermaphroditen auf der Zweihundertmeterdistanz an?

Aus der Antwort von Bo Coolsaet:

(…) Du wirst Dich aus deiner unruhigen Schulzeit bestimmt noch daran erinnern, aber ich wiederhole es vorsichtshalber noch einmal: Aphrodite war Tochter von Zeus, die griechische Göttin der Liebe, aus Meerschaum geboren. Hermes war der Gott der List, der Geschicklichkeit und der Geschwindigkeit, ein Sohn des Zeus, und unter anderem auch der Schirmherr der Sportjugend. Aus der Verknüpfung beider Namen entsproß unser Hermaphrodit; dort funktionieren in einem einzigen Wesen sowohl das männliche wie das weibliche Geschlechtsorgan. Aber beruhige dich: Deine Gewinnerin des Zweihundertmeterlaufs der Damen ist kein Hermaphrodit. Das Phänomen gibt es bei vielen Pflanzen und bei manchen niederen Tierarten. Aber nicht bei Menschen.

Damit das Ganze völlig einleuchtend wird, muß ich zunächst kurz über die Geschlechtschromosomen sprechen. Wir haben das bereits früher angetippt, aber ich will es jetzt noch etwas vertiefen. Daß das Geschlecht des Menschen genetisch festgelegt ist, weißt Du inzwischen. Nach der Befruchtung der Eizelle ist unser allererster Anfang als Mensch auf eine Anzahl von Zellen beschränkt, in denen sich Chromosomenpaare befinden. Die Anzahl der Chromosomen ist bei Mann und Frau gleich, beim Embryo jedoch, der sich normalerweise zur Frau entwickeln wird, stellen wir ein Geschlechtschromosomenpaar des Typs XX fest; im Falle des Typs XY wird sich die Frucht zum Mann entwickeln. In der ersten Entwicklungsphase ist die Anlage der Geschlechtsorgane für beide Geschlechter gleich. Unter dem Einfluß bestimmter Gene auf dem Y-Chromosom (in diesem Fall das SRY-Gen) zielt die Evolution der gemeinsamen Urgeschlechtsdrüsen auf die Entwicklung der Hoden, die von der fünften Schwangerschaftswoche an die männlichen Geschlechtshormone ausscheiden. Wenn sich die Differenzierung nicht zum Testikel hin ausprägt, entwickelt sich ein Ovarium, also ein Eierstock, der nach etwa acht Wochen weibliche Hormone ausscheidet. Diese Geschlechtshormone bewirken schließlich die Entwicklung der äußeren Geschlechtsorgane und der übrigen Geschlechtsmerkmale. Zusammengefaßt: Das Geschlecht des Menschen wird sowohl genetisch wie hormonell bestimmt.

Aber – und das ist wichtig in der Antwort auf Deinen Brief – dieses sehr delikate Zusammenspiel genetischer Faktoren einerseits und des Umfangs und Zeitpunkts der Hormonausscheidung andererseits kann von Individuum zu Individuum variieren. Das bedeutet, daß diverse Abweichungen möglich sind. Um nur ein Beispiel zu nennen: Wenn bei einem Embryo des Typs XY (der sich normalerweise also zum Mann entwickeln soll) das SRY-Gen fehlt, entsteht eine Frau mit einem genetisch männlichen Grundmuster und einer weiblichen Differenzierung, also mit den äußeren Geschlechtsmerkmalen einer Frau. Und so sind durch genetische Abweichungen oder hormonelle Störungen alle möglichen falschen Kombinationen vorstellbar. Solche Abweichungen fassen wir unter dem Begriff »Intersexualität« zusammen.

Ich brauche Dir ja nicht zu sagen, daß es keinen hundertprozentigen Prototyp eines Mannes oder einer Frau gibt. Würden wir eine Gruppe Männer aufgrund ihrer physischen Merkmale einordnen, um so ihren Männlichkeitsgrad zu bestimmen, würden wir feststellen, daß die Kurve von extrem männlichen Typen bis zu den Männern von eher weiblichem Typus äußerst flach verläuft. Somit sind wir wieder beim Prinzip Mann-Frau gelandet. Dieses Wissen ist außerordentlich wichtig für das Verständnis des Wesens und Verhaltens von Männern und Frauen und daher auch unserer soziokulturellen Muster.

Um jedoch wieder zu Deiner Frage zurückzukehren: War die Gewinnerin dieses Zweihundertmeterlaufs der Damen wirklich eine Frau? Wie können wir je mit Sicherheit feststellen, ob der Gewinner ein Mann oder eine Frau ist? In einem Punkt sind wir uns sicher: In keinem Fall gibt es bei irgendeinem Individuum die Möglichkeit, gleichzeitig eine Eizelle zu befruchten und sie anschließend auch wachsen zu lassen. Individuen, die über diese Fähigkeit verfügen, eine Eizelle zu einem Fötus und später einem Kind auswachsen zu lassen, nennen wir, im rein physiologischen Sinne, Frauen. Aber Fruchtbarkeit allein kann nicht das Kriterium sein, mit Hilfe dessen wir das Geschlecht bestimmen. Denn es gibt sowohl unfruchtbare Frauen wie unfruchtbare Männer, und außerdem ändert sich die Fruchtbarkeit auch im Laufe unserer Lebensphasen. Das wird uns also nicht besonders weiterhelfen. Bei der Bestimmung des physiologischen Geschlechtstypus betrachten wir deshalb zunächst die äußeren Geschlechtsorgane. Beim Mann sind es der Penis, der Hodensack und die Hoden. Bei der Frau die Schamlippen und die Klitoris. Das Aussehen dieser Geschlechtsorgane kann jedoch stark variieren, und außerdem gibt es seltene Mischformen. Es kommt jedoch nie vor, daß ein Individuum sowohl einen Penis und einen Hodensack mit Testikeln wie auch große Schamlippen, eine Vagina und eine Klitoris hat. Der physische Hermaphrodismus, die vollständige Zweigeschlechtlichkeit, ist beim Menschen nicht angelegt. Wohl aber bei bestimmten Tierarten. Muscheln verfügen beispielsweise über beide Reproduktionssysteme, bei denen also ein einziges Tier Nachkommen zeugen kann. Beim Menschen gibt es Mischformen, die als Kombinationen von Abweichungen der äußeren Geschlechtsorgane sichtbar sind; aber auch dann kann der Typus bestimmt werden. Einerseits durch eine genetische Bestimmung und andererseits durch die Bestimmung der männlichen und weiblichen Hormone.

Deine Gewinnerin (oder Dein Gewinner?) des Zweihundertmeterlaufs der Damen wird im Zweifelsfall einem Geschlechtsbestimmungsverfahren unterworfen. Mit einem Wattebausch werden im Hals-Rachen-Raum einige Zellen entnommen, was absolut schmerzlos ist. Nach der Untersuchung dieser Zellen kann man in diesem spezifischen Fall vor allem zwei Dinge feststellen, zunächst mit dem Barr-Test: Die Zellen werden mit Farbstoff behandelt, ein geübtes Auge wird dann sofort den sogenannten Barr-Körper entdecken. Dieser Barr-Körper mag für das weibliche Geschlecht ziemlich charakteristisch sein, aber ein solcher Test ist dennoch in nur etwa 80 Prozent der Fälle zuverlässig. In den gleichen Schleimhautzellen kann man zudem noch das SRY-Gen bestimmen. Bei Vorhandensein des Gens kann man zu 99,9 Prozent davon ausgehen, daß das betreffende Individuum männlichen Geschlechts ist.

Nun kommen wir zu den Hormonen. Die männlichen und weiblichen Hormone unterliegen bei allen Individuen großen Schwankungen. Es gibt also Frauen, die mehr männliche Hormone aufweisen als andere, und es gibt Männer, deren Hormonbilanz mehr zum Weiblichen neigt. Diese Hormone bestimmen teilweise die Entwicklung der sekundären Geschlechtsmerkmale wie Fettverteilung, Knochenstruktur, Muskelzusammensetzung und bei der Frau die Brüste. Wenn man sich also bei unserer Gewinnerin des Zweihundertmeterlaufs nach einer genetischen Untersuchung entscheidet, sie als weiblichen Typus einzuordnen, kann dennoch gleichzeitig sehr wohl nachgewiesen werden, daß sie mehr männliche Hormone als ihre Konkurrentinnen aufweist. Aber das mindert nicht ihr körperliches Frau-Sein. Also muß sie als Frau klassifiziert werden.

Die geschlechtliche Identität des Menschen ist eine völlig andere Frage, da es abgesehen vom körperlichen Geschlechtstypus auch den (weitaus schwieriger zu bestimmenden) psychischen Geschlechtstypus gibt.

Das spielt bei der Geschlechtszuordnung der Spitzensportler zwar keine Rolle, aber in unserem Rahmen scheint es mir doch sehr wichtig, auch das Verhältnis zwischen dem körperlichen und dem psychischen Geschlechtstypus anzusprechen. Denn die soziale Konditionierung eines Individuums, die Frage, ob es die eigene Geschlechtlichkeit akzeptiert oder ablehnt, die affektive Beziehung zum eigenen oder dem anderen Geschlecht, das alles wird von der geschlechtlichen Befindlichkeit des Menschen mitbestimmt. Aufgrund der Fortpflanzung ist beim Menschen kein Hermaphroditismus möglich. Aber was unsere sexuelle Identität angeht, sind wir alle Hermaphroditen.

Ich gebe dir das Beispiel eines Mannes, der ein Doppelleben führt. Jacques ist Direktor einer Großbank. Er hat eine glänzende Karriere gemacht und führt seine Bank mit großem Geschick. Seine Beziehung zu den Mitarbeitern ist von Autorität und Verständnis geprägt. Er ist verheiratet und hat zwei Kinder, die inzwischen auch verheiratet sind. Mit seiner Frau verbindet ihn mehr eine liebevolle Freundschaft als eine harmonische sexuelle Beziehung. Jedesmal, wenn sie abends mit einer Freundin ausgeht und er das Haus für sich allein hat, überkommt ihn der unwiderstehliche Drang, seinen Nadelstreifenanzug gegen Frauenkleidung zu tauschen. Er schminkt sich wie eine Frau, zieht verführerische Dessous und die passenden Kleider dazu an. Er trägt Schuhe mit Pfennigabsätzen, und seine Beine stecken in Nylonstrümpfen. Das Phänomen ist bekannt: Er ist ein Transvestit. Manche dieser Fälle werden, ob mit oder ohne Zustimmung des Betroffenen, breit in der Presse ausgewalzt. Aber die meisten Transvestiten erlangen keine öffentliche Berühmtheit, denn sie leben ihre Leidenschaft nun einmal vor allem im trauten Heim aus.

Das Bedürfnis, sich als Angehöriger des anderen Geschlechts zu verkleiden, kommt in sehr unterschiedlichen Formen und Ausprägungen vor. Die »unschuldigsten« entstehen oft unter dem Einfluß von Modetrends. Zum Beispiel, wenn Frauen sich plötzlich scharenweise mit gewissen männlichen Kleidungsattributen wie Schulterpolstern und Hosenanzügen zeigen. Andererseits gibt es eben Männer, die in der Öffentlichkeit in Anzug und Krawatte auftreten, zu Hause aber eine komplette Frauengarderobe im Kleiderschrank hängen haben und diese auch tragen. Viele nehmen an, daß ein solcher Mann sich auch in seinen körperlichen Geschlechtsmerkmalen am liebsten zur Frau umwandeln lassen möchte. Das ist aber nicht der Fall. Für Transvestiten ist es im Gegenteil gerade charakteristisch, daß sie nicht im Traum daran denken, ihr Geschlecht umwandeln zu lassen. Der Mann will körperlich Mann bleiben. Er akzeptiert auch das männliche Rollenmuster der Gesellschaft. Aber in sich erfährt er die Geschlechtsidentität einer Frau. Er fühlt sich als Frau. Das äußert sich übrigens nicht nur darin, wie er sich gelegentlich kleidet. Im Moment der Identitätsverwandlung fühlt und denkt der Mann auch wie eine Frau.

Nun könnte man annehmen, daß das individuelle Verhältnis zwischen männlichem und weiblichem Hormon für das bevorzugte Objekt unseres sexuellen Interesses ausschlaggebend ist. Aber so verhält es sich nicht. Ein Mann fühlt sich nicht mehr zur Homosexualität hingezogen, weil er weibliche Hormone verabreicht bekommt. Das gleiche gilt für die Frau, der männliche Hormone verabreicht werden. Mit anderen Worten: Unser Hormonstatus oder unser hormonales Gleichgewicht bestimmt nicht, welches Objekt der Begierde wir erwählen.

Mir scheint jedoch, lieber Freund, daß ich mich inzwischen ziemlich weit von der in Deinem Brief angeschnittenen Problematik entfernt habe. Aber Du wirst bestimmt verstehen, daß Deine Frage für mich ein höchst willkommener Anlaß ist, diese Themen ebenfalls anzuschneiden. Darum hole ich noch ein wenig weiter aus.

Aus dem Vorhergehenden hast Du sicherlich schließen können, daß der körperliche Geschlechtstypus von Mann oder Frau keinen Hinweis auf seinen oder ihren mentalen, psychischen Geschlechtstypus gibt. Ein Mann kann sich wie eine Frau fühlen, eine Frau wie ein Mann. Die Divergenz zwischen körperlichem und mentalem Geschlechtstypus kann jedoch noch viel weiter gehen, als nur das Bedürfnis zu erzeugen, sich wie das andere Geschlecht zu kleiden. Bei manchen Menschen dominiert nämlich der ausdrückliche Wunsch, das Geschlecht zu wechseln. Die medizinische und psychiatrische Literatur spricht in solchen Fällen von Transsexualität. Transsexuelle wünschen eine Transformation ihrer äußeren Geschlechtsmerkmale, um sich völlig wohl und im Milieu des anderen Geschlechts (das sie aber nicht als das andere, sondern als das eigene erfahren) zu Hause zu fühlen. Ihr Wunsch kann bis zu einem gewissen Grad erfüllt werden. Mit dem heutigen chirurgischen Können der medizinischen Wissenschaft ist es inzwischen möglich, die äußeren Geschlechtsmerkmale von Mann oder Frau in erheblichem Maße zu verändern und zu transformieren. Beim Mann können Penis und Hodensack mit den Hoden entfernt werden, daraus werden dann große Schamlippen und eine Art von Klitoris gebildet. Durch eine Transplantation von Darmsegmenten kann der Chirurg eine Vagina modellieren, zudem kann durch Verabreichung weiblicher Hormone das Wachsen von Brüsten stimuliert werden. Die Behaarung ändert sich ebenfalls, aber diese kann notfalls auch mit anderen Mitteln entfernt werden. Einen funktionierenden Penis zu bilden, ist jedoch nicht möglich, wie es auch ebensowenig möglich ist, einen Mann in eine fruchtbare Frau umzubauen. Das Fruchtbarkeitskriterium ist unveränderlich und spielt auch im Transformationsprozeß dieser Menschen keine entscheidende Rolle. Der Wunsch nach Geschlechtsumwandlung wird übrigens offensichtlich auch nur geringfügig von erotischen Wünschen beeinflußt. Viele Menschen führen nach der Geschlechtsumwandlung auch nur ein schwach bzw. sehr schwach ausgeprägtes Sexualleben. Die Praxis hat zudem eine Schwankung der sexuellen Orientierung von Transsexuellen erwiesen.

Über die tieferen Ursachen solch zwingender Wünsche wissen wir noch sehr wenig. Dennoch läßt sich aufgrund von Untersuchungen sagen, daß diese Menschen bereits in ihrer Kindheit wie in ihrer Entwicklung als Jugendlicher dazu neigen, sich eher entsprechend den Normen oder Vorlieben des anderen Geschlechts zu verhalten. Jungen spielen dann lieber mit Puppen und ziehen Mädchenkleider an, und Mädchen, die sich später als Transvestitin bezeichnen werden, haben offenbar bereits in zarter Jugend an typischen Jungenspielen Gefallen gefunden. Ihr psychisches Geschlecht scheint im falschen Körper zu wohnen. Eine Reihe von Studien läßt inzwischen allmählich den Schluß zu, daß für unsere sexuelle Präferenz bestimmte Hirnregionen verantwortlich sind. Obwohl in diesem Prozeß auch das soziale Umfeld eine Rolle spielen mag, ist nicht auszuschließen, daß Transsexualität angeboren sein kann. Aus psychologischen Gutachten geht auf jeden Fall hervor, daß Psychotherapie in solchen Fällen kaum Aussicht auf Erfolg bietet. Manchmal ist der

Wunsch, das Geschlecht zu verändern, so heftig, daß die betreffende Person mit Selbstmord droht oder sich selbst verstümmelt. In einer nicht unerheblichen Zahl von Fällen entscheidet man sich daher auch für operative Geschlechtsumwandlung, natürlich unter ständiger psychiatrischer Betreuung.

Tja, und nachdem wir das nun alles wissen, können wir dann noch so genau sagen, was es eigentlich bedeutet, wenn wir unsere Zweihundertmeterläuferin dem weiblichen Geschlecht zuordnen? Eigentlich nicht. Denn es gibt so viele andere – hormonelle wie psychische – Faktoren, die die sexuelle Identität eines Individuums mitbestimmen, daß es so gut wie unmöglich ist, einen sauberen Trennungsstrich zu ziehen. Selbst wenn wir Menschen aus praktischen und anderen Gründen als Mann und Frau bezeichnen, auf der Mann-Frau-Kurve zeigt sich, daß unsere sexuelle Identität weitaus komplexer angelegt und im Körper lokalisiert ist. Eine eindeutige Zuordnung wird dem nicht gerecht. Doch unsere Gesellschaft wird noch immer von einer ausgeprägten Polarität zwischen Mann und Frau bestimmt. Daher ist es überaus wichtig zu akzeptieren und zu erkennen, daß jeder von uns im Grunde zweigeschlechtlich ist und die oft so expliziten und allein aufgrund der Geschlechtszugehörigkeit zugewiesenen Rollenmuster prinzipiell fehl am Platze sind und der sehr viel differenzierteren Wirklichkeit Gewalt antun.

ORGASMUS AN DER HAUSTÜR

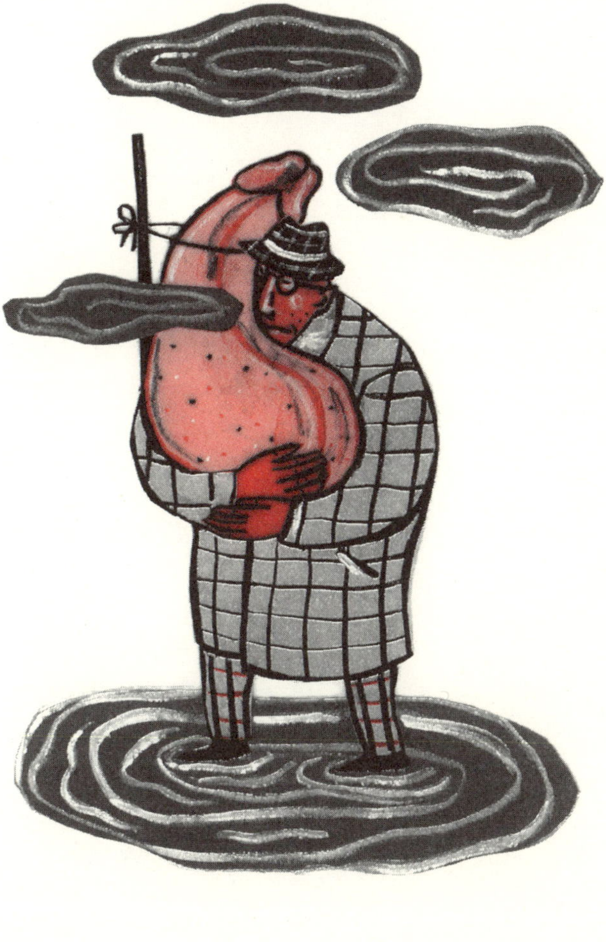

Lieber Bo,
um gleich mit der Tür ins Haus zu fallen – mein Vorspiel mag in der Regel vorbildlich sein (wie mir scheint), und an der Haustür bin ich auch noch ganz der Gentleman, aber in der Diele, lieber Freund, in der Diele bin ich oft nicht mehr zu halten. Wie gern ich meine Geliebte auch über den roten Teppich zum Schlafzimmer hinauftragen möchte, aus irgendeinem zwingenden Grund lasse ich den Champagner reiner Lust oft schon in der Diele knallen, und dann seufzt sie, von ihrem eigenen Höhepunkt noch nicht ganz zurück auf der Erde: »Macht nichts, Schatz, es war unterwegs schon spannend genug.« Und das glaube ich ihr gern. Nun höre ich von anderen Frauen, daß meine Liebste eigentlich schon zu den Glückskindern gehört. Denn es soll Männer geben, die den Schampus schon an der Haustür entkorken, gelegentlich sogar, wenn sie erst einen Spalt geöffnet ist. Andererseits hat mir meine Liebste eine Erfahrung gestanden, bei der eine Zufallsbekanntschaft, ein außerordentlich erregter Liebhaber, nicht nach einer, sondern anderthalb Stunden noch nicht einmal den ersten Stock erklommen hatte und beide erschöpft auf der Treppe sitzengeblieben sind. Das übersteigt tatsächlich mein Vorstellungsvermögen. Mein lieber Freund, da muß ich Dich fragen: Wie soll man das alles verstehen?

Neulich hörte ich, wie ein armer Tropf in Gegenwart seiner Frau im Fernsehen erklärte, er käme immer schon, wenn sich seine Frau noch nicht einmal ausgezogen hatte. Sie bestätigte das alles mit einem schweigenden, aber vielsagenden Nicken. Und jetzt denkst Du wahrscheinlich, diese Frau sähe aus wie Claudia Schiffer oder Michelle Pfeiffer – aber keineswegs, ein so durchschnittliches Model hatte ich seit langem nicht mehr gesehen! Also, wirklich, das begreife ich überhaupt nicht. Und Du? Du etwa?

Es freut mich, daß Du und ich schon beim Betrachten unserer Frauen zu erregenden Gedanken fähig sind – das wird hoffentlich bis ins hohe Alter so bleiben. Aber ich frage mich, wie es den Unglücklichen ergeht, die nicht imstande sind, solche Gedanken eine nützliche Zeitlang in ihrem Minnefeuer zu hegen; oder den anderen, für die das Liebesspiel eine endlose Kletterpartie in den Bergen bedeutet, die viel zu lange dauert oder sogar völlig ohne Aussicht auf einen Gipfel bleibt? Über all das habe ich bisweilen gelesen und gehört, aber Genaueres weiß ich immer noch nicht. Von eventuellen Lösungsmöglichkeiten ganz zu schweigen. Hast Du vielleicht eine Idee? Ich warte ungeduldig auf Deine Antwort und sende Dir einen freundschaftlichen Gruß.

Lieber Laurens,

der Orgasmus an der Haustür oder erst nach einer höllischen Kletterpartie – Art und Umfang dieser Probleme sind mir nur allzu gut bekannt. Störungen im Zusammenhang mit der Ejakulation sind eine sehr häufige Erscheinung. Angeblich machen sie etwa 30 Prozent aller Klagen über sexuelle Funktionsstörungen aus. Sie sind also gar nicht zu unterschätzen. Ich habe Dir bereits früher einmal die sexuelle Erregung beschrieben und das, was beim Orgasmus genau vor sich geht. Nun muß ich wohl Deine Erinnerung noch einmal auffrischen.

Beim Stimulieren der erogenen Zonen des Mannes – in diesem Fall also vor allem an der Eichel und am Anfang des Penisschafts (verzeih mir bitte die technische Terminologie!) – reagiert der Körper grob gesagt in drei Phasen: zuerst durch zunehmende Erregung, danach durch eine Art Plateauphase in dieser Erregung und schließlich durch eine Phase der Unvermeidlichkeit, in der sich der Lebenssaft seinen Weg hinaus sucht, selbst wenn der Penis nicht weiter stimuliert wird. Wir interessieren uns hier in erster Linie für die Plateauphase. Es ist zwar keine Ruhephase, aber man muß sich doch nicht so sehr anstrengen wie beispielsweise in der ersten Phase der Erregung oder in der Endphase. Nun, bei manchen Männern existiert diese Phase eigentlich kaum, und der Körper reagiert schon nach einer sehr kurzfristigen Reizung des Penis – ich spreche von Sekunden – mit der unaufhaltsamen Ejakulation. Vorzeitiger Samenerguß, vorzeitiges Kommen, zu früh schießen, Vorschußlorbeeren verteilen, eine Frühzündung haben – Du weißt doch, wie dieses Phänomen in der Umgangssprache bezeichnet wird. In der Wissenschaft heißt es einfach lateinisch: Ejaculatio praecox. Bei anderen Männern kann dagegen die Erregungs- und Plateauphase gerade sehr lange dauern, bis zu einer oder gar anderthalb Stunden. Keine Übertreibung, das kommt öfter vor, als man allgemein annimmt. Nur aus Deinem Brief schließe ich,

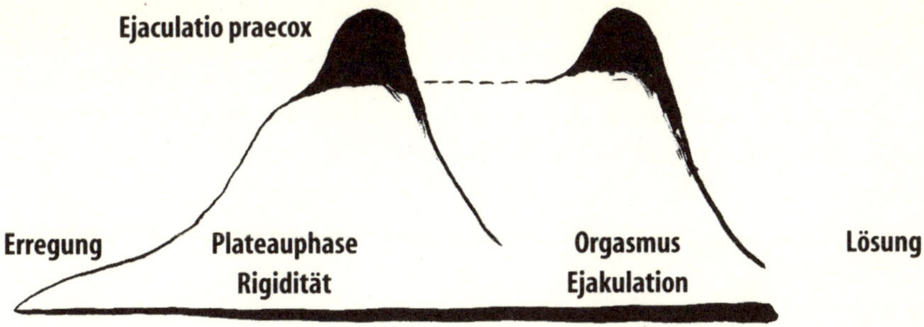

Orgasmusmuster beim Mann
Der Prozeß setzt mit einer Erregungsphase ein, in der der Penis anschwillt. Anschließend wird der Penis steif (rigide) und bleibt während der nun folgenden Plateauphase steif. Die Dauer der Plateauphase ist bei jedem Individuum verschieden. Bei manchen Männern geht die Erregungsphase unvermeidlich sofort in den Orgasmus über (Ejaculatio praecox). Nach dem Orgasmus tritt die Lösung auf, die mit der Abschwellung einhergeht.

daß Du bei solchen Informationen auf einmal ganz still wirst. Ach Freund, sei doch nicht neidisch! Du mußt doch auch an Deine Partnerin denken. Das Bedürfnis nach einer sehr lange Zeit in Anspruch nehmenden Stimulation des Penis muß nämlich von einem Partner durchaus nicht als Himmel auf Erden erlebt werden. Aber, um wieder das Lateinische zu bemühen: Das Phänomen wird Ejaculatio retardata oder verzögerter Samenerguß genannt.

Hier muß ich kurz innehalten. Eine Einschränkung scheint angebracht. Es wäre nämlich nicht klug, uns allzusehr auf einengende Definitionen und Begriffe festzulegen, was die Ejakulationszeiten angeht. Das Ganze ist stark kulturell bestimmt. So wird beispielsweise der vorzeitige Samenerguß des Mannes überhaupt nicht als pathologisch oder auch nur unangenehm erfahren in einem sozialen Umfeld, in dem die Frau in verschiedener Hinsicht als dem Mann unterlegen gesehen wird. In diesem kulturellen Klima kommt es für einen Mann nur darauf an, in kurzer Zeit maximale Lust zu erleben; was die Frau dabei empfindet, spielt keine Rolle – falls ihr nicht schon von vornherein eine Reihe sexueller Empfindungen genommen worden ist, etwa durch das Entfernen der Klitoris, wie das in manchen Gesellschaften der Fall ist.

Die von Kinsey durchgeführten Interviews haben erwiesen, daß bei 75 Prozent der Befragten die Ejakulation in den ersten beiden Minuten des Geschlechtsverkehrs erfolgte. Zu dieser Zeit war das jedoch kaum ein sexologisches Problem – die Zeit liegt noch nicht lange zurück. In vielen Kulturen hat sich das Verhältnis des heterosexuellen Paares nun zusätzlich insofern verändert, daß die sexuelle Leistung des Mannes danach beurteilt wird, inwieweit er die Frau durch (vaginalen) Koitus befriedigen kann. Eine zweifellos hartnäckige, aber falsche Sicht der Dinge. Denn viele Frauen bekommen durch vaginalen Kontakt keinerlei Orgasmus, sondern nur durch Stimulieren ihrer Klitoris. Männer, die ihre eigene sexuelle Leistung nach dem Orgasmus ihrer Partnerin beim vaginalen Koitus beurteilen, haben also schlechte Karten. Viele Männer meinen, sie seien zu schnell, wenn die Frau nach einer halben Stunde Geschlechtsverkehr noch immer nicht zum Orgasmus gekommen ist. Das ist aber ein Mißverständnis.

Zusammengefaßt: Jeder Mann hat seine spezifischen Ejakulationsmerkmale. Manche ejakulieren sehr schnell, andere können den vaginalen Kontakt trotz Bewegung viele Minuten lang durchhalten, und es gibt auch Männer, die eine bis anderthalb Stunden bis zum Orgasmus brauchen.

Ich langweile Dich doch hoffentlich nicht. Oder? Dann werde ich mich jetzt – nach einem kleinen Exkurs – dem zuwenden, was Du »Lösungsmöglichkeiten« nennst.

Zuallererst ist es meiner Meinung nach im Prinzip gesund und richtig, wenn ein Mann versucht, den Ejakulationsprozeß in den Griff zu bekommen, aber nur unter der Bedingung, daß wir uns darüber im klaren sind, daß dabei die Dauer (wie gesagt, von praecox bis retardata) nur von untergeordneter Bedeutung ist und ebensosehr von der Paarbeziehung wie dem Empfinden der Frau abhängt. Was die Frau angeht: Im allgemeinen ist es so, daß sie den Koitus als gut bis sehr gut erleben wird, wenn genügend Zeit für den vaginalen Kontakt gegeben ist, selbst wenn dadurch kein Orgasmus ausgelöst wird. Ob eine Frau einen Orgasmus hat oder nicht, hängt normalerweise übrigens nicht von der Potenz des Mannes ab, sondern vielmehr von ihr selbst. Andererseits ist es natürlich selbstverständlich, daß ein sehr schneller Samenerguß des Mannes von beiden Partnern als nicht besonders erfreulich erfahren wird. Damit habe ich ein paar Bettgeheimnisse gelüftet, die man mehr oder weniger generalisieren kann.

Über die Ursache, bzw. die Ursachen, einer mangelnden Ejakulationskontrolle wissen wir nur wenig. Auf der Suche nach möglichen Erklärungen neigten Psychoanalytiker schon immer dazu, vorzeitigen Samenerguß mit neurotischen Prozessen in Verbindung zu bringen. Ein Mann, der seine Ejakulation nicht unter Kontrolle hat, soll möglicherweise – in seiner frühkindlichen Entwicklung oder auch als Erwachsener – ein ernstzunehmendes Problem mit Frauen ganz allgemein oder insbesondere mit seiner Partnerin haben. Es ist sehr schwierig, derlei Aussagen zu widerlegen. Aber es ist auch erwiesen, daß die Psychotherapie auf dem Gebiet der Ejakulationskontrolle bis heute kaum Erfolge gezeigt hat. Das ist doch zumindest ein wenig suspekt. Ich schließe natürlich nicht aus, daß auch Beziehungsprobleme bei der Fähigkeit, im sexuellen Kontakt zwischen Mann und Frau die unvermeidliche Phase zu kontrollieren, mitspielen können. Aber bei allem, was wir mit Sicherheit wissen, müssen wir doch eingestehen, daß wir noch viel zu wenig wissen. Die wirklichen Ursachen sind noch nicht erforscht. Wir stoßen allerdings bisweilen auf merkwürdige Berührungspunkte von beispielsweise gesellschaftlichem und sexuellem Verhalten. Männer, die in ihrer Arbeit außerordentlich leistungsorientiert sind und sehr schnell und genau arbeiten, sind auch in ihrem sexuellen Verhalten häufig Frühzünder. Aber das wollen wir natürlich nicht verallgemeinern.

Die Kontrolle der Ejakulation hängt oft auch von den Umständen ab. Es kann durchaus möglich sein, daß ein Mann seine Ejakulation zwar beim Vaginalkontakt nicht kontrollieren kann, es ihm aber bei der Masturbation gelingt, gelegentlich sogar, wenn ihn die Partnerin manuell stimuliert. Gelegentlich gibt es auch die variierende Kontrolle, die einmal funktioniert, ein anderes Mal jedoch mißlingt. Das Ganze kann übrigens auch vom Maß der Erregung abhängen, kurz bevor der Mann zum Vaginalkontakt übergeht. Eine starke Erregung kann zu einer schnellen Ejakulation führen, eine geringere Erregung kann den Samenerguß dagegen etwas hinauszögern. Ich meine, in all diesen Fällen könnte man durchaus von einer mal problematischen, dann wieder unproblematischen Situation sprechen. Alles hängt von einer Vielzahl von Faktoren ab, und natürlich auch von den Betroffenen, die dem ausgesetzt sind.

Wie dem auch sei, die Frage nach einer »Lösungsmöglichkeit« – mit anderen Worten: die Frage nach einer besseren Kontrolle der Ejakulation – ist ohne Zweifel berechtigt, wenn sich tatsächlich das Problem ergibt, daß die sexuelle Gemeinschaft und die sexuelle Empfindung von einem der Partner oder von beiden als unschön oder unvollständig erfahren werden. Sind wir uns da einig? Gut. Dann werde ich Dir jetzt, lieber Freund, eine Reihe von Methoden nennen, die Du gleich wieder vergessen kannst, weil sie nicht effizient sind bzw. das Problem nicht treffen.

Eine bekannte Methode ist das Einstreichen des Penis mit einer sogenannten betäubenden Salbe oder einem betäubenden Gel. Diese setzen die Empfindlichkeit der Schleimhaut und der Haut herab, aber nur so oberflächlich, daß sie keinerlei nützliche Wirkung zeigen. Man könnte natürlich auch gleich alles betäuben, aber mit einem schlafenden Penis hat sich noch nie ein Mann zufriedengegeben. Soll man also lieber den Psychologen oder den Psychotherapeuten zu Rate ziehen? Das ist nicht die allererste Wahl. Beim Liebesakt an etwas anderes denken? Das würde ich keinem Mann raten. Man vereinigt sich doch nicht im Geschlechtsverkehr, um im moment suprême an den Wasserpegel des Rheins zu denken? Und sollte man es dennoch tun – versuch es nur mal –, dann hat es oft die genau entgegengesetzte Wirkung. Denn schließlich richtet sich die Liebe doch am liebsten auf die Geliebte, oder etwa nicht?

Nein, dann würde ich eher zum Gegenteil raten. Das heißt: sich auf das Ereignis selbst zu konzentrieren, auch – sehr zu empfehlen – auf die Muskeln des Beckens. Ich will erläutern, was ich damit meine. Verzeih mir, lieber Freund, wenn ich dazu einen recht prosaischen Vergleich anstelle, aber Du wirst sofort verstehen, was ich meine. Die Muskeln, von denen ich spreche, sind nämlich die Beckenbodenmuskeln, die man unter anderem auch benutzt, wenn man einen Furz nicht entweichen lassen möchte – im Lateinischen heißt er mit einer gewissen Berechtigung im Hinblick auf die Klangimitation flatus. Das zeigt Dir gleich, in welche Richtung die Übung zielt. Denn das ist das Schöne an den Muskeln: man kann sie trainieren. Im vorliegenden Fall müssen sich die Muskeln direkt vor dem Anus zusammenziehen. Diese Bewegung fühlt man an der Vorderseite des Anus, und sie strahlt ein Stück zum Penis aus. Zum Üben ist aber keine sexuelle Stimulation notwendig, ganz zu schweigen von sexuellem Kontakt. Die Übung der Beckenbodenmuskeln wird jedoch helfen, einen bessere Kontrolle zu gewinnen.

Weiter müssen wir auch üben, die Reflexzeit zwischen der sexuellen Stimulanz und der unumkehrbaren Phase des Samenergusses zu verlängern. Denn darum geht es uns ja. Weil ich Deine zügellose Phantasie kenne, höre ich Dich schon fragen, ob Du das alles jetzt mit einer willigen Partnerin üben sollst. Nein. Am besten macht der Mann diese Reflexübungen zunächst einmal ganz alleine. Er beginnt mit der manuellen Stimulierung des Penis oder der von ihm bevorzugten Stellen. Aus Erfahrung weiß er, daß diese Stimulierung zu einem bestimmten Zeitpunkt – in seinem Fall vermutlich schnell bis sehr schnell – in einen unaufhaltbaren Samenerguß übergeht. Dabei kommt es darauf an, die erogenen Zonen langsam, und anfangs auch vorsichtig, zu stimulieren und die Stimulation in dem Augenblick abzubrechen, wenn er spürt, daß die Ejakulation in Kürze nicht mehr aufzuhalten sein wird. Frustrierend? Keineswegs, denn sobald sich die Intensität des sexuellen Reizes verringert, stimuliert er die erogenen Zonen erneut. Und so sollte er weiter üben, bis er entweder bewußt ejakulieren oder vielleicht lieber aufhören möchte.

Durch häufiges Stimulieren, Abbrechen, erneutes Stimulieren verlängert sich die Dauer zwischen Stimulation und Ejakulation. Dieses sich wiederholende Schema kann der Mann praktizieren, bis seine Ejakulationskontrolle signifikant zugenommen hat. Sobald er die Übung einigermaßen beherrscht, kann er seine Partnerin bitten, ihm dabei zur Hand zu gehen. Entweder sie stimuliert ihn, bricht ab, stimuliert, bricht ab und so weiter, genau wie er es zuvor selbst getan hat. Oder sie stimuliert ihren Partner und drückt beim Abbruch gleichzeitig hinten auf den Eichelkopf, um die Wirkung abebben zu lassen. Dieser Kneifreflex wurde, wie Du vielleicht weißt, von den Pionieren der modernen Sexologie, William Masters und Virginia Johnsson, eingeführt.

Durch das gemeinsame Trainieren einer oder beider Methoden wird sich die Kontrolle des Samenergusses so gut wie in allen Fällen erheblich verbessern; zumindest, was die Kontrolle außerhalb der Vagina angeht. Denn jetzt gehen wir einen entscheidenden Schritt nach vorn und bringen unseren nun besser geübten Penis erneut in die Vagina ein. Nun ist Behutsamkeit geboten, ohne Hast! Die ersten Versuche sollten am besten ganz ruhig vor sich gehen, ohne allzuviel Bewegung. In dieser Phase kann es zudem sehr helfen, wenn sich der Mann auf den Rücken legt und die Frau ihn reitet. Und – das sollte man nicht vergessen – ebenfalls regelmäßig innehält, sobald sie spürt, daß der Mann vermutlich kurz vor seiner unumkehrbaren Phase steht.

Ich weiß nicht, lieber Freund, ob Du meine Ratschläge in die Praxis umsetzen und Deine sexuellen Kontrollmechanismen auf diese Weise ein wenig verbessern möchtest. Falls du es vorhast, laß Dich nicht entmutigen, wenn die ersten Übungen in den verschiedenen Phasen des Projektes eine völlige Enttäuschung sind. Vor allem am Anfang der vaginalen Übungsphase wird Dich regelmäßig eine unkontrollierbare Ejakulation überraschen. Aber davon solltest Du Dich absolut nicht abschrecken lassen. Es ist ein wenig Übung nötig, aber mit gezieltem Training wird die Belohnung immer größer oder, besser gesagt, dauert die Belohnung immer länger. Sobald eine halbwegs befriedigende Kontrolle erreicht ist, kann es übrigens durchaus wünschenswert erscheinen, die Ejakulation wieder einmal schneller und bewußter herbeizuführen. Auch das gehört zum Übungsprozeß.

Aber da ist noch etwas. Dieses Übungsprojekt sollte am besten durch eine bestimme Medikation ergänzt werden. Ein schneller Samenerguß wird nämlich durch eine mangelhaft kontrollierte Serotoninaufnahme in den Synapsen der Nerven verursacht. Das klingt ziemlich kompliziert, aber es läuft darauf hinaus, daß durch einen bestimmten Stoff in den Nervenbahnen die Nervenimpulse gehemmt, also gewissermaßen »abgebremst« werden. Zufällig hat man herausgefunden, daß bestimmte Medikamente, die vor allem gegen Depressionen eingesetzt werden, diese »Bremswirkung« verstärken. Bei der Behandlung von depressiven Patienten stellte sich heraus, daß diese Männer ihr Ejakulationsverhalten besser kontrollieren konnten. Ein Vorteil dieser Medikamente liegt auch darin, daß sie nicht täglich, sondern nur bei Bedarf eingenommen werden. In unserem Fall wäre eine Einnahme ein bis zwei Stunden vor den

Übungen bzw. vor dem Koitus ideal. Natürlich ist mir klar, daß es nicht gerade üblich ist, vorherzusehen, ob in ein bis zwei Stunden ein Koitus ansteht. Aber mit ein wenig gutem Willen können wir es doch in etwa abschätzen. Ein Paar mit in der Regel zweimal wöchentlichem Geschlechtsverkehr kann die Medikamenteneinnahme halbwegs zuverlässig einplanen.

Jedenfalls erzielt man beim Problem einer vorzeitigen Ejakulation sicherlich die besten Ergebnisse durch eine Kombination der Übungen mit dieser Medikation.

Im Fall eines verzögerten oder sogar ausbleibenden Samenergusses bei sonst, zumindest auf den ersten Blick, sexuell gesund reagierenden Männern kann ich mich kurz fassen. Für sie gibt es nur wenige Behandlungsmethoden. Bei One-night-stands, Zufallsbekanntschaften oder unter vergleichbaren Bedingungen kann es auf die individuellen Umstände ankommen und spielen vermutlich auch psychologische Faktoren eine Rolle. Eine Sache wissen wir aber ganz sicher: Bei Frauen mit einer oder mehreren Schwangerschaften kann eine Schwächung der Beckenbodenmuskulatur auftreten. Und das kann ihrem Partner zu schaffen machen. Typisch ist, daß manche Männer bei manueller Stimulation – entweder eigenhändig oder durch die Partnerin – innerhalb einer normalen Zeit ejakulieren; bei Vaginalkontakt hingegen verzögert sich der Samenerguß um einiges bzw. erheblich, kommt viel zu spät oder bleibt ganz aus. Diese Kombination weist oft auf eine erschlaffte Beckenbodenmuskulatur der Partnerin hin. Solche Paare müssen aber nicht verzweifeln. Eine eventuelle Schwäche kann untersucht werden, und wenn sie bestätigt wird, kann der Arzt der Frau Übungen verordnen. Und die Resultate sind oft aufsehenerregend. Bereits ein bzw. zwei Übungszyklen mit Übungen der Beckenbodenmuskulatur (die natürlich fortgesetzt werden müssen) machen eine solche Zangenbewegung um den Penis herum möglich, daß der Mann wieder in der Frau ejakulieren kann.

Lieber Freund, es ist eine lange Epistel geworden. Aber die Probleme, die Du in Deinem Brief aufgeworfen hast, waren wirklich lohnend. Sie sind allesamt sehr delikat. Nicht ohne Sinn für Metaphorik sprichst Du vom vorzeitigen Entkorken des Champagners. Ich möchte es mit Blumen sagen. Nehmen wir an, Du klingelst bei Deiner Geliebten und hast einen großen Blumenstrauß in der Hand. Dein Herz klopft voller Erwartung, sie öffnet die Tür und streckt die Arme voller Verlangen nach Dir aus, aber die Erregung läßt all Deine Muskeln erschlaffen, und die Blumen fallen zu Boden, noch bevor sie ihre Hände erreichen. Bevor es je so weit kommen sollte, daß sie Dich gerade wegen Deiner Ohnmacht noch mehr liebt, wird sich das Männerbild der Frau noch erheblich ändern müssen. Meinst du nicht auch? Ein weiterer Grund zur Anstrengung, mit den Blumen in der Hand zu üben. Selbst wenn Dein Champagner auch nicht ohne ist.

Ich grüße Dich herzlich.

DER PHALLUSMANTEL

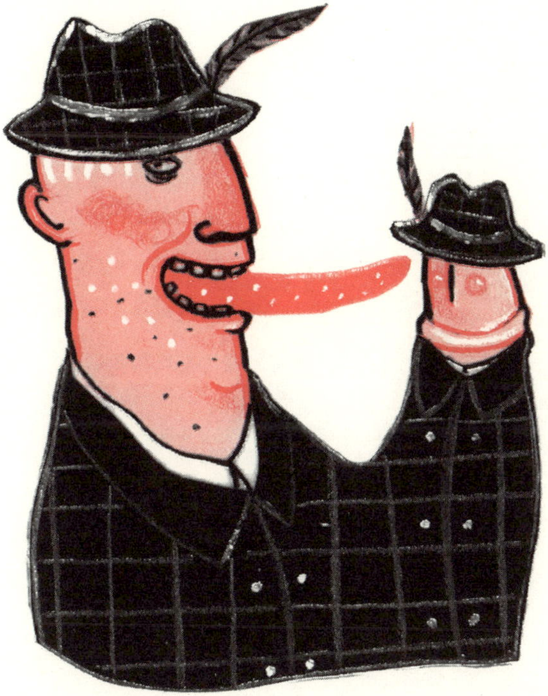

Nach einem Blick auf das Innenleben des Penis untersuchen wir im nächsten Kapitel, wie er sich kleidet. Denn der Phallus trägt winters wie sommers einen Mantel. Nicht nur, um in lustvollen Augenblicken noch höher reichen zu können, sondern auch als Schutz gegen Einwirkungen von außen. Und das gelingt dem Penismantel außerordentlich gut, zumindest wenn sein Träger elementare Bedingungen der Hygiene und des Safer Sex beachtet. Dazu befrage ich Bo Coolsaet.

Als ich ca. vierzig war, bemerkte ich auf der Penishaut mehrmals einen gelblichen Knoten, zum Beispiel in der Falte zum Schamhaar hin. Ich habe mir keine weiteren Gedanken gemacht, und die Knoten verschwanden genauso unauffällig, wie sie sich gebildet hatten. Aber ich kann mich daran erinnern, daß sie kurz vor ihrem Verschwinden eine Weile geschwollen waren und der Druck auch weh tat. Was hatte das zu bedeuten?

Etwas weniger Beunruhigendes als Lästiges. Das Phänomen kommt sehr häufig vor und hängt mit der Tatsache zusammen, daß die Haut an der Peniswurzel und auch um den Hodensack herum behaart ist. Das heißt, daß die Haut an diesen Stellen Haarwurzeln aufweist. Diese scheiden eine fettige Flüssigkeit ab, den Talg, der zusammen mit den Härchen an die Hautoberfläche kommt und den umgebenden Bereich leicht einfettet. Nun kann es vorkommen, daß sich am Ausgang der Haarwurzel ein Fettpropfen bildet, der diese Wurzel irgendwann blockiert. Im Haarbalg jedoch geht die Talgproduktion unvermindert weiter, mit der Folge, daß sich der Talg anstaut. In kürzester Zeit erscheint ein gelblicher, weicher Knoten auf der Haut, die sogenannte Talgzyste. Bei manchen Männern kommt dieses Phänomen relativ regelmäßig und an verschiedenen Stellen gleichzeitig vor. Aber dabei handelt es sich keineswegs um etwas Bösartiges. Solche Zysten können sich entzünden, im schlimmsten Fall werden sie schmerzen und sogar Fieber auslösen. Dann kann man entweder abwarten, bis die entzündete Zyste aufbricht und sich von allein zurückbildet, oder man läßt sie von einem Arzt entfernen. Offensichtlich hast du dich unbewußt für die erste Variante entschieden.

Seitdem ist es nie wieder vorgekommen. Könnte es übrigens noch einmal passieren?

Natürlich, und dabei gibt es keine Altersbeschränkung.

Ist es nicht komisch, daß dort Haare wachsen? Man könnte sie notfalls als ästhetische Tarnung betrachten, aber sonst sind sie doch eher lästig. Oder haben sie noch eine funktionale Bedeutung?

Ich wüßte nicht, welche. Der Nutzen der Behaarung um die Genitalien ist mir nicht ganz klar. Manche meinen, sie würde die Reibung der Genitalien beim Sexualverkehr etwas verringern und so Verletzungen vorbeugen. Aber diese Erklärung ist meines Erachtens selbst an den Haaren herbeigezogen. Bis das Gegenteil bewiesen ist, würde ich erst einmal annehmen, die Schambehaarung ist, genau wie die Kopfhaare, ein Überbleibsel unserer einst viel ausgedehnteren Körperbehaarung. In manchen Gesellschaften besteht übrigens die Angewohnheit, die Schamhaare zu rasieren; vor allem bei den Mohammedanern wird das konsequent durchgeführt. Früher rasierte man die Haare unter anderem, um Parasiten, die sogenannten Schamhaarläuse, zu bekämpfen. Diese Tierchen haben dem unglückseligen Wirt oft ein unerträgliches Jucken in der Schamgegend beschert. Heute kommen sie kaum noch vor.

Dennoch sehe ich regelmäßig, wie sich manche Männer ungeniert mit der Hand in den Genitalbereich verirren.

Das hat aber oft gar nichts mit einem aufkommenden Juckreiz zu tun. Manche Männer haben offensichtlich die angeborene oder vererbte Gewohnheit, eine recht ungenierte Art von Körperkontakt zu pflegen. Vor allem italienische Männer haben ein Händchen dafür. Bei ihren typischen erregten Diskussionen solltest du einmal darauf achten, wie sie wild herumgestikulieren. Man könnte fast annehmen, die Stimulierung der Genitalien beschere ihnen auch verbale Inspiration!

Aber zurück zur Schambehaarung. Soweit ich weiß, kommt Behaarung auf dem Penis selbst kaum vor.

Zur Penisspitze hin gibt es keinerlei Behaarung. Durch die Vermehrung der Nervenenden wird dort die Haut auch empfindlicher. Dieser

Effekt wird noch durch die lose Verbindung der Haut mit den Unterschichten verstärkt, was für eine relativ große Beweglichkeit beim Hin- und Herbewegen sorgt. Und genau dieses Auf- und Abschieben des Mantels löst bei der Masturbation oder bei einem vaginalen Koitus einen starken sexuellen Reiz aus.

Was versteht man denn genau unter Vorhaut?

Die Vorhaut ist der Teil des Penismantels, der die Eichel bedeckt. Bei einem erheblichen Teil der Weltbevölkerung wird diese Vorhaut kurz nach der Geburt entfernt, meist aus religiösen Gründen. Das Ritual erfolgt vor allem in monotheistischen Religionen, mit Ausnahme der Christen. Alle Söhne gläubiger Juden und Moslems sind beschnitten. Die Prozedur wird, wie ich bereits sagte, von hervorragend ausgebildeten Beschneidern vorgenommen. In den weitaus meisten Fällen also mit fast nahtlosem Erfolg, aber ein kleines Mißgeschick ist nie ausgeschlossen. Ab und an wird versehentlich ein winziger Teil der Eichel mit entfernt, und so können sich zwischen der Haut des Penisschafts und der Eichel Verwachsungen – sogenannte Hautbrücken – bilden.

Aber wir wollen uns hier auf die erfolgreiche Beschneidung beschränken. Zuerst noch einmal dies: An der Penisspitze bildet die Haut eine Falte und kehrt zum Rand der Eichel zurück. Diesen zurückgefalteten Bereich der Haut nennt man Innenblatt. Es ist logisch, daß die besonders dünne Deckschicht der Eichel bei beschnittenen Männern einer Metarmorphose unterworfen wird. Die Deckschicht wird allmählich dicker und weniger empfindlich. Und dort, wo die Eichel normalerweise rosarot aussieht und sich ein wenig schleimig anfühlt, können sogar Verfärbungen auftreten.

In einem unserer vorigen Gespräche hast du bereits angedeutet, die beschnittene Eichel wäre etwas weniger feucht als ein unbeschnittenes Exemplar.

Das stimmt. Die Deckschicht des Peniskopfes scheidet nämlich eine weißliche Flüssigkeit aus, das sogenannte Smegma, das sich bei unbeschnittenen Männern unter der Vorhaut ansammelt und einen ziemlich auffallenden Geruch verbreiten kann. Normalerweise hält dieses Smegma den Penis ausreichend feucht und glänzend (im Lateinischen heißt die Eichel passenderweise glans) und sorgt dafür, daß der Penis leicht in die Scheide der Frau gleiten kann. Nicht vergessen: Dieses Smegma hat nichts mit dem *Liebestropfen* zu tun, der bei sexueller Erregung aus dem Penis austritt.

Setzt die Smegmaproduktion ein, sobald ein Mann geschlechtsreif ist?

Nein, man wird damit geboren. Es sei denn, man wäre ohne Vorhaut zur Welt gekommen, als Kind der Götter. Aber das sind wohl die Ausnahmen. Bei Neugeborenen ist das Smegma manchmal die Ursache für eine Verklebung zwischen dem Innenblatt der Vorhaut und dem Peniskopf. Aber das muß nicht sofort korrigiert werden, es ist nicht schädlich. Bei manchen Kindern zeigen sich Anhäufungen von Smegma durch die Penishaut als weiße Knoten. Eltern reagieren daraufhin gelegentlich beunruhigt, aber auch diese minimalen Fettanhäufungen sind vollkommen unschädlich. Allerdings kann in dieser feuchtwarmen Umgebung recht einfach eine Entzündung der Vorhaut entstehen, die Balanitis. Reinigungsbäder können dabei wahre Wunder wirken, aber eine anschließende Therapie ist eventuell dennoch erforderlich. Denn nur wenn sich die Vorhaut komplett über die Eichel schieben läßt, ist eine normale und effiziente Hygiene möglich. Und damit soll man am besten so früh wie möglich anfangen, um seelische Folgen bei den Kindern tunlichst zu vermeiden.

Ich habe einmal gelesen, in den Vereinigten Staaten sei es lange Zeit üblich gewesen, auch nichtjüdische Jungen radikal zu beschneiden.

Ja, das stimmt. Aber heute denkt man darüber ganz anders. Eine Reihe von Ärzten ging damals nämlich davon aus, das Smegma sei nicht nur eine Quelle von Infektionen und Reizungen, sondern könne möglicherweise auch Gebärmutterhalskrebs verursachen. Dieser Zusammenhang wurde jedoch niemals nachgewiesen. Inzwischen nimmt die Zahl der Beschneidungen ab.

Du hast gerade von einer feuchtwarmen Umgebung gesprochen, in der das Smegma zu Hause ist. Aber wie sind denn Entzündungen der Vorhaut bei

Kindern und Erwachsenen überhaupt zu erklären? Was sind die möglichen Ursachen?

Hast du schon einmal deinem Sohn die Windeln gewechselt? Dann wirst du sicher bemerkt haben, daß es unvermeidlich ist, daß der Stuhl in den Windeln gelegentlich mit der Vorhaut in Berührung kommt. Das ist ein potentieller Infektionsherd. Junge Mütter machen sich deswegen gelegentlich Vorwürfe, aber völlig zu Unrecht.

Bei Erwachsenen können Vorhautinfektionen eventuell durch den Kontakt mit der weiblichen Scheide verursacht werden. Diese ist voller normaler, auch auf unserer Haut vorhandener und nicht krankheitsauslösender Bakterien und säuerlicher Schleimabscheidungen, die die Vagina feucht halten und vor Entzündungen schützen. Ohne diesen Schleim träten in der Vagina zwangsläufig Entzündungen auf, weil die Öffnung der Vagina ganz nah am Anus, dem Ende des Mastdarms, liegt. Da ist natürlich eine zweckmäßige Hygiene notwendig. Auch muß sich die Frau sehr wohl darüber im klaren sein, daß gerade eine Störung dieses bakteriellen Gleichgewichts Infektionen verursachen kann. Es klingt ein wenig paradox, aber eine allzu fanatisch betriebene Hygiene führt oft zu genau entgegengesetzten Ergebnissen. Seife, Schaumbäder, Vaginalspülungen – all diese Mittel können durchaus die natürlichen Abwehrkräfte der Vagina schwächen. Spezialseifen sind weniger schädlich, aber deshalb noch lange nicht notwendig. Denn bei der Verwendung von Seife ändern sich die Hauteigenschaften. Bestimmte Bestandteile können in den Organismus eindringen, dort die Abwehrkräfte schwächen und gelegentlich zu Infektionen und Krankheiten führen. Und wenn ein nicht beschnittener Mann in einer solchen Umgebung zu Besuch ist, der ja selbst unglücklicherweise nicht über derartige Verteidigungsmechanismen verfügt, dann besteht natürlich die Möglichkeit, daß sich Infektionsherde unter der Vorhaut ansiedeln. Es ist ganz einfach: Wo sich der Körper von Natur aus verteidigen kann, brauchen wir normalerweise keine unnatürlichen Mittel anzuwenden.

Ein typisches Beispiel ist der »untreue« Mann, der auch in der Ehe noch Geschlechtskontakt mit anderen Frauen hat. Andere Männer finden nach dem Tod der Ehefrau eine neue Partnerin, mit der sie ziemlich verschämt Sexualkontakte haben. Aus Angst, und hauptsächlich um sich von ihren vermeintlichen Sünden reinzuwaschen, säubern sie ihren Penis danach ganz besonders ausgiebig und häufig. Der reagiert oft schon aus rein psychologischen Gründen irritiert, besonders aber nach dieser übertriebenen Hygiene kann eine Vorhautentzündung entstehen. Bei diesen Männern muß dann zusätzlich zur Behandlung des Organs eine Reihe von Gesprächen geführt werden.

Keine Seife, keine Schaumbäder, was bleibt dann noch übrig?

Wasser, Wasser und noch einmal Wasser. Spülen mit Wasser ist die beste Form der Hygiene.

Eine Entzündung der Eichel und der Vorhaut verursacht meist einen roten, glänzenden, vorstehenden Fleck. Grund dafür kann eine Infektion durch Bakterien oder Pilze sein. Die Behandlung besteht in der lokalen Anwendung von Salben. Manchmal ist es erforderlich, beiden Partnern zusätzlich Medikamente zu verordnen, die oral eingenommen werden. Sehr oft liegt dieser Entzündung eine Allergie zugrunde, zum Beispiel eine Latexallergie, die durch den Gebrauch von Kondomen hervorgerufen wird. Auch Seife, Shampoos, Cremes und dergleichen können Allergien hervorrufen. Dann kommt eine Kurzbehandlung mit Kortisonsalben in Frage – nie länger als eine Woche, weil die Haut sonst zu dünn werden könnte. Die Ursache muß aber auf jeden Fall abgeklärt und in Zukunft vermieden werden, was in manchen Fällen besonders schwierig ist. Wenn die Balanitis trotz der Vorsorgemaßnahmen und der Behandlung immer wieder auftritt, muß eine vollständige Beschneidung durchgeführt werden. Denn es gibt nicht therapierbare, immunologische Faktoren, die Veränderungen der körperlichen Widerstandskräfte mit sich bringen.

Was kann sich auf oder unter dem Phallusmantel noch ereignen?

Bei einer Minderheit der Männer bilden sich am verbreiterten Rand der Eichel kleine, weiße Erhebungen. Diese weißen Pünktchen sehen aus wie Warzen, sind aber keine. Es ist eine besondere, aber völlig normale und harmlose Variante unseres Themas. Im Medizinerjargon spricht man hier von Corona divina – offenbar glauben manche, dabei sei die Hand Gottes im Spiel. Wie dem auch sei, behandeln muß man hier

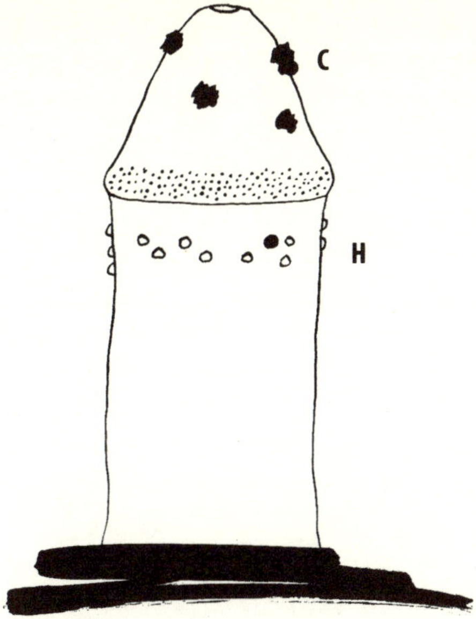

Krankheiten des Penismantels
Condylomata (C)
Herpesbläschen (H)

nichts. Das soll jedoch nicht heißen, daß alle Auswüchse auf dem Mantel bzw. der Penishaut ungefährlich seien. Zu den unangenehmsten Arten zählen die warzenartigen Wucherungen oder Condylomata. Diese können sich am Ausgang der Harnröhre wie auf dem Peniskopf oder der Penishaut manifestieren. Die Behandlung ist oft mühselig, aber unabdingbar. Wenn es Geschlechtsverkehr gegeben hat, muß übrigens auch die Partnerin mit untersucht werden, denn die Condylomata sind sexuell übertragbar. Man kann die Warzen mit einer Flüssigkeit tränken, am besten mit Podophylin. Sie sind aber nicht einfach auszumerzen und kommen leicht wieder. Wenn die Selbstversorgung nicht ausreicht, sollte ein Facharzt die Behandlung übernehmen.

Kann ein Penis auch von Herpes befallen werden?

Ja. Der Virus löst eine besonders irritierende und außerdem sexuell übertragbare Hautkrankheit in Form richtiger kleiner Bläschen aus. Beim Aufplatzen hinterlassen sie kreisförmige rote Stellen. Diese können mit Salbe oder oral medikamentiert werden. Da sieht man wieder, die sexuell übertragbaren Krankheiten des Penis beschränken sich nicht auf die einst so berüchtigten zwei Klassiker Gonorrhöe (Tripper) und Syphilis. Diese beiden kommen zwar seltener vor als früher, sind aber bis heute noch nicht ausgerottet. Bei ungeschütztem Sexualkontakt ist die Gefahr noch immer gegeben.

Du hast in einem früheren Gespräch schon etwas zum Thema Verengung des Vorhautrings, am Ende des Penismantels, gesagt. Ist eine solche Verengung in allen Fällen angeboren?

Das muß nicht sein. Eine echte Phimose – so nennen wir diese Verengung – kann auch erst später auftreten und erst dann unangenehme Folgen haben. Buchstäblich besagt dieser Terminus, der vom griechischen phimosis stammt, daß der Penis einen Maulkorb trage. Bei Knaben wie bei Erwachsenen kann ein solcher Maulkorb zu einem sogenannten Spanischen Kragen, einer Paraphimose, führen. Ganz konkret geschieht folgendes: Beim Steifwerden des Penis kann der enge Ring gerade noch über die Eichel gezogen werden, da sich aber das Blut im Peniskopf sammelt, kann der Ring, und somit auch ein Teil der Vorhaut, nicht mehr zurückgestülpt werden und zur normalen Entspannungsposition zurückkehren. Daraufhin wird der Peniskopf buchstäblich und sehr schmerzhaft von der Blutzirkulation abgeschnitten, was bei längerem Andauern zum Absterben von Gewebe führen kann. Gleichzeitig schwillt auch noch ein Teil der Vorhaut an, was das Bild des typisch gewölbten Kragens ergibt, den man so oft auf alten Porträts der spanischen Aristokratie sieht. Ein schöner Anblick also, aber die Erfahrung ist äußerst unangenehm. Denn für Laien ist es bei einer Paraphimose in den meisten Fällen unmöglich, den Ring selbst wieder über die Eichel zu schieben. Mit anderen Worten: Wenn sich so etwas – bei einem Kind oder einem erwachsenen Mann – ereignet, ist ein Arzt vonnöten.

Aber wie ich schon sagte, auch die einfache Phimose kann den Mann erst im Erwachsenenalter erwischen. In diesem Fall handelt es sich vermutlich um eine Hautveränderung des Peniskopfes und des ihn umgebenden Vorblattes. Diese Hautveränderung, bzw. Lichen sclerosus, verursacht eine Weißverfärbung und eine Verhärtung der Deckschicht und führt nach einer gewissen Zeit – und zwar genau aus dem Grund, weil diese Deckschicht ihre Elastizität verliert – ebenfalls zu einer Verengung oder Phimose. Was dann geschieht, läßt sich leicht raten. Wenn die Haut bei einer Erektion hin- und hergeschoben wird, können aufgrund der mangelnden Elastizität Brüche und Risse entstehen. Die Phimose ist eine irritierende und sehr schmerzhafte Angelegenheit, die in der Regel nicht mit Salben geheilt werden kann, sondern nur durch eine chirurgische Entfernung der befallenen Hautpartie.

Vorbeugen ist also besser als heilen.

Sobald ein Mann bemerkt, daß sich im Vorhautring eine ungewöhnliche Verengung einstellt, sollte er tatsächlich lieber den Spezialisten aufsuchen, bevor der Leidensweg beginnt. Bei manchen Männern kann sich Phimose übrigens auch schon beim Wasserlassen bemerkbar machen. In solchen Fällen bläht sich die Vorhaut beim Wasserlassen auf, wodurch das Ausströmen des Urins abgebremst wird und sich ein Wassernebel anstatt eines geraden, gezielten Strahls ergibt. Das ist ein Zeichen an der Wand.

Ich nehme an, daß das gefürchtete Karzinom auch am Penis vorkommen kann – ist es leicht zu bemerken, und was kann man dagegen tun?

Wir neigen dazu, die sehr ernsten oder sogar lebensbedrohlichen Abweichungen in der Nähe eines so »empfindlichen« Organs wie des Penis zu verdrängen. Dennoch sind Beobachtung und eine regelmäßige Kontrolle unabdingbar. Eine rechtzeitige Diagnose wird es dem Urologen ermöglichen, eine völlige Genesung zu erzielen. Bei beschnittenen Männern wird übrigens nur äußerst selten ein Peniskarzinom diagnostiziert. Die Hinweise mehren sich, daß Papillome, also warzenartige Geschwulste, ursächlich mit der Karzinomentstehung zu tun haben. Das ist auch öfter bei Frauen mit Gebärmutterkrebs zu konstatieren. Aber auch Ultraviolettstrahlen zwingen zur Vorsicht.

Die Heilbarkeit hängt hauptsächlich von der Ausdehnung ab. Das Peniskarzinom sät sich zu den Lymphknoten in den Leisten aus und von dort in den ganzen Körper, schließlich in die Lungen, die anderen Organe und die Knochen. Je nachdem, wie sich das Karzinom ausgebreitet hat, wird der Urologe seine Therapie ansetzen: lokale Lasertherapie, Beschneidung, Bestrahlung. In manchen Fällen wird es aber unumgänglich sein, den ganzen Penis oder einen Teil zu entfernen, unter Umständen auch die Lymphknoten in den Leisten. Neuere Behandlungsmethoden, die nicht länger zur Verstümmelung führen müssen, werden zur Zeit erprobt. Es versteht sich, daß das Verhältnis von Arzt und Patient in einem solchen Fall optimal sein sollte. Eine psychologische Betreuung während eines bestimmten Zeitraums vor und nach dem Eingriff kann sehr nützlich sein.

Du hast gerade schon von dieser harmlosen Corona divina gesprochen. Gibt es auf und um den Penismantel herum noch andere Wehwehchen, die uns nicht weiter beunruhigen sollten?

Was hältst du von Lymphangitis sub coronaria? Ein lyrischer Name für eine häufig vorkommende, kaum bekannte und gänzlich harmlose Abweichung. Um den Penisrand herum befindet sich – wie direkt unter dem Peniskopf – nämlich ein Lymphkanal, der durch Reizung anschwellen kann und dann ein gewisses unangenehmes Gefühl hervorruft. Die Beeinträchtigung ist aber im allgemeinen geringer als die Beunruhigung, vor allem wenn dabei zusätzlich irgendwelche Schuldgefühle im Spiel sind. Zur Therapie kann ich mich kurz fassen: abwarten. Nur wenn sich herausstellen sollte, daß es sich wirklich um ein dauerhaftes Problem handelt, könnte es erforderlich werden, dieses Lymphgefäß zu entfernen.

Eine andere recht harmlose, aber mehr spektakuläre Sache ist ein plötzliches Bluten des Mannes beim Koitus. Oft führt das zu Panik, aber wenn man richtig reagiert, ist jede Panik völlig überflüssig. Ich möchte es kurz erläutern. Auf der Rückseite des Penis befindet sich ein schmales, dünnes Band, das sich bei einer vollständigen Erektion wie die Saite eines Streichinstrumentes spannt. Nebenbei gesagt: Bei einer Beschneidung wird dieses Bändchen manchmal unnötigerweise entfernt, was für den betreffenden Mann nicht gerade angenehm ist. Während der Bewegungen beim Koitus oder auch, wenn der Penis von einer allzu begeisterten Geliebten manuell verwöhnt wird, kann es vorkommen, daß dieses Bändchen einfach reißt. An sich kein Grund zur Panik, aber in diesem Bändchen befindet sich ein ziemlich stark pulsierendes Blutgefäß, das den Anschein erwecken kann, es sei eine Arterie getroffen. Man sollte unverzüglich den Finger auf die Rückseite des Penis drücken, damit dieses Blutgefäß zusammengepreßt wird. Nach etwa zehn Minuten wird die Blutung aufhören. Sobald sich der erste Schreck gelegt hat, bittet man seinen Urologen um ein Beratungsgespräch.

Wie lautet die Lösung?

Das Bändchen kann chirurgisch verlängert werden.

Hast du noch weitere vorbeugende Ratschläge in bezug auf den Penismantel? Ich meine: Wie können wir kleinere und größere Infektionen vermeiden?

Du kannst es glauben oder auch nicht, aber selbst heutzutage kommen noch mit großer Regelmäßigkeit Männer zum Arzt, die ihren Penis nicht säubern. Oder jedenfalls äußerst selten. Ich muß dir wohl nicht sagen, was sich zwischen Mantel und Penis alles ansammeln kann. Man stelle sich dabei als Partnerin mal ein schönes Vorspiel oder einen entspannten erotischen Abend vor. Dennoch, so etwas gibt es weitaus häufiger, als man glauben mag. Ich will nur sagen: Die beste Vorsorge ist und bleibt eine gute und regelmäßige Pflege. Es gibt nicht wenige Männer, die immer noch Hemmungen, Schuldgefühle oder Angst haben. Daher ist es überaus wichtig, daß die Partnerin oder der Arzt einen solchen Mann darauf anspricht, mit ihm redet, damit er aus seiner Verklemmung befreit wird. Ganz konkret: Der Mann – und warum nicht auch seine Partnerin? – soll sich angewöhnen, den Penis regelmäßig zu untersuchen und zu reinigen. Die Vorhaut zurückziehen, nachsehen, ob sich nichts Besonderes feststellen läßt, und spülen. Mit Wasser. Seife ist wirklich nicht erforderlich, die kann die Deckschicht reizen und eher Anlaß zu Infektionen sein, als sie zu verhindern. Wasser, Wasser und noch einmal Wasser. Die Moslems haben das schon längst erkannt.

Waschen sie ihre Hände denn auch nach dem Wasserlassen?

Darauf kann ich schwerlich eine allgemeine Antwort geben. Früher wurde den Juden geraten, den Penis beim Wasserlassen nicht anzufassen. Aber einer solchen Empfehlung fehlt die wissenschaftliche Grundlage. Es ist unvermeidlich, daß sich auf unseren Händen Bakterienkolonien bilden, das stimmt schon. Wir berühren unglaublich viele Dinge – Türklinken, Geld, die Hände anderer Menschen und noch vieles mehr. Völlig logisch, daß immer etwas hängenbleibt. Aber normalerweise lösen diese Mikroorganismen keine Infektionen aus, auch nicht, wenn wir beim Wasserlassen einmal kurz an den Penis fassen. Und geschlechtlich übertragbare Krankheiten kleben in der Regel auch nicht an den Fingern.

Wie dem auch sei, aus Selbstachtung und Aufmerksamkeit sich selbst gegenüber ist es meiner Meinung nach zu empfehlen, die Hände vor dem Wasserlassen zu waschen. Und aus Rücksicht auf die Mitmenschen, es hinterher noch einmal zu tun.

DER LIEBESTROPFEN

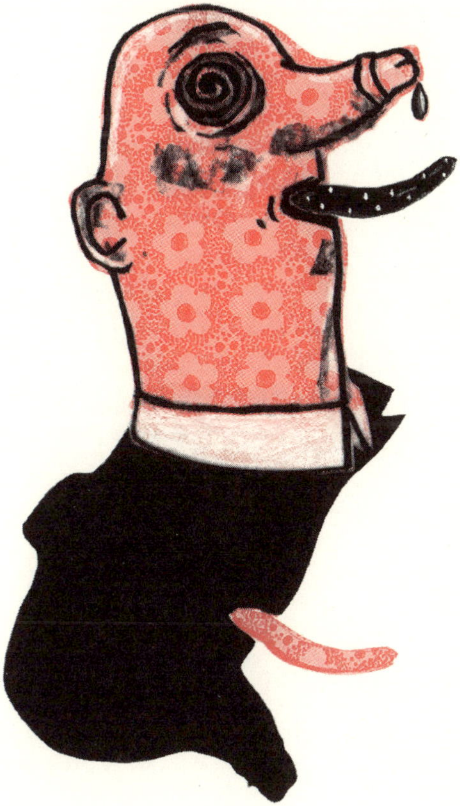

In den beiden vorangegangenen Kapiteln hat sich schon einmal eine klebrige Feuchtigkeit aus dem Penis hervorgewagt, die ganz schön und zutreffend Vorflüssigkeit genannt wurde (selbst wenn dieses Wort nicht einmal im neuesten Wörterbuch steht). Bei vielen Männern begleitet diese Vorflüssigkeit die sexuellen Erregungsphasen und ist in dem Sinn auch mit der Flüssigkeit vergleichbar, mit der die weiblichen Geschlechtsorgane oft auf sexuelle Reize reagieren. So weit, so gut. Von einem Hausarzt hörte ich aber, daß es eine ganze Menge Männer geben soll, für die das Auftreten der Vorflüssigkeit weder normal noch erregend, sondern einfach beunruhigend ist. Manchmal suchen sie selbst deshalb sogar den Arzt auf. Auch fragen ihre Frauen ganz beiläufig: Ist es eigentlich normal, daß mein Mann im Bett immer so naß wird? Und könnte es vielleicht sein, daß sich die schnellsten Spermien schon vor dem Orgasmus heimlich einen Weg zur Eizelle suchen? Ist das nicht ziemlich riskant, wenn das Paar zum Beispiel ausgerechnet auf den Coitus interruptus als Verhütungsmittel vertraut? Woher stammt diese Feuchtigkeit? Ich fragte Bo Coolsaet am Telefon danach, und zwei Tage darauf traf sein kurzer Brief bei mir ein.

Zu meinem Leidwesen, mein junger Freund, kann ich Deine Frage zur Vorflüssigkeit nicht beantworten, ohne ein paar technische Informationen vorauszuschicken. Weißt Du noch, wo sich die Vorsteherdrüse (Prostata) befindet? Genau, um den vorderen Teil der Harnröhre herum, genau unter dem Blasenausgang. Also, diese Vorsteherdrüse enthält eine beeindruckende Menge kleinerer Drüsen, deren Ausgänge miteinander in Verbindung stehen. So kommen eine Menge kleinerer Abzweigungen zusammen, die dann anschließend über eine Reihe kleinerer Kanäle in die Harnröhre münden.

Du kannst Dich wohl auch noch daran erinnern, daß die Vorsteherdrüse und ihre Kapsel Muskeln aufweisen, die sich zusammenziehen können. Bei sexueller Erregung – und, ganz wichtig, noch bevor überhaupt von irgendeiner Form des Samenergusses die Rede sein kann – ziehen sich die Muskeln manchmal schon im voraus zusammen. Dadurch wird ein Teil der Flüssigkeit aus der Vorsteherdrüse in die

Harnröhre gepreßt. Kurz darauf erscheint diese Flüssigkeit dann am Ende der Harnröhre. Und natürlich bekommen vor allem jüngere Liebhaber deshalb einen Schrecken. Aber sie können sich beruhigt zurücklehnen, selbst wenn die Menge dieser Vorflüssigkeit relativ hoch sein sollte – und auch natürlich, wenn gar keine Vorflüssigkeit zum Vorschein kommt.

Bei dem ganzen Vorgang spielen verschiedene Faktoren eine Rolle. Die Vorsteherdrüse ist nämlich nicht bei jedem Mann gleich angelegt. Beim einen ist mehr Drüsengewebe vorhanden, beim anderen möglicherweise mehr Bindegewebe. Die Prostata wächst bei manchen Männern, vor allem im Alterungsprozeß – für andere trifft das nicht zu. Das Wachsen der Prostata kann die Effizienz der Muskelkontraktion derart beeinträchtigen, daß kaum noch Flüssigkeit in die Harnröhre gelangt. Umgekehrt stellen wir fest, daß die größte Flüssigkeitsmenge bei Männern mit einer saftigen, schwammigen Prostata auftritt, die von einer muskulösen Kapsel umgeben ist. Kurz und gut: Aus dem einen Penis perlt höchstens ein Tautropfen, aus dem anderen fließt ein ganzer Bach. Aber auf gar keinen Fall gibt es auch nur den geringsten Anlaß zur Sorge. Und mit Sperma hat diese Vorflüssigkeit absolut nichts zu tun, wie du sicherlich schon begriffen hast. Samen gibt es nur beim Samenerguß, wie das Wort schon sagt.

Der Vollständigkeit halber noch folgendes: Manche Männer konstatieren sogar nach einer Prostataoperation noch die Produktion von Vorflüssigkeit. Das hängt mit zwei kleinen Drüsen unterhalb der Vorsteherdrüse zusammen, die zum ersten Mal von Cowper beschrieben wurden. Diese Cowper-Drüsen produzieren eine Flüssigkeit, die bei Erregung austritt. Du siehst, ein Mann ist nicht einfach trockenzulegen.

Reicht Dir diese Antwort? Wenn Du noch Fragen hast, faxe sie mir bitte zu. Denn diese Woche bin ich einige Tage im Ausland unterwegs. Bis bald.

Am Abend schicke ich Bo ein Fax mit folgender kurzer Frage: Ich habe auch schon mal Flüssigkeit bemerkt, als ich ganz brav im Stau stand oder an meinem Schreibtisch saß – von einer Erektion keine Spur. Wie heißt diese Krankheit?

Drei Tage später rollte seine Antwort aus dem Faxgerät:

Diese Krankheit heißt Unkeuschheit. Es hat sich herausgestellt, daß bei manchen Männern sexuelle Reize – visuell oder in der Phantasie – schon für eine Kontraktion der Muskeln ausreichen, die dann die Vorflüssigkeit auslöst. Und zwar auch ohne Erektion.

Es wäre weitaus schlimmer, wenn sich eitrige Flüssigkeit aus der Harnröhre abscheiden würde, denn das würde auf eine Entzündung der Harnröhre hinweisen und möglicherweise auf etwas, das von dem flämischen Arzt Palfijn im Mittelalter als »schmutziger Tripper« beschrieben wurde. Geschlechtskrankheiten werden nicht durch die Phantasie ausgelöst, sondern nur durch sexuelle Kontakte mit einer Person übertragen, deren Sexualverhalten einem nicht oder offensichtlich unzureichend bekannt ist. Wenn eitrige Flüssigkeit aus dem Penis austritt, sollte man sofort den Arzt aufsuchen, der feststellen kann, ob eine Geschlechtskrankheit vorliegt. In diesem Fall werden Medikamente verordnet.

DER HODENSACK

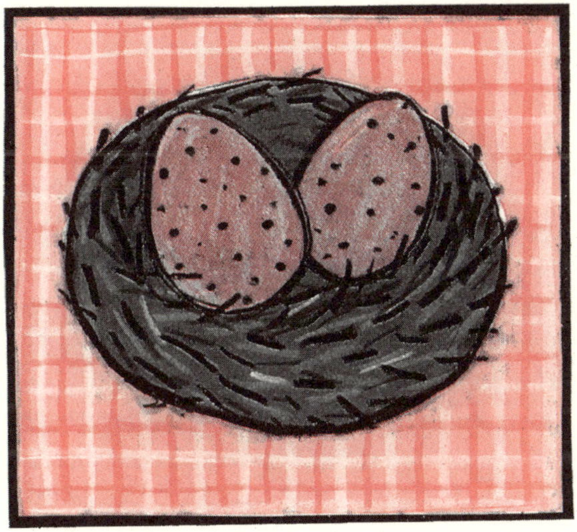

Zunächst näht ihn die Natur sauber zu, dann läßt sie ihn einfach draußen hängen: den Hodensack, ein kostbarer Beutel der Fruchtbarkeit, verletzlich und ein wenig komisch zwischen den Beinen des Mannes schlackernd. Meiner Meinung nach nicht gerade ein Ausbund an Schönheit und Grazie, aber wie jeder andere Mann behandle ich ihn doch wie ein Säckchen Edelsteine. Auch wenn darin nur zwei Diamanten liegen, ich hege sie wie die Pflanze Rührmichnichtan. Wie extrem wertvoll der Hodensack samt Inhalt ist, wird bei Fußballspielen immer wieder so wunderbar augenfällig, sobald der Schiedsrichter einen Freistoß anordnet. Dann stellen sich die Verteidiger ordentlich in Reih und Glied auf und schützen ungeniert ihre edlen Teile mit beiden Händen – denn ihnen ist es immer noch lieber, daß der Ball ins Netz geht als an ihr Geschlecht. Beim Niederschreiben spüre ich übrigens, wie er ein klein wenig schrumpft. Er denkt mit mir, mein Hodensack. Und es ist klar, daß er keineswegs an das eine Mal erinnert werden möchte, als er durch den Kniestoß eines Straßenjungen minutenlang im Koma lag.

Als ich mit Bo Coolsaet über den Hodensack sprach, knüpften wir wieder beim ersten Kapitel an – wie sich der Hoden bei einem Jungen im Hodensack um seine Achse drehen kann, und ob das auch bei Erwachsenen möglich ist.

Ein jäh empfundener Schmerz auf der einen Seite des Hodensacks kann auch bei jungen Erwachsenen tatsächlich auf ein Sichdrehen der Hoden zurückgehen. Und auch in diesem Fall ist es wichtig, schnell operativ einzugreifen. Bei Erwachsenen tritt aber eine akute Entzündung des Nebenhodens viel häufiger auf. Der Anfang einer solchen Entzündung wird oft eher zufällig bemerkt, beispielsweise, wenn der Sohnemann zu heftig auf Papas Schoß springt. Der Vater glaubt, der Schmerz werde durch den Schlag gegen die Hoden verursacht, aber in vielen Fällen ist ein entzündeter Nebenhoden die eigentliche Ursache der Schmerzempfindlichkeit. Auch ohne einen temperamentvollen Sohn fällt es einem auf. Denn die Infektion wird von einer Schwellung des Hodensacks begleitet und einem ansteigenden Fieber, das sich übrigens leicht bis auf 40 Grad er-

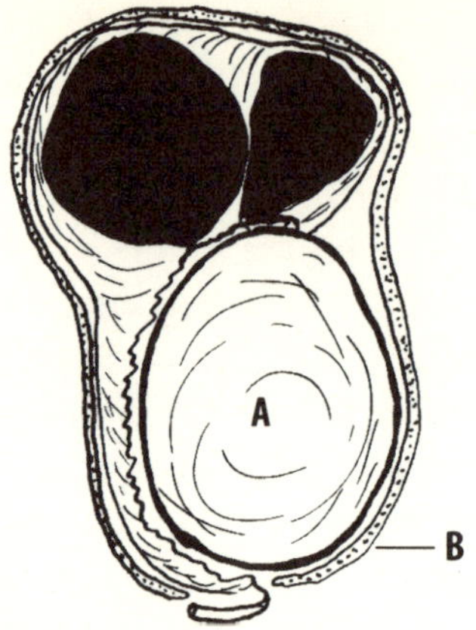

Normaler Hoden (A), umgeben von einer doppelten Hautschicht (B), in der etwas Flüssigkeit vorhanden ist. Der Nebenhoden weist zwei zystische Vergrößerungen auf: die Epididymiszysten.

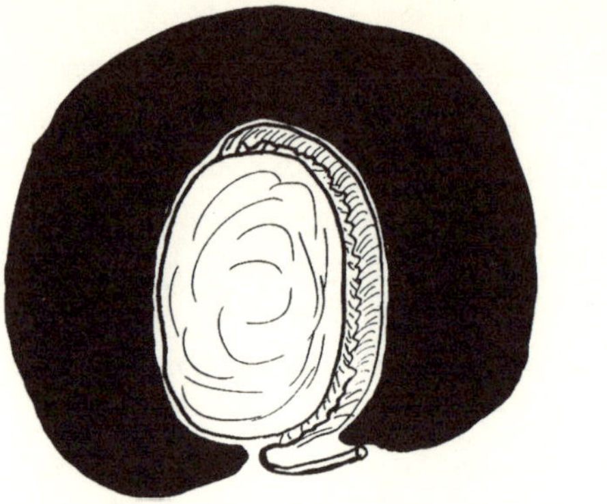

Sowohl der Hoden wie auch der Nebenhoden sind hier normal. Zwischen den beiden Hautschichten ist jedoch eine größere Menge zitronengelber Flüssigkeit vorhanden: die Hydrozele.

höhen kann. Eine akute Hodenentzündung (bzw. Epididymitis) kann Folge einer Clamydien- oder einer anderen bakteriellen Infektion sein, die sich von der Prostatagegend her über den Samenleiter bzw. die Lymphgefäße zum Nebenhoden hin ausbreiten kann. In sehr ernsten Fällen ist auch der Hoden selbst infiziert.

Wie wird diese Krankheit behandelt?

Ziemlich simpel. Zunächst braucht der Patient Ruhe. Außerdem sorgt der Arzt dafür, daß der Hodensack zum Bauch hin angehoben wird, damit eine gute Drainage (Ableitung von Wundabsonderungen) möglich ist. Unter dem Hodensack sorgen umwickelte Eisblöckchen für die nötige Abkühlung. Gleichzeitig werden Antibiotika und abschwellende Medikamente verordnet. Mit der richtigen Therapie sind die akuten Symptome bereits nach wenigen Tagen verschwunden. Es kann jedoch noch Wochen dauern, bis die restliche Schwellung des Nebenhodens völlig abgeklungen ist.

Ist eine Nebenhodenentzündung immer akut?

In der Regel schon. Aber in manchen Fällen kann die Entzündung auch ruhen, also chronisch sein. Chronische Reizungen können übrigens die Flüssigkeitsproduktion oder -resorption zwischen den beiden Hautschichten stören, die den Hoden umgeben. Dann sammelt sich dort eine wäßrige, gelbe Flüssigkeit, und der Hoden schwillt wie ein Ballon an. Diese Krankheit nennen wir Hydrozele (Wasserbruch). Die Flüssigkeit kann zwar aus dem Hohlraum abgesaugt werden, aber nur vorübergehend. Für eine endgültige Therapie ist ein operativer Eingriff erforderlich.

Vom Kopf des Nebenhodens ausgehend kann sich auch noch eine andere Art von Hohlraum bilden, die sogenannte Epididymiszyste. Diese Zysten enthalten eine weißliche Flüssigkeit und können von erbsen- bis orangengroß variieren. Eine operative Entfernung ist die einzige Lösung.

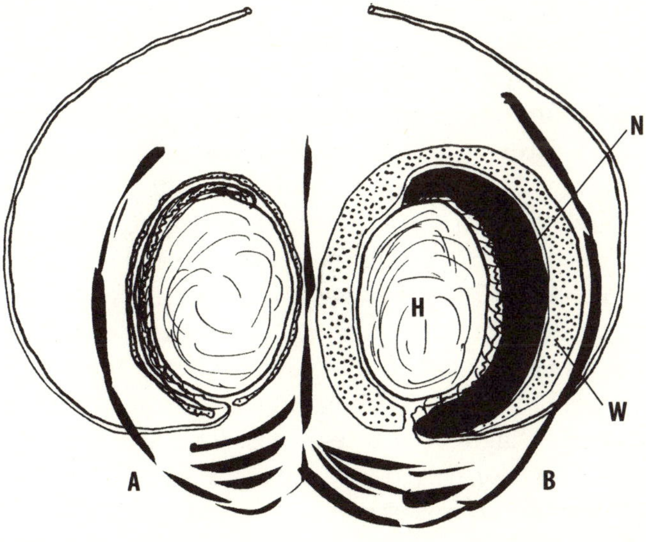

A. Normaler Hoden mit Nebenhoden und umgebenden Hautschichten.

B. Epididymitis. Der Hoden (H) ist normal, der Nebenhoden (N) ist geschwollen. Durch die Entzündung und die Irritation entsteht ein Wasserbruch (W).

Wie entsteht ein Leistenbruch?

Ein Leistenbruch entsteht durch eine Ausstülpung der Bauchwand in den Leistenkanal. In den meisten Fällen enthält die Ausstülpung Darmsegmente (bzw. Dünndarmschleifen), die bis zum Hodensack durchhängen können und ihn natürlich anschwellen lassen. Man kann in diesem Fall also buchstäblich im Hodensack von Darmkrämpfen gequält werden.

Auch die Varikozele, eine Form der Krampfader, die wir schon im Kapitel über die kleinen Jungs besprochen haben, kann bei Erwachsenen vorkommen. Sie fühlt sich wie eine wurmförmige Schwellung an und ist fast immer links im Hodensack angesiedelt. Und auch dort können Krampfadern, genau wie beispielsweise im Unterschenkel, zu Thrombosen führen, also Blutpropfen bilden, und Schmerz verursachen.

Schmerzen in diesem zarten Hodensack, aus irgendeinen Grund ist das ein besonders beunruhigender Gedanke.

Ja, aber sonderbarerweise verursacht Hodenkrebs, der wirklich die schlimmste Bedrohung des Hodensacks ist, am wenigsten Schmerzen. Ich kann das anhand einer etwas surrealistisch anmutenden, aber wahren Geschichte erläutern. Ein Mann sitzt gemütlich in seinem Fernsehsessel und schaut sich ein Programm über Hundepflege an. Irgendwann spricht der Tierarzt über Hodenkrebs bei Hunden und demonstriert gleichzeitig, wie er den Hoden des Tieres durch die Haut des Hodensacks hindurch untersucht. Unser Fernsehzuschauer ist so fasziniert, daß er die Anleitungen des Arztes bei sich selbst befolgt – und zu seinem Entsetzen am linken Hoden genau die gleiche Abweichung ertastet, wie sie der Tierarzt beim Hund beschrieben hat. Er ist so klug, auf der Stelle den Arzt aufzusuchen. Diagnose: Hodenkrebs. Rein zufällig entdeckt. Ohne die geringsten Beschwerden oder sonstigen Anlaß. Der Mann wurde operiert und kann als geheilt gelten.

Das hört man gern, und es ist vielleicht sogar ein guter Tip für Fernsehzuschauer, die nebenher noch etwas Nützliches tun wollen. Ich weiß nicht, wie alt dieser Mann war, aber kann Hodenkrebs auch bei jüngeren Männern auftreten?

Aber sicher. Und auch dann verursacht der Krebs weder Schmerzen noch eine auffällige Schwellung. Wenn der Hodenkrebs rechtzeitig erkannt werden soll, muß man also regelmäßig die Hoden untersuchen lassen. Ich bin der Meinung, es ist die Pflicht von Ärzten und Eltern, junge Männer ab etwa achtzehn Jahren aufzufordern, sich selbst regelmäßig durch Abtasten zu untersuchen. Die Oberfläche eines gesunden Hodens fühlt sich glatt an, ohne daß sich auf der Kapsel Unregelmäßigkeiten ertasten lassen. Das kann man selbst überprüfen. Man muß auch lernen, zwischen Hoden und Nebenhoden zu unterscheiden; der Nebenhoden ist hinter dem Hoden über die gesamte Länge locker angeheftet. Unten geht der Nebenhoden in den Samenleiter über. Dieser kann ebenfalls ertastet werden. Durch Selbstuntersuchung sammelt der Mann allmählich ausreichend Erfahrung über die normale Struktur seines Hodensacks und kann später leicht kontrollieren, ob eine Veränderung eingetreten ist.

Hodenkrebs beginnt im Hoden selbst. In der Anfangsphase fühlt sich der Krebs wie eine Verhärtung an. Das ist nicht immer leicht zu erken-

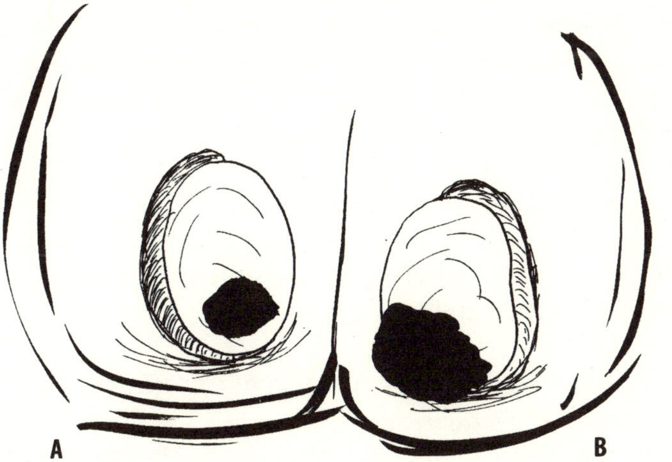

Hodenkrebs

A. im Anfangsstadium, auf den Hoden begrenzt

B. weitergewachsen bis außerhalb der Hodenkapsel

nen, aber im Zweifelsfall kann eine Echographie Auskunft über vorliegende abnorme Strukturen geben. Sollte das der Fall sein, wird eine anschließende Blutuntersuchung ergeben, welche Tumormarker, also Indikatoren für Tumore, dabei im Spiel sind. Ist der Krebs schon länger gewachsen, kann man das an einer unregelmäßigen Verhärtung auf der ansonsten glatten Hodenkapsel ertasten. Wenn man so etwas feststellt, darf man natürlich nicht lange warten, sondern muß sofort einen Facharzt zu Rate ziehen. Man sollte dem Arzt keine Gelegenheit zu einer Fehldiagnose geben, sondern ihm sofort zeigen, wo sich die Verhärtung befindet.

Und wenn nun tatsächlich Krebs diagnostiziert wird?

Dann wird der Hoden samt Samenstrang über die Leiste operativ aus dem Hodensack entfernt und die Geschwulst mikroskopisch untersucht. Je nach Untersuchungsergebnis entscheidet der Arzt über den weiteren Verlauf der Behandlung. Denn es gibt verschiedene Arten von Hodenkrebs. Bei manchen ist bei regelmäßiger Kontrolle nicht einmal eine zusätzliche Behandlung erforderlich. Bei anderen wiederum kann es erforderlich sein, die Drüsen, die den Hodensack drainieren und eventuell Krebszellen enthalten können, durch eine Operation zu entfernen. Wieder andere werden bestrahlt oder mit Medikamenten therapiert. Das hängt immer von der Art des Karzinoms ab.

Kannst du etwas über die Heilungschancen sagen?

Aber gerne. In der Regel können wir fast allen Männern mit Hodenkrebs eine Heilung versprechen. Die Therapieergebnisse sind im allgemeinen als hervorragend zu bezeichnen.

Aber wenn das so ist, könnte dann der Hodenkrebs nicht auch mit alternativen Methoden geheilt werden?

Damit wäre ich außerordentlich vorsichtig. Natürlich will ich die Meinung anderer jederzeit gern respektieren, aber ernste Beeinträchtigungen muß man mit harten Mitteln bekämpfen. Vor einigen Jahren hatte ich den Fall eines einundzwanzigjährigen Mannes mit Hodenkrebs. Nach der Untersuchung stellte sich heraus, daß durch eine Operation mit an Sicherheit grenzender Wahrscheinlichkeit eine vollkommene Heilung möglich wäre. Aber sein Vater riet ihm – nach eigenen schlechten Erfahrungen mit der Schulmedizin – zu einer alternativen Therapie. Sie fanden einen Arzt, der dem jungen Mann völlige Heilung versprach, und zwar ohne Operation oder klassische Behandlungsmethoden, nur mit Hilfe der Akupunktur. Als die Schwellung immer größer wurde und sich schließlich große Drüsenpakete mit Ausstreuungen in der Leiste bildeten, wurde die Begeisterung sogar noch größer, da der Arzt behauptete, die Entwicklung deute darauf hin, daß sich der Körper ausgezeichnet gegen die Krankheit wehre. Und so ging es schnell bergab. Am Ende wurde der junge Mann doch noch ins Krankenhaus gebracht, wo man aber feststellte, daß die Krebszellen inzwischen derart ungezügelt und destruktiv vorgingen, daß keinerlei Behandlung mehr möglich war. Das Ende eines tragischen Irrtums. Ausgerechnet in einem medizinischen Bereich, wo solch große Erfolge zu verbuchen sind.

PROSTATITIS

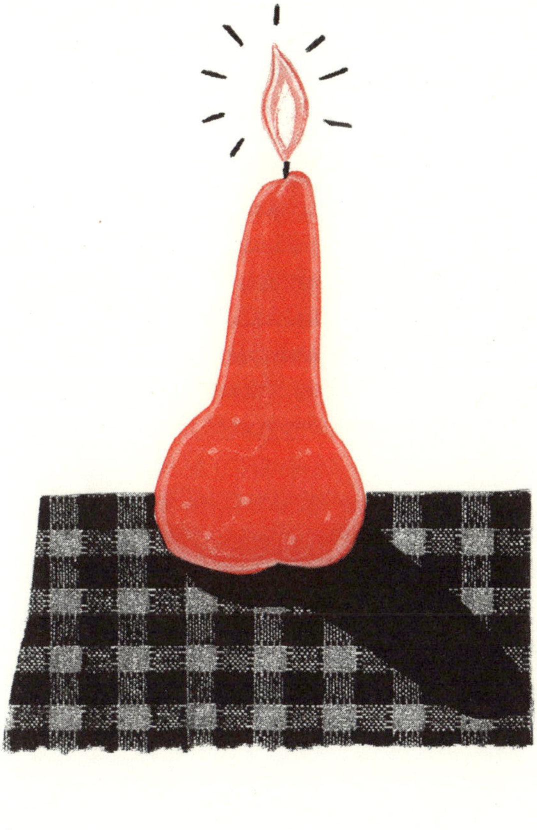

Und was hast du genau gespürt? hörte ich ihn am Telefon fragen. Die Antwort des Unbekannten blieb mir verborgen. Und dann wieder Bo: Hast du Fieber? Und kurz darauf: Wie alt bist du jetzt genau? Noch keine vierzig, habe ich recht? Sie redeten noch eine Weile weiter. Ich hörte Bos Fragen, aber nicht die Antworten. Bis er schließlich sagte: Ruf bitte morgen früh an, wir machen sofort einen Termin. Sei unbesorgt, wir werden etwas unternehmen. Sie verabschiedeten sich, und Bo beugte sich nach vorn, um die Hühnersuppe besser schnuppern zu können. Was fehlt ihm denn? fragte ich. Prostatitis, antwortete er. Prostatitis?

Ich möchte nicht übertreiben, aber Prostatitis muß man allmählich schon als gesundheitspolitisches Problem betrachten. Sie tritt wirklich ungeheuer oft auf. Dieser Mann zum Beispiel ist siebenunddreißig Jahre alt und damit im typischen Alter für Prostatitis, nämlich zwischen dreißig und vierzig.

Was spürt er denn? Hat er Schmerzen?

Er hat Schmerzen im Unterbauch und fühlt, wie der Schmerz bis in den Hodensack und dahinter ausstrahlt. Er spürt ein brennendes Gefühl bis in die Eichel. Er hat Fieber, ständigen Harndrang, kann aber den Urin nur in kleinen Mengen ausscheiden, in einem Strahl, der weniger kräftig ist als sonst, und das Wasserlassen wird oft von einem brennenden Gefühl begleitet. Übrigens sprechen wir bei einem sehr heftigen Harndrang von einem urge; wenn der Patient den Urin nicht halten kann, von einer »Urge-Inkontinenz«. Es handelt sich dabei um eine akute Entzündung der Prostata.

Wer oder was verursacht diese Entzündung?

Irgendeine Bakterie. Wir wissen nur nicht, wie die dort hineinkommt. Theoretisch könnte es die Harnröhre sein, aber vermutlich kann es auch über das Blut oder die Lymphbahnen erfolgen, über welche Flüssigkeit transportiert wird. Die Bakterien nisten sich in das Prostatagewebe ein und verursachen dort eine Entzündung. Die Prostata schwillt an. Der Patient bekommt Fieber. Der Blasenausgang wird mehr oder weniger blockiert, die Rückseite der Prostata gegen den Darm gedrückt, und daraufhin strahlen die dort befindlichen Muskeln den Schmerz aus, und der Patient spürt diesen bis hinten in den Hodensack, manche bis in den Nebenhoden. Das Krankheitsbild ist ziemlich eindeutig.

Was kann man dagegen tun?

Man verordnet bestimmte Antibiotika. Das ist jedoch noch immer problematisch, da sie in der Prostata nicht ohne weiteres wirken. Im allgemeinen würde ich die Behauptung wagen, daß die Betroffenen besser nicht allzu viele Untersuchungen und garantiert keine endoskopischen Eingriffe über sich ergehen lassen sollten. Manchmal muß der Urin direkt aus der Blase abgesaugt werden, über eine Sonde, die durch eine Punktierung im Unterbauch eingebracht wird.

Inwieweit hat die Therapie Erfolg?

In den meisten Fällen werden die Patienten vollständig geheilt. Manchmal schleppt sich die Infektion aber über längere Zeit hin und wird zudem chronisch. Das äußert sich in sporadischem Harndrang, einem Brennen und in Schmerzen, aber sie sind nicht so schlimm wie in der akuten Phase. In der akuten Phase kann die Potenz übrigens auch ziemlich abnehmen oder der Kranke kann beim Orgasmus sogar Schmerz empfinden. Manchmal kehrt die Krankheit auch zurück, sobald der Patient unter Streß steht oder seine Widerstandskräfte durch eine andere Krankheit herabgesetzt sind.

In einer Reihe von chronischen Prostatitis-Fällen jedoch sind anscheinend nicht Bakterien verantwortlich, und das sind die schwierigsten Fälle. Dann wird die Prostataflüssigkeit untersucht. Da dies ja recht schmerzhaft werden kann, muß die Untersuchung unter Narkose erfolgen. Dabei wird die Prostata leer massiert und aus der Harnröhre die Flüssigkeit zur Analyse abgesaugt. Die Prostataflüssigkeit wird auf Bakterien, Pilze, Uroplasmen und vor allem auch Chlamydien untersucht. Chlamydia ist eine unangenehme, sexuell übertragbare Krankheit.

Warum unangenehm?

Nun, es kommt sehr häufig vor, daß sowohl Männer wie Frauen nichts davon spüren, wenn sie mit Chlamydia infiziert sind. Sie können diese Krankheit also unwissentlich auf ihren Partner übertragen. Chlamydien sind durch eine Blutuntersuchung nachweisbar, aber beim Mann auch direkt in der Prostataflüssigkeit oder bei der Frau in der Harnröhre oder der Scheide. Alle möglichen vagen, aber unangenehmen Beschwerden können davon ausgelöst werden: Schmerzen im unteren Rückenbereich, Schmerzen zwischen Hodensack und After, Schmerzen in der Leiste und den Nebenhoden, ein unangenehmes Gefühl bei der Erektion und der Ejakulation. Diese Beschwerden sind zwar mit Antibiotika behandelbar, sie werden aber noch lange in unterschiedlicher Stärke anhalten. Eine solche Kur muß übrigens in manchen Fällen mehrfach wiederholt werden, die Krankheit kann sich über Jahre hinziehen. Aber sie ist irgendwann einmal vorüber, selbst wenn sie von vielen Rückfällen begleitet wird.

Auch hier ist Vorbeugen besser als der Versuch zu heilen. Geschlechtsverkehr mit verschiedenen Partnern birgt die große Gefahr einer solchen Infektion in sich, die an sich zwar gutartig ist, aber dennoch außerordentlich unangenehm. Wenn das »Unvermeidliche« dennoch geschieht, sollte man auf jeden Fall ein Kondom verwenden.

Kannst du Patienten, die an Prostatitis leiden, nicht einen allgemeinen Rat geben?

Relativ viele betroffene Männer wechseln auffallend häufig den Arzt. Möglicherweise, weil sich die Therapievorschläge nicht selten stark unterscheiden – der eine rät zu warmen, der andere zu kalten Bädern. Der eine plädiert für Zurückhaltung beim Sex, ein anderer im Gegenteil für mehr Geschlechtsverkehr. Und so könnte ich fortfahren. Das ist gewissermaßen auch verständlich, weil diese Krankheit kein festgelegtes Muster aufweist. Manchmal fühlt sich der Patient nach einem Samenerguß besser, ein anderes Mal wiederum schlechter. Man kann kaum Vorhersagen machen, also auch keine mehr oder weniger hilfreichen allgemeinen Ratschläge geben. Das einzige, was wir sicher wissen, ist, daß Alkohol in der Regel nicht zuträglich ist. Nur wissen wir nicht, warum.

Die Krankheit heilt also durchaus, aber man braucht viel Geduld, und die Behandlung erfolgt sozusagen eher nach Intuition. Trifft meine Annahme zu, daß Männer mit Prostatitis gerne Homöopathen aufsuchen?

Das kann man ihnen wahrlich nicht verübeln. Homöopathie – wie auch andere alternative Heilmethoden – kann bei der Behandlung einer chronischen Prostatitis nützlich und hilfreich sein. In diesem Fall kann auch die klassische Medizin nicht viel mehr helfen. Außerdem ist es zu begrüßen, wenn die Einnahme von Antibiotika umgangen werden kann, denn die Nebenwirkungen der Antibiotika sind häufig schädlicher als ihre Heilerfolge.

Entschließt du dich dennoch bisweilen zur Operation?

Es gibt tatsächlich so ernste Formen der chronischen Prostatitis, mit gelegentlichen akuten Schüben, daß diese letzten Endes doch operativ behandelt werden müssen. Aber auch nach einer solchen Operation bleibt noch Prostatagewebe zurück, und das kann ebenfalls im nachhinein noch Probleme verursachen.

In einem Medizinmagazin im Fernsehen hörte ich, daß jemand Prostatitis mit einer Blasenentzündung verwechselt hat.

Das kommt häufiger vor. Aber erstens haben Männer relativ selten eine Blasenentzündung bzw. Cystitis, und zweitens verläuft eine Blasenentzündung – vorausgesetzt, es handelt sich nicht um noch eine andere Krankheit – fast niemals mit Fieber. Sobald der Patient Fieber hat, handelt es sich entweder um eine Prostatitis oder um eine Entzündung des Nierenbeckens. Bei Frauen sind Blasenentzündungen hingegen sehr häufig. Wenn sie bei Männern auftreten, werden sie meist von anderen Krankheiten begünstigt, etwa durch Blasensteine oder eine zu große Restmenge Harn nach dem Wasserlassen.

DIE PENISGRÖSSE

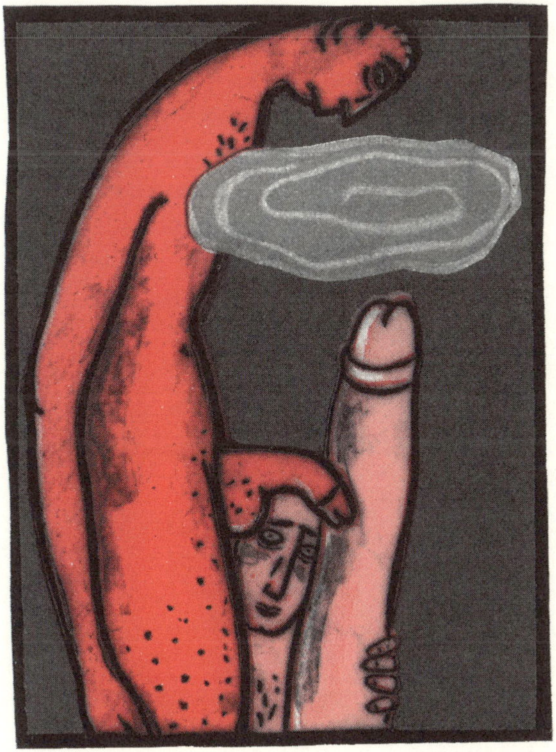

Viele Männer erleben ihren Penis als Symbol der Männlichkeit, Kraft, Dominanz – manchmal als Kompensation für fehlende Männlichkeit, manchmal auch nicht. Als Wehrpflichtiger kannte ich einen jungen Mann, der nichts lieber tat, als ihn zu zeigen. Nicht bei den Schießübungen, auch wenn er seine Munition mit viel Männlichkeitsgehabe und Machismus verballerte. Aber im Waschraum, im Flur und im Schlafsaal. Ich habe ihn sogar einmal dabei ertappt, wie er einigen blutjungen Mechanikern ausführlich Masturbationstechniken erläuterte. Als ich ihn zur Rede stellte, antwortete er, diese Jungs könnten noch viel von ihm lernen, allein schon, weil er »den Größten« hätte. Er hatte tatsächlich den Größten, er war der Stärkste, der Frechste von allen. Nur – er war nicht gerade intelligent. Aber wenn es wirklich darauf ankam, zeigte sich doch immer wieder sein weiches Herz. In der Zwischenzeit habe ich auch Männer kennengelernt, die sich zu Tode fürchten, andere könnten auch nur einen Blick auf ihren Penis werfen. Eine Frau hat mir einmal berichtet, ihr Mann wolle sie nicht ins Badezimmer lassen, wenn er in der Wanne liege. Und seltsamerweise sind es oft gerade nicht Männer, die einen kleinen Penis haben. Kurzum: Selbst wenn fast jeder Penis für die ihm gestellte Aufgabe ausreicht (und vor allem lang genug ist, um den Samen in die Vagina einzubringen) – die Geschichte der Männer und ihrer Schwänze strotzt nur so vor Unwissenheit, Verdrängung, Scham, Sublimierung und einem überzogenen Selbstbild. Wollen wir ihn erst einmal ausmessen?

Hallo, Bo? Ich komme gerade von einer erfrischenden kalten Dusche und sehe zu meinem Entsetzen, daß mein kleiner Herr kaum noch vier Zentimeter lang ist. Soll ich nun aus diesem Leben scheiden?

Warte noch ein wenig ab. Ich meine, bis die Wirkung der kalten Dusche nachgelassen hat. Ein durchschnittlicher Penis mißt etwa zwölf bis achtzehn Zentimeter, aber wenn er plötzlich mit kaltem Wasser konfrontiert wird, zieht er sich durch Muskelkontraktion schnell zusammen. Das ist also der ungeeignetste Moment zum Messen. Außerdem hast du ihn vielleicht gerade von oben angesehen, und aus der Perspektive wirkt der Penis sowieso kleiner, als er eigentlich ist.

Wie soll ich ihn denn messen?

Dafür gibt es zwei Methoden. Entweder bei der Erektion – dann mißt man mit einer festen Meßlatte oben am Penis, also zum Bauch hin, während man in der Mitte leichten Druck ausübt. Man mißt also vom Knick am Bauch bis zur Penisspitze. Aber man kann ihn genausogut in schlaffem Zustand messen. Dann hält man die Eichel fest und dehnt den Penis maximal aus. Und auch dann mißt man vom Schambein bis zur Eichelspitze. Untersuchungen haben erwiesen, daß die Penislänge von Mann zu Mann sehr unterschiedlich sein kann, die große Mehrzahl aber unter eine bestimmte Durchschnittsgröße fällt. Aber es gibt auch Extreme. Zu mir kommen manche Männer mit einem kleinen Penis, sogar erheblich kleiner als zwölf Zentimeter, und sie funktionieren perfekt, ohne daß die Frau damit irgendwelche Probleme hätte. Am anderen Ende der Meßlatte stehen gigantische Exemplare, für die sogar die ärztlichen Instrumente – beispielsweise für die Behandlung einer Prostatitis – nicht ausreichen.

Wenn die Penislänge in der Regel eher unwichtig ist, warum machen die Männer dann so viel Aufhebens davon?

Nun ja. Wegen der Werbung, wegen Filmen, Literatur, Machogehabe, der dummen Bemerkung einer Frau – um nur ein paar Auslöser zu nennen. Es gibt so viele Einflüsse, die dazu führen, daß Männer das Wesen ihrer Männlichkeit mit der Länge und dem Querschnitt ihres Penis gleichsetzen. Selbst wenn das eine absolut nichts mit dem anderen zu tun hat, ist genau diese falsche Vorstellung für viele Männer ein Problem. Ärzte und Sexualtherapeuten stoßen bei diesem Thema sogar gelegentlich auf echte Verzweiflung. Man muß also den Penis in seinem Aussehen und seiner Größe einfach akzeptieren; mit der Persönlichkeit eines Menschen hat das absolut nichts zu tun. Auch seine sexuellen Phantasien sollte man besser nicht mit solchen Zusammenhängen verknüpfen, denn das könnte zu ernsthaften Frustrationen führen. Es ist wie mit vielen anderen Dingen auch: Sobald sich die Unzufriedenheit mit sich selbst im Gehirn festsetzt, fällt es ungeheuer schwer, den Schlüssel wieder umzudrehen.

Wie kann man dem denn vorbeugen?

Indem man sich einmal in aller Ruhe nackt im Spiegel betrachtet und fragt: Kann ich diese Person akzeptieren? Ist diese Nase wirklich zu groß, dieser Penis zu klein, oder könnte ich damit in meinem weiteren Leben nicht ausgezeichnet zurechtkommen? Und wenn es einem dann doch schwerfällt, wenn man wirklich der Meinung ist, so schrecklich auszusehen, dann hilft es ganz bestimmt, sich mit einem Fachmann darüber zu unterhalten. Dabei muß man wissen, daß dieser einem – außer natürlich bei körperlichen Abweichungen – meist keine operative Korrektur, sondern eine psychologische Lösung vorschlagen wird.

Kannst du ein Beispiel nennen?

Indem man beispielsweise zuerst einmal klärt, ob die Probleme nicht in der Beziehung liegen. Denn dort findet sich oft die Quelle zur falschen Beurteilung der eigenen Person. Es ist ein Teufelskreis: In einer problembehafteten Beziehung nimmt die Häufigkeit der sexuellen Kontakte ab. Dadurch fühlt sich die Partnerin immer unbefriedigter, und somit mindert sich das Selbstwertgefühl des Mannes. Wenn ihn die Frau dann im ungünstigsten Fall auch noch mit herabsetzenden Bemerkungen über die Größe seines Penis niedermacht, gibt es kein Halten mehr. Bei vielen Männern kann ein solcher Vorwurf regelrecht eine sexuelle Blockade auslösen. Sie fühlen sich tief in ihrer Männlichkeit verletzt und trauen sich nicht mehr aus ihrem Schneckenhaus heraus. Der Mann versteift sich dann sozusagen auf seine Schlaffheit.

Hat die Penislänge keinerlei Einfluß auf das Orgasmusempfinden der Frau?

Nein, zumindest nicht körperlich. Rein körperlich wird das Orgasmusempfinden der Frau nicht von der Penislänge beeinflußt. Es ist ein Ammenmärchen, ein sehr langer Penis würde der Frau mehr Befriedigung schenken als ein kleines Exemplar. Oft ist es genau umgekehrt: Ein sehr langer Penis kann hoch in die Vagina eindringen und durch Stöße die Bänder dehnen, mit denen die Gebärmutter am kleinen Becken aufgehängt ist. Und das verursacht mehr Schmerz als Lust. Die Empfindlichkeit in der Nähe des Gebärmutterhalses und der Vaginaspitze ist sehr gering. Die Frau wird zwar im Unterbauch die aufwärts stoßende Bewegung empfinden, aber der sexuelle Reiz ist an dieser Stelle außerordentlich gering.

Wo ist denn dieser Reiz – abgesehen von der Klitoris – am größten?

Am Eingang der Vagina, im ersten Zentimeter. Inzwischen wird wohl jeder von den sogenannten G-Punkten gehört haben, die vorn in der Vagina zur Blase hin liegen. Wenn die Frau also bei der Penetration eine stärkere Erregung empfindet, dann eher durch einen breiten als durch einen langen Penis. Aber – wie es in deiner Frage bereits anklingt – die große Mehrheit der Frauen kommt zum Orgasmus durch die Reizung der Klitoris an der Vorderseite der Vulva, wo die kleinen Schamlippen zusammenlaufen. Wenn eine Frau ihren männlichen Partner also verletzen möchte, kann sie ihm vorwerfen, sie könne keinen Orgasmus bekommen, weil sein Penis zu kurz sei. Übrigens habe ich noch eine gute Nachricht für die Männer, die ihren Penis für zu klein geraten halten. Die gemessene Länge ist nämlich nicht die wirkliche funktionelle Länge, denn beim Vaginalkontakt wird das weiche Fettgewebe in Höhe des Schambeins wohl noch anderthalb, bei schwergewichtigen Männern sogar mehrere Zentimeter weiter zurück gedrückt, was den Penis de facto verlängert. Männer, die gerne essen und trinken, schaffen sich ihren augenscheinlich kleinen Penis übrigens selbst. In der Schamgegend bildet sich nämlich ein richtiges kleines Fettpolster, das sich über die Peniswurzel legt und gelegentlich teilweise die Sicht auf den Penis nehmen kann. Mäßigung bei Tisch kann also eventuell Frustrationen in der Schamgegend vermeiden.

Vielen Dank auch für diesen Seitenhieb. Ich habe mir sagen lassen, daß sich ziemlich viele Frauen manchmal einen kurzen, aber heftigen Tagtraum von einem negroiden Liebhaber erlauben. Und weil diese schwarzen Herren dann im allgemeinen ein ziemlich großes Gemächt haben, frage ich mich also noch einmal, ob Frauen vielleicht im Liebesfeuer doch eher größere als kleinere Exemplare bevorzugen. Ist das nicht so?

Eines der für den Penis charakteristischen Merkmale beim negroiden Typus besteht darin, durch Elastizitätsmangel in schlaffem Zustand ziemlich lang zu erscheinen, sich erigiert jedoch kaum zu verlängern.

Umgekehrt gibt es Männer, deren Penis erschlafft ziemlich klein ist, voll erigiert aber viel größer. Das sind Penisse bester Qualität mit großer Elastizität. Aber wenn du so jemand am FKK-Strand herumlaufen siehst, würdest du Mitleid mit ihm bekommen. Außerdem habe ich auch schon gesagt, daß – wenn Frauen größere Penisse schätzen – sie das weniger aufgrund physischer Reize tun, die sie dabei erwarten, als eher wegen ihrer vom limbischen System, dem Teil des Gehirns, in dem Reize von außen verarbeitet werden, angeregten Phantasie.

Ich unterstelle einmal, daß es auch Ausnahmen gibt – außerordentlich lange Exemplare neben winzig kleinen Penissen.

Es gibt tatsächlich beides. Ein abnorm großer Penis ist vermutlich einer übergroßen Menge Testosteron in der Entwicklungsphase zu verdanken oder einer Überempfindlichkeit des Gewebes auf Testosteron. Bis auf den Tip, beim Koitus vorsichtig zu sein, gibt es hier wenig zu raten. Logischerweise kann eine Frau nach mehreren Schwangerschaften eine solche Überlänge leichter ertragen als Frauen, die noch nicht geboren haben. Und auch Männer können meist mit zunehmendem Alter allmählich besser damit umgehen; dann wird nämlich auch das Fettpolster am Unterbauch ein wenig größer und die Penislänge etwas neutralisiert. Ein viel größeres Problem stellt sich im Falle eines wirklich kleinen Penis auch, weil diese Abweichung oft auch damit zusammenfällt, daß sich der Ausgang der Harnröhre nicht an der richtigen Stelle befindet. Für diese komplizierte Problematik gibt es übrigens operative Lösungen.

Aber wenn nun ein Mann zu dir kommt, der trotz besseren Wissens glaubt, sein Penis sei zum Verzweifeln klein, und der absolut deine Hilfe in Anspruch nehmen möchte – und du stellst fest, daß sein Penis zwar objektiv klein ist, das aber keineswegs ein funktionelles Hindernis sein muß. Was tust du dann?

Solche Fälle gibt es tatsächlich. Unter solchen Umständen muß man große Vorsicht walten lassen. Denn auch wenn man völlig überzeugt ist, daß sich der Mann keine Sorgen machen muß, kann das Problem für ihn selbst so ernst und grundsätzlich sein, daß man ihm zuerst zu einer Psychotherapie raten sollte. Denn die Aufnahme einer ärztlichen Behandlung kann das Risiko mit sich bringen, daß sich der Patient allein schon dadurch in seiner Vermutung bestätigt fühlt, sein Penis sei zu klein. Leider nutzen manche Ärzte die fehlgeleiteten Phantasien und Vorstellungen des Mannes oder auch der Frau aus und führen in solchen Fällen ungeniert und ohne vorhergehende Therapie operative Korrekturen durch. Das kann nicht gutgeheißen werden, vor allem, wenn sich diese Kollegen erdreisten, für solche relativ einfachen Eingriffe auch noch recht hohe Honorare zu berechnen.

Und wenn du dich nach abgeschlossener Psychotherapie dennoch zu einer Behandlung entschließt – welche Möglichkeiten hast du dann?

Solange es physiologisch gesehen eine Gratwanderung bleibt, muß man zunächst versuchen, indirekt an dem Problem zu arbeiten. Zum Beispiel haben manche ärztliche Studien erwiesen, daß der Penis – wenn er sorgfältig, wiederholt und über längere Zeit gedehnt wird, was heutzutage auch mit einer Vakuumpumpe möglich ist – bis zu einem Zentimeter verlängert werden kann. Die Frage ist natürlich, ob der Aufwand nicht zu groß ist. Aber gut, für den Patienten ist es zumindest eine angenehme Beschäftigungstherapie.

Bei älteren Männern werde ich darauf drängen, daß sie nicht weitgehend oder gar vollständig auf Erektionen verzichten. Denn ganz ohne Erektion, oder mit nur sporadischen Erektionen, schrumpfen die Schwellkörper des Penis ziemlich schnell, so daß letztendlich auch deren Elastizität nachläßt. Eine natürliche Form der einwandfreien Wartung ist also das regelmäßige Provozieren von Erektionen – jedem, wie es ihm möglich bzw. am liebsten ist. Regelmäßige Erektionen sorgen dafür, daß alles auch in Zukunft noch funktioniert. Wenn jemand jedoch unter bestimmten Umständen tatsächlich Erektionsprobleme an sich beobachtet, sollte er möglichst bald einen Facharzt aufsuchen. Denn dieser kann dafür sorgen, daß die Erektionsfähigkeit wiedererlangt wird – beispielsweise durch Selbstinjektionen, eine Behandlung, die ich später noch erläutern werde.

Auch über einen Umweg kann der Penis verlängert werden. Oder besser gesagt, man kann ihn größer wirken lassen und so den psychologischen Widerstand zum größten Teil abbauen. Männern, die unter einer Fettansammlung am Unterbauch leiden, rate ich zu einer teilweisen Entfernung dieses Fettmantels durch einen plastischen Chirurgen – nicht zu einer Radikalentfernung, denn das Fettpolster soll ja als Puffer dienen. Denn wenn zuviel Schamhügelfett abgesaugt wird, kann die Vorderseite des Schambeins während der Penetration schmerzhaften Stößen ausgesetzt sein. Auf jeden Fall ist das Ergebnis dieses Mini-Eingriffs fast immer wunderbar. Meist fühlt sich der Mann im nachhinein beim Blick in den Spiegel wie neugeboren. Denn da ist er ja wieder, sein kleiner Herr.

Aber wenn ich nun in meiner Verzweiflung doch unbedingt einen längeren Penis möchte?

Es ist möglich, den äußeren Teil des Penis zu verlängern. Aber bevor wir uns damit beschäftigen, möchte ich dir noch erläutern, daß es nicht nur große individuelle Unterschiede in der Penislänge gibt, sondern auch in der Breite. Es gibt also lange und schmale Penisse, kurze dicke und weiter noch alle möglichen Kombinationen. Vor allem Männer, die glauben, ihr Penis sei zu kurz, aber breit genug, möchten eine Verlängerung. Andere möchten eine Verbreiterung, und wieder andere beides.

All diese Wünsche können wir nach reiflicher Abwägung erfüllen. Es ist jedoch überaus wichtig, den Betroffenen genau zu erklären, was sie von einem solchen Eingriff erwarten können. Einer meiner Kollegen, der sehr viele solcher Eingriffe durchgeführt hat, hat sich nach der Zufriedenheit seiner operierten Patienten erkundigt. 75 Prozent gaben an, sie würden diesen Eingriff nicht bereuen und sich wieder dazu entschließen, 15 Prozent waren mäßig zufrieden, und 10 Prozent waren offensichtlich enttäuscht. Die letzte Gruppe würde einen solchen Eingriff nicht noch einmal vornehmen lassen.

Bei einer Penisverlängerung muß man sich zuallererst darüber im klaren sein, daß sie im Grunde Augenwischerei ist. Die Schwellkörper selbst können nicht verlängert werden, da sie sich teilweise im Körper befinden – sie laufen unter dem Schambein durch nach hinten und sind bei einer Erektion hinter dem Hodensack zu tasten. Jeder weiß, daß bei einem stehenden Mann der erigierte Penis nach oben zeigt – unter anderem deshalb, weil die Schwellkörper mit einem festen Bändchen am unteren Rand des Schambeins angebracht sind.

Was geht genau bei einer Penisverlängerung vor sich?

Über dem Schambein wird die Haut in umgekehrter V-Form eingeschnitten. Der Urologe entfernt das überflüssige Fettgewebe, bis das Anheftungsbändchen des Penis klar erkennbar ist. Dieses Band wird unter dem Schambein abgetrennt; so werden die Schwellkörper gelöst und der Penis nach außen gebracht. Gewebe und Haut werden anschließend so vernäht, daß die Verlängerung – die einige Zentimeter betragen kann – deutlich sichtbar wird. Das ist die maximale Verlängerung.

Vielen Männern reicht eine reine Verlängerung jedoch nicht aus; sie möchten ihren Penis auch noch verbreitern lassen. Dafür gibt es verschiedene Techniken, die ich hier kurz erläutern werde. Während der Verlängerungsprozedur kann Fett aus der Unterhaut des Unterbauchs abgesaugt und anschließend rundherum unter die Haut des Penis gespritzt werden. Durch Massage und Modellieren kann man dieses Fett relativ gleichmäßig über die Oberfläche verteilen. Bis zu diesem Punkt gibt es also keine Probleme. Ein Teil des Fettes wird jedoch vom Körper aufgenommen, wie bei einem Bluterguß. Andere Teile werden durch das Einwachsen von Blutgefäßen mit Blut versehen. Das kann zur Knotenbildung führen. Unterstützt durch regelmäßige Modelliermassagen, kann das alles für viele Männer akzeptabel sein. Bei anderen kann die Knotenbildung eine Quelle der Unzufriedenheit werden und so weitere Eingriffe erforderlich machen. Auch die äußere Narbe auf der Höhe des Schambeins verheilt gelegentlich kosmetisch nicht besonders ansprechend, dann sind weitere medizinische Korrekturen notwendig. Innerhalb von acht Wochen nach dem Eingriff wird die Hälfte des Fettes vom Körper aufgenommen, in den darauffolgenden Monaten weitere 10 Prozent. So ist eine mäßige Verbreiterung möglich, aber der »Patient« muß sich dessen bewußt sein, daß Restknoten bestehen bleiben können. Diese Knoten stören jedoch manche Männer nicht weiter. Im 18. Jahrhundert benutzte man in Frankreich Penisringe mit knotenartigen Erhebungen, in Rußland Ringe mit kleinen weißen Zähnen; die in Borneo beheimateten Dayaks durchbohrten den Peniskopf mit einem Bambusstöckchen oder einem kleinen Knochen – ein schmerzhafter Eingriff und ein schmerzhafter Orgasmus, wie mir scheint. Im 19. Jahrhundert brachten die Javaner kleine Steinchen in die Unterhaut des Penis ein, mit dem Ergebnis, daß er hart und knotig wurde.

Heutzutage sind wir wieder bei der Verwendung solcher Implantate oder Anhängsel angelangt. Besonders das Piercing ist populär. Kein Mensch ist mehr über eine Vorhaut schockiert, in der Ringe angebracht sind. Männer, die lieber keinen Schmerz empfinden, werden in einschlägigen Läden eine große Vielfalt von Kondomen mit Fingern und Warzen finden. Die Penisknoten sind also sicher weder aus der Welt noch aus den Köpfen.

Was haben die Profis noch an Möglichkeiten zu bieten? In diesem Fall zwei. Manche Urologen verdicken den Penis durch Hautlappentransfers aus den Leisten oder aus dem Gesäß. Gut durchblutete Hautlappen werden vorbereitet und wie ein Mantel unter der Haut eingenäht.

Die zweite und beste Lösung ist vorläufig die Verbreiterung der Schwellkörper über die gesamte Länge des äußeren Penis. Nach der Längsöffnung der Schwellkörper wird dort Deckmaterial eingenäht, das es den Schwellkörpern ermöglicht, sich weiter auszudehnen.

Auch in diesem Fall sollte man der Knotenbildung besser vorbeugen, als sie später heilen zu müssen. Außer der – notfalls mit Medikamenten oder anderen Mitteln – regelmäßigen Stimulation von Erektionen sollten schädliche Einwirkungen vermieden werden. Wir haben bereits über Schäden an der Schwellkörperwand gesprochen, die nur unter Narbenbildung und Schrumpfung verheilen. Aber auch Rauchen ist schädlich! Rauchen verändert nicht nur die Qualität der Blutgefäßwände, sondern auch die Elastizität des Bindegewebes. Durch langjähriges intensives Rauchen schrumpft der Penis um einige Millimeter. Mann sollte also die obligatorische Zigarette nach dem Liebesspiel weglassen und lieber genüßlich in eine Aprikose beißen.

An anderer Stelle habe ich von der Phallomanie gesprochen. Wenn wir die Maße oder auch die Formen von Penisköchern der Papuas betrachten, können wir uns in etwa vorstellen, wie ein Penis aussähe, wenn ihn der Mann selbst gestalten könnte. Glücklicherweise bestimmt nicht der Mann, sondern die Evolution Länge und Form. Unsere männlichen Vorfahren, von denen wir evolutionsmäßig abstammen – der Gorilla und der Orang-Utan –, mußten sich mit einem vier Zentimeter langen Penis begnügen. Das war bei uns ebenso, aber wir haben uns auf zwölf Zentimeter verbessert. Die Evolution ist uns Männern also aus irgendwelchen Gründen sehr wohlgesonnen gewesen. Nur das Schimpansenmännchen hat einen noch längeren Penis als der Menschenmann.

Ich habe übrigens einmal gelesen, daß so etwas wie ein »Kleiner-Penis-Syndrom« in der Wissenschaft tatsächlich existieren soll.

Das gibt es wirklich. Unser Äußeres hat nun einmal Konsequenzen für unser Selbstwertgefühl. Man weiß beispielsweise, daß es einen Zusammenhang zwischen Kleinwüchsigkeit und einem gewissen Geltungsdrang gibt. Das wird vielen Menschen nicht unbekannt sein. Weniger sichtbar, aber vielleicht noch wichtiger, ist das mehr als normale Geltungsbedürfnis bei Männern mit einem kleinen Penis. Unbewußt versuchen viele dieser Männer, ihren vermeintlichen phallischen Mangel zu kompensieren, indem sie auf anderen Gebieten Macht und Autorität erobern oder – wenn das nicht zu realisieren ist – sich zumindest mit den entsprechenden Symbolen schmücken. Man findet sie im Büro, wo sie versuchen, andere zu verdrängen, und man erkennt sie manchmal auch am Geräusch der Auspuffrohre ihrer Motorräder oder an ihrer sexuellen Protzerei.

DAS KONDOM

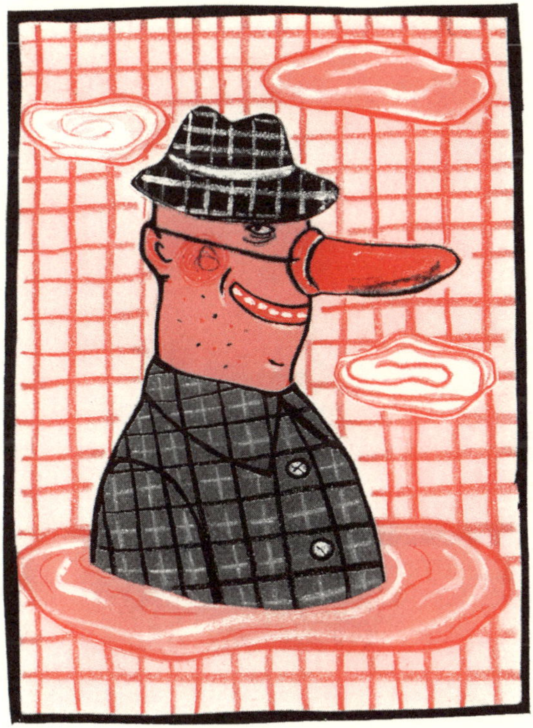

Lieber Freund Bo,

vor langer Zeit lebte in einem sehr fernen Land eine schöne Prinzessin, mit der ich eines schönen Tages ein Märchen ausgeschwitzt habe. Und zwar im Angstschweiß. Es ging so:

Sie war zum Vernaschen, und dazu hatte ich mich an diesem Nachmittag auch entschlossen, zumal sie mich sehr gern mochte. Ich hatte ein klitzekleines Problem – nur ein ganz kleines, aber die Folgen waren kaum zu überblicken. Denn in dem Augenblick, als wir uns schon in einem ziemlich fortgeschrittenen Zustand der Gnade befanden, wurde mir plötzlich klar, daß uns nur der jahrhundertealte Schirm der sicheren Liebe die Gewähr geben könnte, daß uns die Liebestat keine Nachkommen bescheren würde. Ich teilte meiner Prinzessin meine Bedenken mit, und sofort griff sie in die Schublade ihres Nachtkästchens nach einer Schachtel, aus der sie mit vollendeter Eleganz und vollkommener Routine ein Kondom hervorzauberte. Ganz kurz überkam mich das typische Gefühl, in einer Schlange zu stehen, aber ich ermannte mich, und gemeinsam rollten wir das fleischfarbene Schmuckstück über mein widerspenstiges Glied.

Ich werde Dich mit den Einzelheiten verschonen – nur noch dies: Als ich mich schließlich aus ihrem Paradies verabschiedete, mit einem Gefühl, als hätte ich höchstpersönlich die Schlacht bei Waterloo gewonnen, war das Kondom verschwunden. Einfach weg!

Ehrlichkeitshalber muß ich Dir noch gestehen, daß ich 1. vor der Tat eine dreiviertel Flasche spanischen Schaumweins getrunken hatte und 2. mir schon beim Liebesspiel schwante, daß mein armes Glied sich nicht völlig in Übereinstimmung zu den Umständen verhielt und vor allem ziemlich viel seiner anfänglichen Spannung eingebüßt hatte. Egal – die Unruhe und das Elend, die uns diese unschöne Bescherung einbrachte, muß ich Dir nicht näher beschreiben. Meine Prinzessin fand das Gummiunding zwar sofort in halbwegs gefülltem Zustand in ihrem Liebesnest, aber die Sorge blieb und verdarb uns die wenigen noch verbleibenden Stunden.

Sag mir, mein Freund, was habe ich falsch gemacht? Oder war es nicht mein Fehler, sondern der des Kondomproduzenten? Ich warte ungeduldig auf Deine Antwort.

Du Unglücklicher!

Was Du mir hier beschreibst, ist kein Märchen, sondern tagtägliche Realität. Das passiert vielen Männern. Beim Gebrauch eines Kondoms müssen mindestens zwei Voraussetzungen erfüllt sein: Erstens, der Penis muß gut steif sein; zweitens, das Kondom muß gut passen. Sonst ist es vergebene Liebesmüh. Ich kann mir schon vorstellen, was an diesem Nachmittag mit Dir los war. Durch Müdigkeit und Alkoholgenuß – und, angesichts der Umstände, vielleicht auch eine gewisse Versagensangst – war Deine Erektion weniger hart, als es Deine Prinzessin verdient hätte. Aber gut, das war alles eher zufällig. Du kannst Dir aber vorstellen, daß solche Probleme bei alternden Männern sehr viel häufiger auftreten. Die Frage ist bloß: Was kann man dagegen tun?

Eigentlich würde ich den Produzenten am liebsten raten, ein Kombiset auf den Markt zu bringen, in Form von Kondomen mit Gürtel. Ich will meinen Vorschlag ein wenig erläutern. Wenn der Penis ziemlich steif ist, fällt es noch relativ leicht, das Kondom über den Penis zu streifen. Die

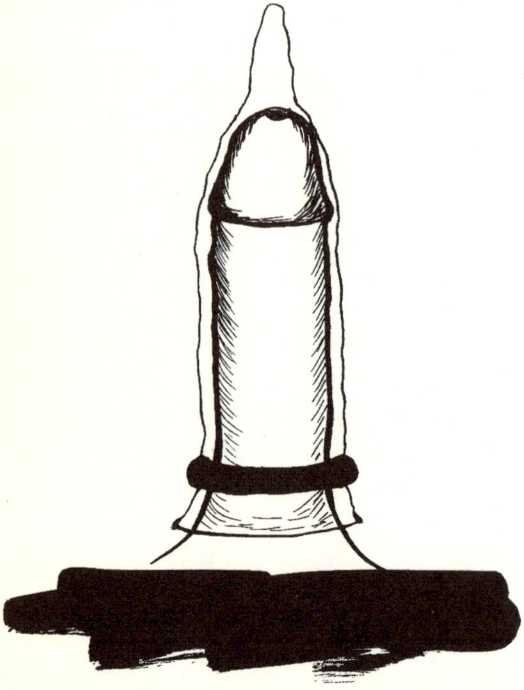

Penis mit Kondom
Der Penis ist bei manchen Männern ungenügend steif – oder aber er bleibt nicht lange genug steif. Dann sollte man an der Peniswurzel um das Kondom zusätzlich noch ein Bändchen befestigen.

Probleme fangen meist erst später an. Aus irgendeinem Grund schlafft der Penis ab, das Kondom sitzt nicht mehr richtig und rutscht herunter. Man stelle sich nun vor, wir hätten einen Gummiring, wie einen maßgeschneiderten Gürtel, über das Kondom zur Peniswurzel geschoben – dann hätte das zwei große Vorteile: Dieser Ring würde den Penis steif und gleichzeitig das Kondom am Platz halten. Ich bin mir sicher, daß ein solches Kombiset vielen Männern im moment suprême sehr nützlich sein könnte. Aber es ist nur ein Vorschlag.

Trotz aller Vorbehalte und Abneigung werden noch immer enorm viele Kondome verwendet, jedes Jahr weltweit etwa achthundert Millionen Stück, und das ist gut so. Glücklicherweise wird immer weniger mit sinnlosen Formen, Farben, Geschmacksrichtungen und Gerüchen experimentiert. Man hat erkannt, daß sich die Aufklärung und die Werbung vielmehr auf die Qualität des Kondoms und die richtige Größe richten sollte. Übrigens wurde eine strenge, europäische Prüfung eingeführt, auf der Grundlage der verbindlichen EN-600-Norm. Bei richtiger Verwendung des Kondoms muß man sich kaum noch Sorgen über Risse oder Löcher machen. Früher war es nicht selten riskant, ein Kondom zu verwenden. Über kleinere Materialdefekte gingen damals jede Menge aggressiver Samenzellen den unerwünschten Weg. Diese Zeiten sind nun vorbei. Jetzt gibt es sogar für die findigsten Samenzellen kein Schlupfloch mehr.

Nun zu etwas anderem. Vor einigen Wochen rief mich mein Freund Jean an, ein Dichter. Er war durch Regen und Wind zu seiner geliebten Bäuerin gefahren, für alle Fälle ein Kondom in der Sakkotasche. Anderthalb Stunden später kam er nach einem guten Gespräch wieder nach Hause. Ohne Kondom, aber mit roten Backen und frisch vom Fahrradfahren. Ein zufriedener Mann. Aber leider, am nächsten Morgen ereilte ihn im Badezimmer das Schicksal. Er wollte sich gerade die Hose anziehen, als seine Frau ihn erschrocken auf seinen rot angelaufenen, geschwollenen Penis aufmerksam machte. Ich weiß nicht, wie er sich aus dieser unangenehmen Situation gerettet hat, als Arzt kann ich mich dabei kaum einmischen. Auf jeden Fall fühlte er sich von dem rosa Kondom, das er benutzt hatte, verraten und verkauft. Hatte die Farbe vielleicht abgefärbt, überlegte er. Nein, natürlich nicht. Denn Kondome werden auch auf Farbechtheit geprüft. Bald war klar: Mein Freund Jean leidet unter Latexallergie.

Zwar wird Latex mit Stabilisatoren bearbeitet, um so die Proteine, die gelegentlich Allergien verursachen, soweit wie möglich zu neutralisieren. Für manche überempfindliche Seelen jedoch – Dichter! – ist das offensichtlich nicht ausreichend und führt zu einer Reaktion in der Form einer irritierenden Schwellung, Juckreiz und Verfärbung. Ich verordnete ihm telefonisch eine Salbe, und keinen Tag danach war er schon wieder voller Sehnsucht auf seinem Fahrrad unterwegs.

Ich weiß nicht, was er diesmal dabei hatte, aber ich habe ihm geraten, sich die neue Kondomsorte aus Polyurethan zu kaufen. Polyurethan wird übrigens in der Medizin häufig benutzt. Das Produkt hat eine Reihe handfester Vorteile: Es ist sehr reißfest, gut mit Gleitmitteln zu kombinieren und leitet sehr gut die Wärme. Wir wollen hoffen, daß sich Jean meinen Rat zu Herzen genommen hat. Er könnte sich übrigens auch darin üben, Polyurethangel über den Penis zu modellieren – dieses Gel wird bei Körperkontakt fest und paßt sich Form und Größe des Penis genau an.

Der Dichter mit seiner Bäuerin, der junge Mann mit seiner Freundin, der Mann mit seiner Frau – wann ist die Verwendung eines Kondoms anzuraten? Es gibt einfache Regeln. Zwischen festen Partnern ist ein Kondom – außer als Verhütungsmittel – natürlich überflüssig, es sei denn, es würde vorübergehend gebraucht – zum Beispiel, wenn der Mann eine Entzündung an der Vorhaut hat oder die Frau eine Vaginalentzündung. In solchen Fällen ist die Verwendung eines Kondoms in Kombination mit Medikamenten zu empfehlen. Auch nach einem operativen Eingriff am Penis kann es eine Weile sinnvoll sein, beim Koitus die Wunden mit einem Kondom zu schützen.

Andererseits ist ein Kondom bei jedem sexuellen Kontakt mit einem zufälligen oder neuen Partner ein absolutes Muß, sogar eine moralische Pflicht. Wenn beide Partner jedoch bei allen Göttern schwören, vorher niemals sexuelle Kontakte zu anderen gehabt zu haben, ist das natürlich nicht notwendig und nur eine Frage des Vertrauens. Aber, lieber Freund, wenn man verliebt ist, sieht man oft alles durch eine rosa Brille. Daher ist Vorsicht geboten.

Ein guter Schutz ist übrigens auch für die Ruhe und Intimität förderlich. Und dabei rede ich nicht nur vom Schutz gegen das fatale HIV-Virus. Es gibt auch eine Reihe weniger bekannter, nicht tödlicher, aber dennoch äußerst unangenehmer und sexuell übertragbarer Krankheitserreger, die Romantik und Intimität ernsthaft beeinträchtigen können. Wir haben darüber schon gesprochen.

Du siehst – wer das Kondom nicht ehrt … Frag in der Apotheke nach der richtigen Größe! Viel Erfolg – und bis bald.

DER GEBROCHENE PINSEL

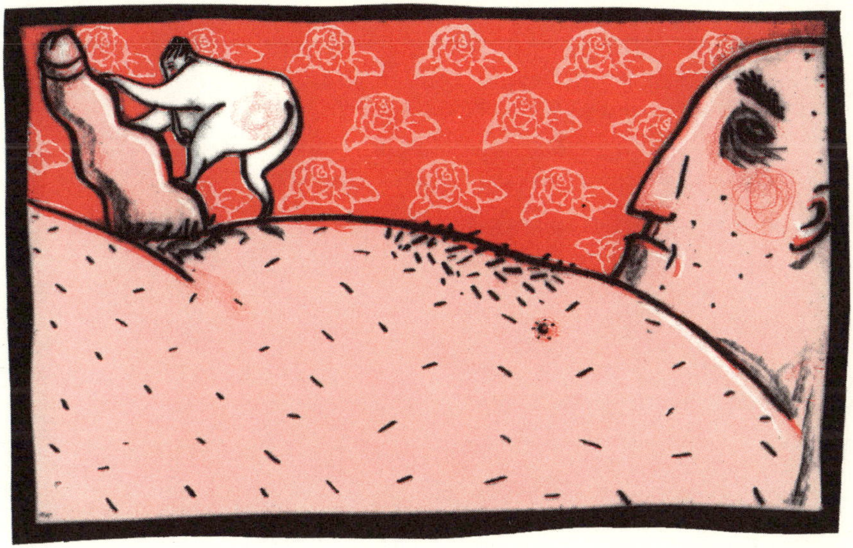

Wie Bo es mir damals schilderte, tat es mir außerordentlich leid, kein Aufnahmegerät bei mir zu haben. Oder eine Kamera. Denn er erzählte so fesselnd und schillernd, daß ich mich die ganze Zeit in einen Roman versetzt fühlte. Aber was er sagte, war kein Hirngespinst – es war tatsächlich geschehen. Und es war seine Antwort auf meine Frage: Kann ein Penis brechen?

Vor einigen Jahren wurde ich an einem späten Herbstabend dringend zu einem Bauernhof gerufen. Nachdem auch das jüngste der vier Kinder das Elternhaus verlassen hatte, wohnten der Bauer und seine Frau dort seit einigen Monaten allein. Sie hatten eine hektische und schwere Zeit hinter sich: Das Obst war geerntet und schon teilweise verkauft, die Winterruhe stand bevor.

Es war ziemlich dunkel, als ich auf dem Hof ankam. Der Bauer lag im Bett. Im Wohnzimmer erzählte mir seine Frau hastig, durch all die Arbeit in den letzten drei Wochen sei er nicht »rübergekommen« und hätte erst heute die angestaute Energie in seinem alternden Körper freisetzen wollen. Dabei war es ihm schlecht ergangen. Irgend etwas Schlimmes war passiert, aber sie wußten nicht genau, was. Und so gingen wir gemeinsam nach oben, zum Schlafzimmer. Der Bauer lag mit schmerzverzerrtem Gesicht unter schweren Zudecken. Er schaute mir nicht richtig in die Augen und bekam einen roten Kopf. Während ich mich plötzlich in einen Bauernroman von Ludwig Ganghofer versetzt glaubte, sagte die Bäuerin: »Als er mich heute abend benutzte, Herr Doktor, hat es auf einmal gekracht. Zuerst haben wir gedacht, es wären die Bettpfosten, aber er meinte, es wäre viel schlimmer …« Denn in diesem Augenblick hatte der Bauer mit seinen stoßenden Bewegungen aufgehört. Er war zunächst still auf seiner Frau liegengeblieben und hatte sich dann auf den Rücken gedreht. Er sagte: »Frau, mit meinem Geschlecht ist was.« Er spürte immer größere Schmerzen, und zum ersten Mal seit vielen Jahren hatte die Bäuerin die Decken zur Seite geschoben, um sich das Geschlecht ihres Mannes anzusehen. Mit den Tieren hatte sie auf dem Bauernhof schon fast alles mitgemacht, aber so etwas hatte sie noch nie gesehen: ein sich blau verfärbendes, anschwellendes männliches Glied. Ihr nüchternes

Bauernherz hatte voller Mitleid und Angst geklopft. »Und deswegen, Herr Doktor, habe ich Sie angerufen.« Jetzt war ich an der Reihe, die Decken beiseite zu schieben. Ich brauchte keine Sekunde für die Diagnose, sie war eindeutig: Penisfraktur.

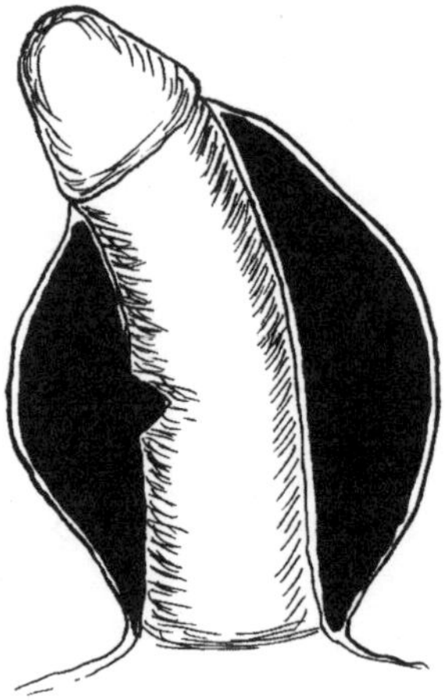

Penisfraktur
Ein Riß in der Wand des Schwellkörpers verursacht einen beträchtlichen Bluterguß unter der Penishaut.

Drei Monate später wurde ich im Krankenhaus zur Notaufnahme gerufen. Der Mann sei Postbote, sagte mir seine Frau. Sie waren schon seit vielen Jahren verheiratet, und ihr Sexualleben hätte sich allmählich so sehr abgenutzt, daß sich ihr Mann – durch die Talk-Shows im Fernsehen und die Bettgeschichten, die bei der Arbeit erzählt wurden, neugierig geworden – entschloß, etwas zu unternehmen. Auf seinem täglichen Rundgang kam er an einem Kiosk vorbei, und dort hatte er wagemutig ein Buch mit erotischen Stellungen gekauft. Abends hatten sie es sich gemeinsam mit wachsender und praller werdender Erregung angesehen: Dutzende von erotischen Bildern eines koitierenden Paares, mit einer knappen Erläuterung, wie die jeweilige Stellung nun genau funktioniert und wie sie sich normalerweise auf die Lust von Mann und Frau auswirkte. Variation Nummer 3 zeigte ein ganz besonders erregendes Bild, und sie entschlossen sich, diese Stellung auszuprobieren.

Der Mann hatte sich auf den Rücken gelegt, die Frau setzte sich auf ihn und bewegte sich schon nach kurzer Zeit und zu ihrer mehr als angenehmen Überraschung auf einen intensiven Orgasmus zu. Das hatten sie noch nie erlebt. Auch er fand es himmlisch. Nach wenigen ruhigen Sekunden begann die Frau jedoch, sich wieder heftig hin und her zu bewegen. Und als sie nach einem überraschenden zweiten Orgasmus müde und glücklich von ihm herunterstieg, hörten sie auf einmal beide, wie sein Penis brach. Während er vor Schmerzen stöhnte, sah sie, wie das Objekt ihrer ungekannten Lust unheimlich anschwoll und sich blauschwarz verfärbte. Das war bei Variation Nummer 3 nicht in einer Fußnote vermerkt: Penisfraktur.

Als das gesagt war, bemerkte Bo, daß sich meine im allgemeinen schon etwas gelbliche Gesichtsfarbe nun völlig in Grün und Weiß verwandelt hatte.

Keine Bange, mein Freund, nimm ruhig wieder deine Normalfarbe an. Denn selbst wenn eine Fraktur eine latente Bedrohung für den knochensteifen Penis ist – sie kommt nur sehr selten vor. Ich erkläre dir, was in einem solchen – seltenen! – Fall passiert. Die Schwellkörper des Penis haben eine feste Wand, die in Zeiten heftiger Erregung unter Hochspannung steht. Durch eine falsche Bewegung kann so ein Schwellkörper wie ein Stock geknickt und gebrochen werden – dadurch reißt die Wand des schwammartigen Gewebes und fließt das Blut unter hohem Druck ins Gewebe. Dieser Bluterguß wandelt den strammen und zugleich empfindlichen Liebespinsel innerhalb kürzester Zeit in ein verfärbtes, geschwollenes, machtloses und schmerzendes Organ. Eine sofortige Krankenhausaufnahme ist nötig. Nachdem das unglückliche Liebesopfer in der Narkose liegt, wird der Riß im Schwellkörper genäht, und die Fraktur gehört schon bald der Vergangenheit an, selbst wenn es einige Wochen dauern kann, bis all das Blut vom Gewebe absorbiert worden ist. Aber selbst wenn dieser Riß im Schwellkörper verheilt ist, kann es bei manchen Männern noch lange dauern, bis ihr Vertrauen wiederhergestellt ist. Vorbeugen ist also immer besser als heilen – nur daß es hier keine praktischen Ratschläge zur Vorbeugung gibt – vielleicht bis auf diesen Kombi-Vorschlag: Übung macht den Meister! Und Vorsicht ist die Mutter der Porzellankiste!

Schon häufiger kommen bei Patienten kleinere Penisrisse vor. Manchmal verursachen diese Risse ein knackendes Geräusch, das den Penis sofort erschlaffen läßt. Für Tage oder Wochen kann dann ein geringer Schiefstand bleiben. Manchmal spürt man eine Verhärtung, die an die im nächsten Kapitel besprochene Peyronie-Krankheit erinnert. Dafür muß nicht immer eine wilde Sexorgie verantwortlich sein. Auch heftiges Masturbieren ist eine weitverbreitete Ursache. Bei 11 Prozent ist der Penis in einer ruhigen Nacht gebrochen; der REM-Schlaf kommt etwa viermal pro Nacht vor, und wenn sich der Mann schlafend auf den Bauch rollt, kann er sich den Penis brechen. Die »schnellen Augenbewegungen« werden dann vom schnellen Erschlaffen des Penis abgelöst, und darauf erfolgt ein schmerzhaftes Erwachen.

Eine Penisfraktur kommt selten allein. Ein Kollege hat mir die folgende absurde Geschichte erzählt:

Ein Paar hat fast alle bekannten und weniger bekannten Variationen durchprobiert. Wieder droht die Langeweile zuzuschlagen. Der kreative Liebhaber widmet sich in seiner Freizeit neuen Ideen. Voll der Genialität und aus sexuellem Antrieb baut er ein drehbares Meisterwerk. Die Krönung seiner Arbeit, die Krone auf seinem Phallus! Er kleidet die Innenseite eines großen, runden Waschkorbs mit weichem Satin aus und sägt ein kleines Loch in den Boden des Waschkorbs. Seine Frau hilft ihm beim sorgfältigen Anpassen und Nähen des Randes um diese Öffnung. Nun wird der Korb mit einem doppelten Seil an der Decke aufgehängt, so daß er sich drehen kann; auf diese Weise wird das doppelte Seil erst einmal zusammengedreht. Sobald der Korb nun losgelassen wird, dreht er sich durch die Spannung des Seils von ganz allein um seinen Mittelpunkt, nämlich – du hast es bestimmt erraten – um das Loch im Boden des Waschkorbs.

Auf dieser ausgefallenen Weltreise trägt die Frau nur ihre Stilettos. Sie setzt sich in den Waschkorb und legt ihre Beine über den Rand. Indem sie über der Öffnung die richtige Position für ihre Scheide sucht, verschafft sie sich ein schnelles intensives Vorspiel. Das Genie selbst kann sich vor Stolz kaum lassen und zeigt stocksteif seine Genialität. Nach einem letzten Kuß und Augenzwinkern nimmt er den Platz unter seiner Erfindung ein, unter der sich allmählich nach unten senkenden und drehenden Vagina. Sobald das alles angefangen hat, ist es praktisch nicht mehr möglich, das Drehmoment noch zu verzögern. Wer hätte vermuten können, daß die Zentrifugalkraft aus dem Orgasmus in den Kopf steigen und das Sperma in einem reißenden Strom linea recta nach vorne austreten könnte.

Dennoch wurde es wahr, zumindest für einige Sekunden. Das Genie hatte nur übersehen, daß der Korb mit der Frau sich beim Herunterdrehen auf das Zentrum der Erde zubewegen würde – das immer wieder auftretende Problem der Schwerkraft. Beim Erreichen der maximalen Drehgeschwindigkeit mit dem maximalen Lustgefühl für sie und ihn schrie er plötzlich schmerzlich auf, als das sich nach unten schraubende Lustmittel über seinen Bauch schrammte, ihm die Haut aufriß und schmerzte. Er wollte sich aufrichten, aber durch die Verlagerung brach sein Penis, und im selben Augenblick traf ihn der Stiletto seiner orgiastischen Frau ins Auge. Als die Frau aus ihrem Mann steigen wollte, neigte sich dieser nach vorn und brach sich den Penis ein zweites Mal. Er verlor das Bewußtsein und kam erst im Krankenhaus wieder zu sich.

DER VERBOGENE PINSEL

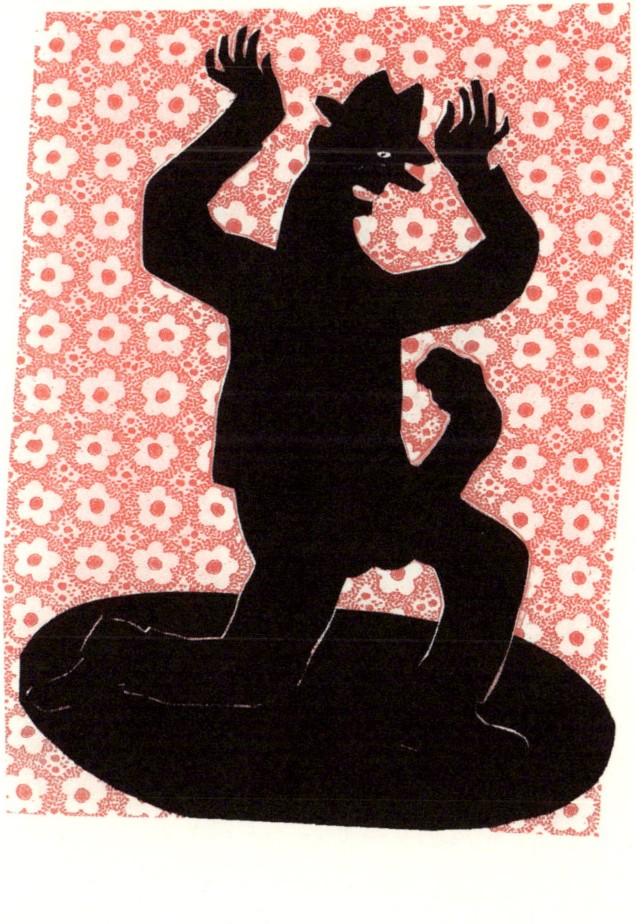

Der Bruch war erst gerade geleimt (wie im vorigen Kapitel beschrieben wurde), als sich neues Unheil ankündigte. Denn beim Blättern in einem alten, reich illustrierten Werk über Deviationen des menschlichen Körpers fand ich die Abbildung eines traurig dreinschauenden Mannes, dessen Penis so krumm war, daß ich mir nicht vorstellen konnte, daß er damit etwas anzufangen wußte – schon gar nicht zum Vergnügen einer Frau. Ich wandte mich sofort an Bo, der mir keine zwei Tage später folgenden Bericht zurückschickte:

Schade, daß das Buch schon so alt ist, denn wie Du es mir beschreibst, hätten wir den Mann vielleicht von seinem Elend erlösen können. Jetzt dient er nur als armselige, machtlose Darstellung eines menschlichen Defizits; zu seiner Zeit waren die chirurgischen Kenntnisse noch nicht

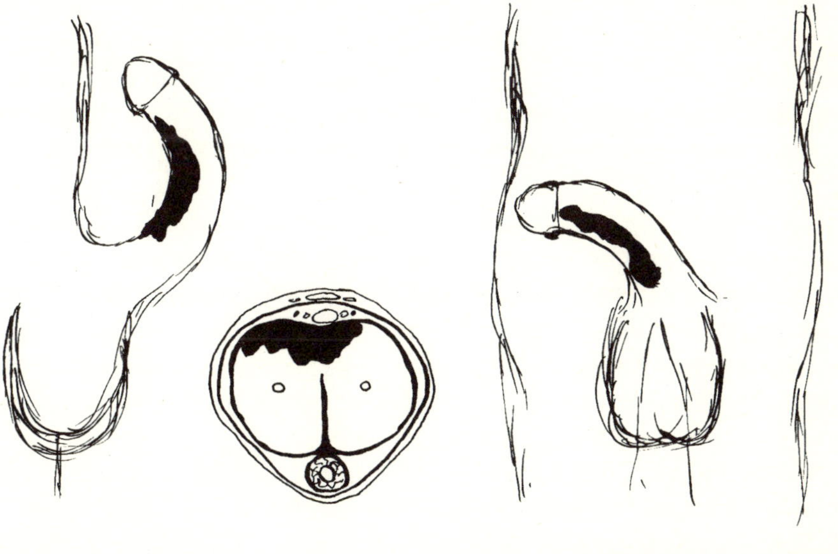

Die Peyronie-Krankheit
An der Oberseite des Penisschafts entwickelt sich zwischen den beiden Schwellkörpern eine unregelmäßige Narbenplatte, die sogar verkalkt sein kann. Bei der Erektion dehnt sich diese Platte nicht, so daß sich der Penis zum Bauch hin nach links oder rechts verkrümmt.

entwickelt genug, um ihm helfen zu können. Ich versuche, kurz für Dich zusammenzufassen, was sich die Natur hier ausgedacht hat, um manchen Männern das Leben schwerzumachen.

Bei jeder Erektion ist auch die Aufhängung des Penis am unteren Rand des Schambeins beteiligt. Oben am Penis, zwischen den beiden großen Schwellkörpern, befindet sich ein festes Band, das bei der Erektion eine leichte Krümmung des Penis nach oben bewirkt. Diese feste Aufhängung und die aufwärts gerichtete Spannung machen es einfacher, den Penis in die Vagina einzubringen. Aber bei dem ansonsten so schön gespannten Bogen können sich zwei entgegengesetzte Abweichungen ergeben: eine Krümmung nach oben oder eine Krümmung nach unten. Ich beginne mit der ersten, auch Peyronie-Krankheit genannt. Dabei krümmt sich der Penis wie ein gebogener Finger zum Bauch, wobei er sich auch noch nach links oder rechts biegen kann. Zu Beginn dieses Krankheitsprozesses hat der Mann bei der Erektion Schmerzen. Nach einigen Monaten verschwindet dieser Schmerz spontan, aber die Krümmung bleibt. Je nach Ausprägung der Krümmung kann sie den Geschlechtsverkehr sehr behindern, im Einzelfall sogar unmöglich machen. Dabei geschieht folgendes: Aus noch unbekannten Gründen entwickelt sich oben am Penis zwischen den beiden Schwellkörpern eine harte Bindegewebsplatte. Sie kann kurz oder lang sein, schmal oder breit. Sie kann sich zur Unterseite des Penis verbreitern und so Einschnürungen verursachen, möglicherweise bis zur Behinderung des Blutkreislaufs, was wiederum dazu führen kann, daß die Erektion weniger hart bzw. sogar unmöglich wird. Männer, die mit solchen Beschwerden in meine Sprechstunde kommen, wundern sich immer wieder, wenn ich sie bitte, mir kurz ihre Hände zu zeigen. Denn es ist selten, aber es kommt immer wieder vor, daß sich gleichzeitig mit einer Peyronie am Penis auch in den Handflächen ähnliche Bindegewebsplatten entwickeln, wodurch die Finger – vor allem der Ringfinger und der kleine Finger – sich krümmen und nicht mehr ganz gestreckt werden können.

Die Behandlung hängt vom Maß der Krümmung ab. Ist diese gering, können wir die Entwicklung der Krankheit ohne weitere Behandlung abwarten. Zu Beginn kann eine Behandlung mit einer hohen Dosis Vitamin E bzw. Colchicin (Gift der Herbstzeitlose) manchmal eine gewisse

Wirkung zeigen, Bestrahlungen oder Injektionen mit Kortison sind kontraindiziert. Wenn die Platte sich in Höhe der Eichel ausgebildet hat, kann es vorkommen, daß das Penisende bei einer Erektion kaum noch hart wird. Aber daran läßt sich kaum etwas ändern. Früher wurden solche Platten herausgeschnitten, die dadurch entstandenen Öffnungen in den Schwellkörpern dann mit transplantiertem Gewebe, das beispielsweise aus dem Hodensack entnommen wurde, abgedichtet. Durch das Verwachsen dieser Bindegewebsplatten können die angrenzenden Blutgefäße abgeschnürt werden, die Hohlräume, die sich entspannen sollten, dehnen sich nicht genügend, und die abführenden Gefäße werden nicht genügend erweitert.

Aber die moderne Methode ist einfacher und effizienter. Bei einer mäßigen Krümmung wird nämlich die gegenüberliegende Seite durch gereffte Nähte verkürzt. Dann steht der Penis bei der Erektion nicht länger krumm, weil er von der verkürzten Seite her buchstäblich geradegezogen wird. Er wird dann zwar ein wenig kürzer, funktioniert aber weiterhin gut und in normaler Position. Da sich die Nähte nicht auflösen, bleiben sie also auch nach dem Abheilen in der Wand des Schwellkörpers spürbar. Bei Vorliegen einer ernsthaften Krümmung nimmt man in der harten Bindegewebsplatte quer verlaufende Einschnitte vor, so daß die krumme, verkürzte Seite des Penis länger wird.

Überflüssig zu sagen, daß man für solche Eingriffe auf die Hilfe eines erfahrenen und fachkundigen Urologen angewiesen ist. Sonst sind Komplikationen nahezu unvermeidlich, die nicht mehr vollständig zu korrigieren sind – beispielsweise, wenn die Haut oder sogar ein Teil des Penis selbst abgestorben ist. Die Krümmung ist dann zwar verschwunden, aber gleichzeitig auch der angegriffene Teil des Penis. Glücklicherweise kommt das nur selten vor. Regelmäßig ist jedoch die Verkalkung der Peyronieplatte zu beobachten, die dann zum Penisknochen wird. Die Geschichte vom dritten Bein ist also nicht völlig aus der Luft gegriffen, wenn Du mir unter diesen delikaten Umständen einen Urologenwitz erlaubst.

Schließlich noch folgendes: Bei einer sehr ausgeprägten Plattenbildung, die eventuell noch durch Erektionsstörungen weiter kompliziert wird, kann die Implantation einer Penisprothese erforderlich sein.

Die meisten männlichen Leser werden jetzt aufatmen, wenn sie hören, daß die zweite Variante, bei der sich der Penis zu den Füßen hin krümmt, schon angeboren ist. Dabei handelt es sich um eine Störung in der frühesten Körperentwicklung. Aus den Bemerkungen zur Anatomie des Penis wirst Du Dich noch erinnern, daß sich auf der Unterseite der beiden großen Schwellkörper (den Corpora cavernosa) sowie um die Harnröhre herum ein dritter Schwellkörper (der Corpus spongiosum) befindet, der mit der Eichel in Verbindung steht. Gelegentlich kommt es vor, daß dieser Schwellkörper unvollständig entwickelt ist. In solchen Fällen endet die Öffnung der Harnröhre nicht in der Eichelspitze, sondern irgendwo weiter unten. Diese Abweichung wird Hypospadie genannt. Nun, bei anderen Männern endet die Harnröhre durchaus dort, wo sie sollte, aber die ganze Röhre ist zu kurz. Dann kann sich die Unterseite bei einer Erektion nur ungenügend mitdehnen, und der Penis krümmt sich wie ein Haken nach unten. Das macht das Einbringen des Penis in die Vagina zu einer beschwerlichen und manchmal fast unmöglichen Aufgabe. Aber auch in diesem Fall ist eine Behandlung möglich, und zwar genauso wie bei der nach oben gerichteten Krümmung. Nur

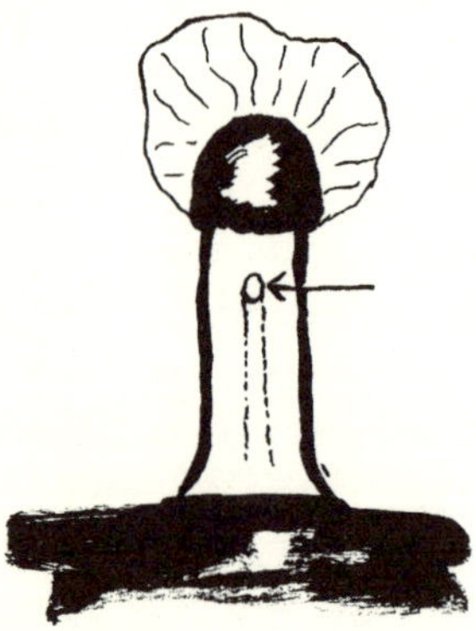

Hypospadie
Die Harnröhre ist unvollständig ausgebildet, und die Öffnung endet irgendwo zwischen der Eichel und dem Hodensack.

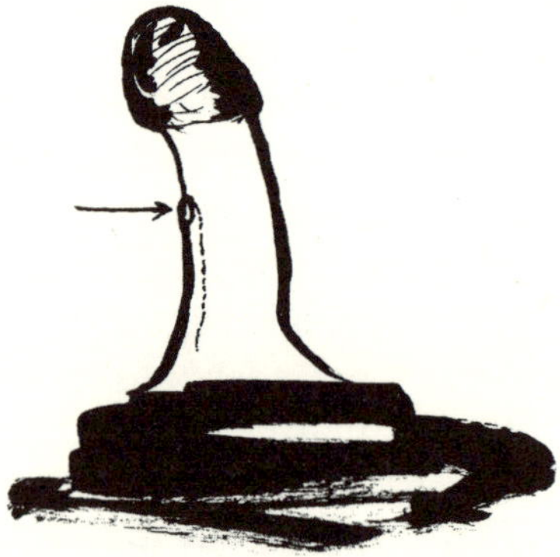

Der Teil der Harnröhre, der nicht ausgebildet wurde, wird von einem Bindegewebsstrang ersetzt, der den Penis bei einer Erektion krümmt.

wird in diesem Fall die Oberseite des Penis gekürzt und so auch die Unterseite automatisch mit geradegezogen.

PS – Von Jan habe ich gehört, daß Du Dich vor kurzem gefragt hast, warum ich immer von Koitus, Verkehr und dergleichen rede, und niemals vom Vögeln. Aus dem Grund, weil ich finde, daß Vögeln für die Beschreibung der sieben Seligkeiten der Liebe ein viel zu banales und ordinäres Wort ist. Einverstanden?

DIE ROTE FAHNE

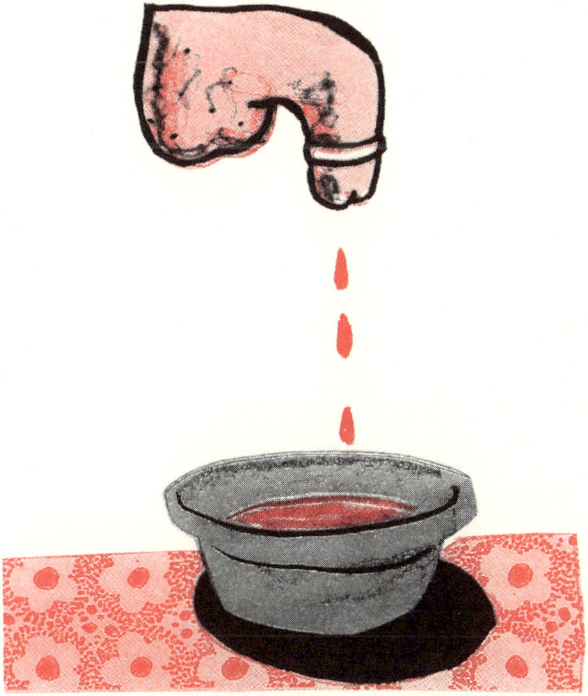

Er hatte einen schweren Tag hinter sich, und auch der Abend war sehr stressig und anstrengend gewesen. Nach der Rückkehr in sein Hotel im Zentrum Münchens sah er noch zehn Minuten fern, trank einen Nightcap und ging noch einmal auf die Toilette. Dort sah er plötzlich zu seiner bangen Verwunderung, daß sich sein Urin rot färbte. Blut. Obwohl er zunächst keine Schmerzen hatte, rief er sofort einen befreundeten Chirurgen in Gent an. Der redete nicht um den heißen Brei herum. Er solle unbedingt am nächsten Morgen das erste Flugzeug nach Brüssel nehmen, dort würde er abgeholt und sofort zur Kontrolle in ein Krankenhaus in Gent überführt. Dort hörte mein fünfundfünzigjähriger Freund schon nach kurzer Zeit das schmerzliche Urteil: Nierenkrebs.

Als einzig adäquate Behandlung schlug der Arzt vor, die schon schwer geschädigte Niere so schnell wie möglich zu entfernen und in der Umgebung radikal aufzuräumen. Mein Freund kombinierte diese Therapie mit einer persönlichen Lösung: Am Abend und am nächsten Tag sagte er so vielen Freunden wie möglich, er habe Krebs. Er wollte sich nicht einsam fühlen, und er war es auch nicht. Die Niere wurde entfernt, und der Krebs wurde ausgerottet. Aber bis auf den Chirurgen glaubte keiner in seinem Freundeskreis, daß die Krankheit damit besiegt wäre. Einige gaben unserem Freund noch sechs Monate zu leben, ein einsamer Optimist sprach von einem Jahr. Aber der Freund wurde wieder gesund. Ich schreibe dies sechs Jahre später, während er nach wie vor mit einer Niere lebt.

Ist Blut im Urin immer ein Hinweis auf Krebs, Bo? Oder gelegentlich auch auf einen vorübergehenden und weniger ernsthaften Befund? Müssen wir denn gleich zum Arzt gehen, wenn der Blutverlust zum Beispiel schon nach wenigen Tagen aufhört?

Man sollte nicht darauf verzichten. Beim Wasserlassen Blut zu verlieren ist auf jeden Fall ein alarmierendes Signal. Eine Klärung ist unabdingbar. Der Blutverlust muß jedoch nicht immer auf Krebs hinweisen. Es kann weitaus harmloser sein. Und paradoxerweise ist der Zustand oft weniger ernst, wenn der Blutverlust von Schmerzen begleitet wird. Kolikartige Schmerzen, die von der Nierengegend aus zum Bauch hin ausstrahlen, eventuell sogar zum Hoden hin, wobei der Urin rosa oder rot gefärbt ist, werden fast immer von einem Stein verursacht, der sich irgendwo zwischen Nierenbecken und Blase befindet. Meist ist in einem solchen Fall der Schmerz übrigens sogar so heftig, daß der betreffende Mann nicht zögern wird, den Rat eines Experten einzuholen. Wer gleichzeitig schmerzhaft und mit frequentem Harndrang Wasser läßt, leidet in der Regel an einer akuten Entzündung der Blase oder der Prostata. Eine Urinkontrolle weist den Krankheitserreger nach. Nach einer mehrtägigen Antibiotikakur sind die Beschwerden verschwunden. Aber merke: Ein kleiner Stein, der sich unmittelbar vor der Blase im Harnleiter befindet, kann genau die gleichen Beschwerden auslösen. In diesem Fall ist keine Entzündung des Urins festzustellen, so daß eine Röntgenuntersuchung erforderlich wird.

Wird der Blutverlust nicht von Schmerzen begleitet, dann liegt meist eine viel schwerere Erkrankung vor. Auch in diesem Fall gilt der dringende Rat, einen Experten hinzuzuziehen, sogar wenn der Urin nur wenige Male rot gefärbt war und anschließend wieder klar wird. Denn in diesem

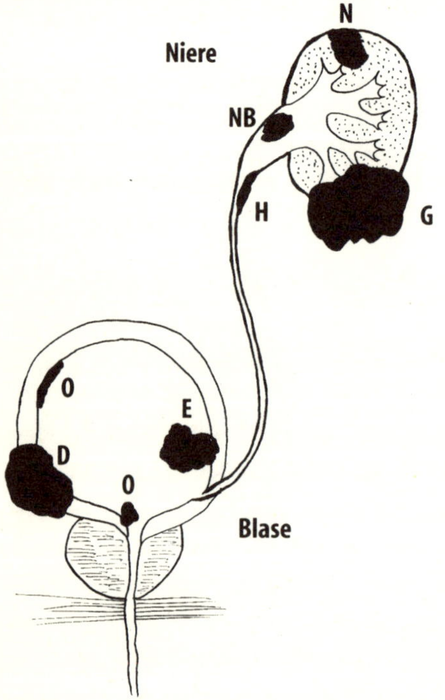

Die häufigsten Ursachen für Blut im Urin
1. Oberflächliche (O), tief einwachsende (E) oder durchwachsende (D) Blasentumore
2. Tumore im Nierengewebe, die sich entweder auf die Niere beschränken (N) oder aber weiterwachsen bis in das umgebende Gewebe (G)
3. Tumore im Nierenbecken (NB) oder im Harnleiter (H)

Fall wird der Blutverlust fast immer durch ein Geschwür verursacht. Das Geschwür kann sich in der Niere befinden, im Harnleiter zwischen Niere und Blase oder in der Blase. Wenn die Niere selbst angegriffen ist, muß sie vollständig oder teilweise entfernt werden. Zwischenlösungen sind nicht sinnvoll. Blasengeschwüre werden jedoch mit einer endoskopischen Technik behandelt. Das entfernte Gewebe wird mikroskopisch untersucht, und das Ergebnis der Untersuchung bestimmt den weiteren Verlauf der Behandlung. Der Patient muß übrigens nicht gleich in Panik geraten. Die Untersuchung kann zum Beispiel nachweisen, daß es sich um ein oberflächliches Geschwür handelt, das mit Wachstumshemmern, die in einem bestimmten Rhythmus für eine Stunde in die Blase eingebracht werden, oft sehr adäquat behandelt werden kann. Wichtig ist, daß die Kontrolle sehr regelmäßig durchgeführt und nicht plötzlich für längere Zeit ausgesetzt wird. Denn sogar ohne weiteren Blutverlust kann die Schleimhaut der Blase entarten und können Polypen in Abständen wiederkehren. Solange die Geschwürbildung an der Oberfläche bleibt, ist es auf jeden Fall nur erforderlich, sie zu behandeln und dauerhaft zu kontrollieren.

Wenn das Geschwür jedoch tiefer in die Blasenwand eingewachsen ist, reicht eine endoskopische Operation nicht mehr aus. Dann ist der Patient auf die weitaus einschneidendere Chirurgie angewiesen. In einem solchen Fall werden Blase, Prostata und Samenbläschen vollständig entfernt. Je nach Alter, körperlicher Verfassung und der persönlichen Entscheidung des Patienten kann aus Darmgewebe entweder eine neue Blase konstruiert oder der Harnleiter über ein Darmsegment zur Haut geführt werden, wo ein Urinstoma angelegt wird. Das bedeutet, daß man von nun an nicht mehr normal Wasser lassen kann, sondern über den künstlichen Ausgang in der Haut urinieren muß. Die meisten Patienten sind sehr erschrocken, wenn sie mit dieser Lösung konfrontiert werden. Und das ist verständlich, denn auf den ersten Blick wirkt es natürlich wie eine große Verunstaltung. Aber dennoch, man kann mit einem solchen Stoma ein fast normales Leben führen. Man kann arbeiten, Auto fahren, schwimmen und vieles andere mehr, und nach einiger Zeit der Gewöhnung ist einem kaum noch bewußt, daß man mit einem Stoma herumläuft. Mehrmals täglich werden die Plastikbeutel geleert,

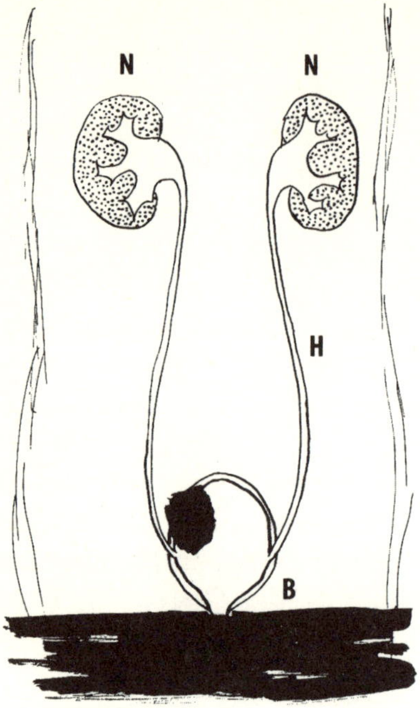

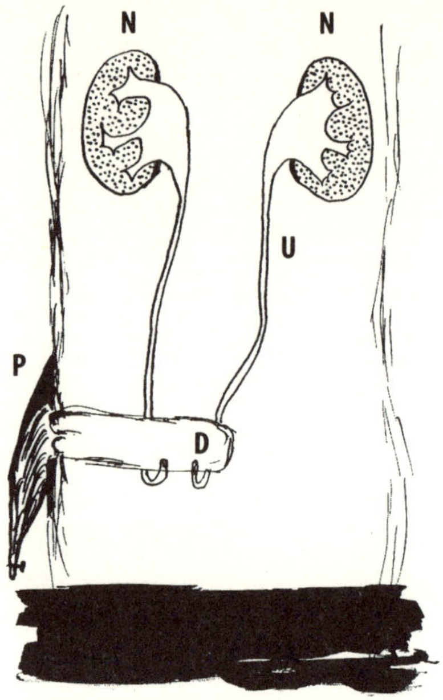

Urinwege: Die Niere (N), der Harnleiter (H) und die Blase (B), in der sich ein infiltrierendes bösartiges Geschwür befindet.

Das bösartige Geschwür wurde mit der kompletten Blase entfernt. Der Harnleiter, durch den der in den Nieren gebildete Urin abfließt, wird über eine isolierte Dünndarmschlinge (D) zu einer Öffnung in der Haut des Unterbauchs geführt; der Urin wird in einem Plastikbeutel (P) aufgefangen.

die den Urin auffangen, und jeden dritten Tag kann man das Stoma selbst leicht säubern und pflegen.

Kann es auch vorkommen, daß Blut im Samen mitfließt?

Das ist möglich. Aber in den meisten Fällen sieht es schlimmer aus, als es in Wirklichkeit ist. Der Blutverlust ist nur in äußerst seltenen Fällen einem Geschwür der Samenbläschen zuzuschreiben. Fast immer sind dafür harmlose Abweichungen in der Vorsteherdrüse verantwortlich oder eine lokale Reizung, kleine Prostatasteine und manchmal auch nicht genau zu bestimmende harmlose Veränderungen. Blut im Samen bleibt natürlich lästig und unangenehm, zumal dies bei manchen Patienten monatelang anhalten kann.

Aber man muß keine Angst haben.

Im allgemeinen nicht, aber man sollte natürlich doch den Arzt konsultieren. Man kann nie wissen.

MASTURBATION

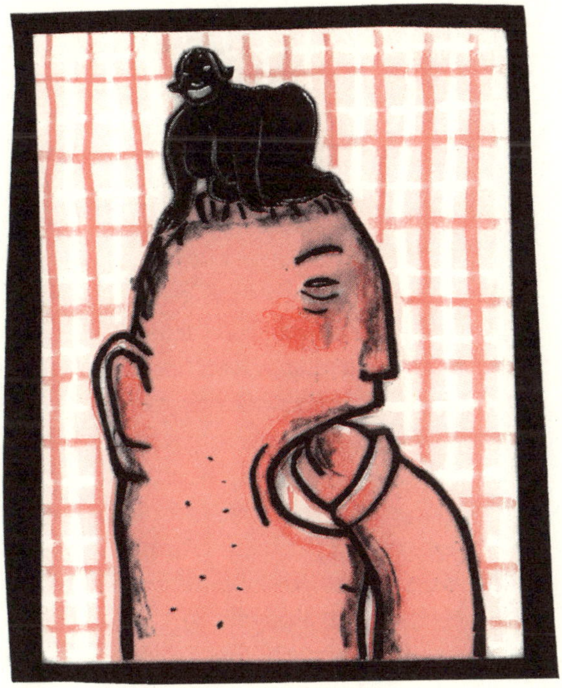

Bo, ich schlage vor, daß wir während des Spaziergangs über etwas sprechen, was man vermutlich normalerweise nicht beim Spazierengehen tut: über das Masturbieren. Dabei bleibt unser Kopf hoffentlich noch einigermaßen kühl.

Ich denke, mit deiner Frage sind wir gleich beim ersten Mißverständnis in dieser Angelegenheit angelangt. Warum sollte man beim Spazierengehen nicht masturbieren? Wir sollten uns darüber im klaren sein, daß Masturbation nicht direkt mit dem Orgasmus zu tun hat, nicht einmal mit einer Erektion. Im wesentlichen geht es darum, uns den Reizen verschiedenster Art zu öffnen, und zwar so, daß eine gewisse Lust, eine Art von erotischem Wohlbehagen entsteht. Es stimmt natürlich, daß die meistverbreitete Form des Reizes die erotische Phantasie ist. Solche Phantasien haben ihren Ursprung im äußeren Teil des Gehirns, im Hirnstamm, wo es Verbindungen zum limbischen System gibt. Vom limbischen System gehen wiederum Signale aus, die zu Veränderungen bestimmter körperlicher Funktionen führen, wie einer etwas erhöhten Pulsfrequenz, eventuell einer Erektion und so weiter. Aber die Phantasien können genausogut eine rein zerebrale Lust bewirken, und diese läßt sich dann nicht klinisch messen.

Außerdem muß sich Erotik nicht unbedingt auf Sexualität beschränken; man denke beispielsweise an die visuellen Reize, die einen beim Anblick schöner Dinge erschauern lassen – und das muß sich nicht unbedingt auf Frauenbeine beschränken. Oder denke nur an die Sinnlichkeit mancher Musikstücke, und welche erotische Lust sie bieten! Oder beim Essen: Es gibt Menschen, die schlingen, aber auch Menschen, die lustvoll und mit Genuß speisen. Wer dafür empfänglich ist, dafür ein Gespür hat, kann über die Reizung seiner Geschmackspapillen durch Meisterköche in ein Bad erotischer Genüsse eintauchen. Speisen wie frischer, leicht gedünsteter oder erwärmter Lachs oder auch frisch vom Phallusstamm gepflückter Rosenkohl, ach, und Austern mit trockenen Weinen, oder vor allem die erdigen Trüffeln mit einem noch erdiger schmeckenden Wein – ich sollte lieber schweigen, denn mir läuft das Wasser im Mund zusammen.

Sogar deine Worte hinterlassen ein wenig parfümierten Duft.

Ach, Gerüche! Die Impressionen von Düften im Rosengarten in der Abenddämmerung, der Duft der Erde nach dem Regen, die exotische Süße von Bananen und Orangen, der kosmische Raum, den das Parfüm Poème von Lancôme erschließt – das alles gehört zu den absolut nicht strafbaren, aber reizvollsten Formen der Masturbation. Aber die in der Geschichte am häufigsten bestrafte Form der Masturbation ist ohne Zweifel die taktile Befriedigung mit der Hand – was übrigens zur Namensgebung geführt hat. Was für ein schönes Gefühl auch dies: die Haut zu berühren, zu streicheln, sie vibrieren zu lassen, alles, was auf dem Weg zum Erkennen und Achten des eigenen Körpers führt, wodurch – was noch schöner ist – man sich mit einer gesteigerten Sensibilität dem anderen nähern kann.

Ich verstehe, was du sagen willst. Darf ich auch aus deinen Worten schließen, daß du ein Befürworter der Masturbation bist?

Ja und nein. Ich werde versuchen, dir den Unterschied zu erklären. Wie jeder seinen eigenen Körper ertastet, streichelt, massiert, entspannt oder in Spannung versetzt, das ist für jeden Mann und jede Frau, für jedes Mädchen und für jeden Jungen anders, und das sollte man respektieren. Das taktile Erkunden der eigenen erogenen Zonen ist für mich sicherlich keine zwingende oder gar notwendige Form, mit mir selbst umzugehen, kann aber auch zu mehr Freiheit, Wissen und Selbsterkenntnis führen. Diese Form sinnlicher Konzentration auf die eigene Person schließt zudem eine eventuelle sexuelle Askese oder Jungfräulichkeit nicht aus. Wie ich schon sagte, es kann alle möglichen Formen der Masturbation geben, ohne daß es zu Erektion oder Orgasmus kommt.

Nun gut, aber wenn ich nun das Wort Masturbation etymologisch betrachte, lese ich die lateinischen Worte manus (Hand) und stuprare (schänden, vergewaltigen). Die wörtliche Übersetzung lautet also ziemlich kraß: sich mit der Hand selbst schänden, mit der Hand vergewaltigen. Aber wir wissen natürlich, was damit gemeint ist.

Das ist es ja gerade, daß viele Menschen das nicht wissen. Daß sie beim Wort Masturbation vor allem oder nur an das manuelle Auslösen eines

Orgasmus denken. Dr. Alfred Kinsey, der erste, der in großem Umfang Individuen systematisch zu ihrem Sexualleben befragte, betrachtete Masturbation als Selbststimulanz, als Möglichkeit, eine erotische Erregung zu stimulieren. Das ist für mich eine weite, richtige und interessante Sicht der Sache. Aber in den paar tausend Jahren, die vor Kinseys Veröffentlichung liegen, wurde Masturbation fast ausschließlich als das direkte Stimulieren des Penis oder der Klitoris verstanden, um so eine Ejakulation oder einen Orgasmus herbeizuführen. Von da bis zur Vorstellung, dies habe mit Selbstbefleckung und gar Selbstzerstörung zu tun, war es dann nicht mehr weit. Und der riesige Komplex der daraus entstehenden Schuldgefühle ist nun wirklich nicht zu übersehen.

Es gibt viele Gründe, warum Masturbation so negativ dargestellt und erfahren wurde. Ich nenne nur zwei:

Besucht man eine Anstalt für Geistesgestörte, wird man dort feststellen, daß verschiedene dieser Patienten sehr oft masturbieren – im engeren Sinn des Wortes also. Früher sah man diese Handlungen zwar nicht als Folge der Geisteskrankheit an, man brachte sie aber damit in Verbindung und hielt sie sogar für die ausschließliche Krankheitsursache. So entstand das Vorurteil, Masturbieren mache verrückt.

Ein anderer Grund gilt bis heute noch im Rahmen bestimmter religiöser und sozialer Überzeugungen. In bestimmten Religionsgemeinschaften wurde (und wird – zum Beispiel noch immer von der katholischen Hierarchie) die sexuelle Funktion der Geschlechtsorgane ausschließlich an die Fortpflanzung gekoppelt. In manchen religiösen Kreisen ging man davon aus, daß das Sperma auf jeden Fall für eine eventuelle Befruchtung aufbewahrt werden sollte. Um die eigene Gruppe zu erhalten oder zu vergrößern, waren solche Überlegungen nicht gänzlich unverständlich. Aber ein solcher Standpunkt hatte unvorhergesehene Konsequenzen: Noch heute werden alle möglichen Leiden der Masturbation zugeschrieben, und wenn damals auf eine Person der Verdacht fiel, zu masturbieren, wurde er oder sie möglicherweise mit harter Hand (bis hin zu spitz zulaufenden Penisringen und speziellen Rüstungen) von dem verderblichen Tun abgehalten. Es ist keine hundert Jahre her, daß zahlreiche Ärzte davon überzeugt waren, Masturbation könnte Impotenz verursachen. Das ist natürlich grundfalsch.

Ich habe selbst in den fünfziger und sechziger Jahren noch von älteren Erziehern gehört, Masturbation (das Wort wagten sie nicht einmal in den Mund zu nehmen, sie sprachen von Selbstbefleckung oder Selbstbefriedigung) könne unter anderem blind machen.

Ja, das war damals noch eine weitverbreitete Drohung. In der Regel nahmen Eltern und auch Erzieher an, junge Menschen, die masturbierten, würden sich schwächen und ihre intellektuellen und körperlichen Kräfte vergeuden. Solche Unterstellungen sind in gewisser Hinsicht noch einigermaßen verständlich. Nach dem Orgasmus tritt beim Mann (bei der Frau in viel geringerem Umfang oder überhaupt nicht) eine Negativphase ein, eine Art Mattheit oder Schläfrigkeit. Das lateinische Sprichwort »omne animal post coitum triste« spielt nicht nur auf das vage Gefühl der Tristesse an, das manche Männer nach dem Koitus überfällt, sondern bezieht sich zweifellos auch auf diese Ermüdungsphase. Und es ist ziemlich einleuchtend, daß sich bei Menschen, die oft masturbieren, Schwäche, Ermattung und sogar Schlafstörungen einstellen können.

Was soll ich mir unter »oft masturbieren« vorstellen? Zweimal am Tag?

Freud gab zu verstehen, daß er sich mehr oder weniger mit der Masturbation aussöhnen könne, allerdings nur, wenn sie nicht zu häufig betrieben würde. Aber du hast recht, was heißt schon oft? Ich fürchte, es hat wenig Sinn, dazu Umfragen oder Statistiken zu bemühen. Wie oft es die anderen tun, ach, solche Zahlen sind kaum relevant. Es steht völlig außer Zweifel, daß sich der sexuelle Drang, das Bedürfnis nach Entladung der sexuellen Spannung, von der Pubertät an in höchst verschiedener Art äußert. Es wäre zu gewagt, hier Zahlen oder Richtlinien zu nennen. Das einzig wirklich Relevante ist meines Erachtens das Bemühen, eine breite Akzeptanz der Masturbation ohne die katastrophalen Folgen der Schuldgefühle zu erreichen. Das ist der Kern der Sache, auch wenn wir im engeren Sinn des Wortes über Masturbation sprechen.

Wir wollen einmal die Jungen und Mädchen vor der Pubertät betrachten. Ihr Hormonspiegel mag noch so niedrig sein, auch in diesem Alter ist eine gewisse Lust beim Berühren der Geschlechtsorgane festzustellen. Kleine Jungen bekommen dabei sogar eine Erektion und spielen sowieso gern an ihrem Penis herum. Die Frage, ob das erlaubt sein soll, und wenn ja, wie oft das akzeptabel wäre, scheint mir ein Eingriff in die normale körperliche Entwicklung des Menschen. Ein Kind, das noch nicht in der Pubertät ist, kann überhaupt nicht verstehen, warum es sein Geschlechtsorgan nicht berühren soll. Wer es ihm untersagt, kann keine überzeugenden Argumente anführen, warum das Kind die Hände davon lassen soll. Die Erzieher können damit nur bewirken, daß das Kind eventuelle Folgen oder Gefahren fürchtet, die es in Wirklichkeit gar nicht gibt. Das Kind kennt übrigens keinen Orgasmus und daher auch keine Negativphase, kein Gefühl der Mattigkeit. Wir wollen noch einmal ganz klar sagen: Wenn ein Kind beim Streicheln seiner Genitalien Lust empfindet, dann ist das nicht seiner Langeweile oder dem Teufel zuzuschreiben, sondern es ist ein normales und unschuldiges Lustempfinden, wie beim Wasserlassen oder beim Waschen.

Das ändert sich in der Pubertät. Bei den Jungen kommen jetzt auch Ejakulationen vor, die das Lustgefühl stark erhöhen. Die Lust führt schließlich zur Klimax und dem Wunsch, diese bewußt anzustreben.

Kann es für Jungen oder Mädchen in der Pubertät eventuell körperlich notwendig oder sogar von Nutzen sein, regelmäßig zu masturbieren?

Nein, eigentlich nicht. Ich sage ja nicht, daß es nicht sein darf, aber es muß nicht sein. Wenn das physische Bedürfnis besteht, den Samen auszustoßen, dann wird der Körper schon selbst dafür sorgen. Das physische Bedürfnis entsteht während des REM-Schlafs, der von sogenannten nassen Träumen begleitet wird. Jedenfalls wird niemand nachweisen können, daß rein physiologisch ein größeres Bedürfnis nach einem Samenerguß besteht als dem im Schlaf allgemein üblichen. Und übrigens – auch Mädchen erleben nachts ganz gewiß eine vergleichbare sexuelle Entspannung. Wie auch immer, um auf anderem Weg auf deine Frage zurückzukommen: Ich glaube, man hat nicht nachgewiesen, daß junge Menschen, die nicht masturbieren, später eine weniger ausgeglichene sexuelle Entwicklung erleben.

Einverstanden, aber willst du damit sagen, sie sollten es lieber sein lassen? Die nassen Träume werden schon dafür sorgen, daß ihre sexuelle Entwicklung nicht wirklich gestört wird?

Nein, das sage ich nicht. Ich wäge nur ab. Wir müssen physiologisch eindeutig und psychologisch vorsichtig sein. Wenn bei einem jungen Menschen weder religiöse noch andere Gründe gegen die Selbstbefriedigung sprechen, dann scheint es mir bei einem starken Bedürfnis nach einer Ejakulation aus physiologischer Sicht sehr wohl akzeptabel, eine solche Entladung absichtlich herbeizuführen. Aber wenn beispielsweise ein solches Bedürfnis nicht vorhanden ist und dennoch ausgelöst wird – etwa, um vor sich selbst oder vor anderen den Anschein von Wagemut oder Männlichkeit zu erwecken –, dann scheint mir solches Tun eher unangebracht. Aber es ist gar nicht abzuschätzen, ob man dadurch eventuell psychischen oder physischen Schaden erleiden kann. Nochmals: In dieser Frage ist von einseitigen Meinungen oder spezifischen Ratschlägen abzuraten.

Gilt das auch für Erwachsene?

Aber natürlich. Wir wollen von einem konkreten Beispiel ausgehen. Man kann nicht leugnen, daß bei Menschen, deren sexuelle Befriedigung gezwungenermaßen auf sich selbst beschränkt ist – zum Beispiel im Gefängnis, wenn der Partner den Sexualverkehr verweigert oder diesen nicht braucht –, Masturbation ein normaler physiologischer Vorgang ist. Aber ich würde niemals wagen zu behaupten, daß sie es tatsächlich tun sollten. Bei dir muß ich nicht lange überlegen, mein lüsterner Freund. Aber ich bringe durchaus Menschen Respekt entgegen, die aufgrund anderer Faktoren diese Form der Selbstbefriedigung nicht ausüben. Es ist übrigens nicht mit Sicherheit nachzuweisen, daß eine Nichtbefriedigung in solchen Fällen prinzipiell schon zu Abweichungen führen muß.

Einverstanden, aber solche Menschen werden doch wohl die Ausnahme sein …

Zweifellos. Heutzutage wird auf Männer und Frauen jeglichen Alters ein gewaltiger Druck ausgeübt, sexuell aktiv zu sein, und am besten gleich auch noch ziemlich intensiv. Bücher, Zeitschriften, Filme, Werbung, Gespräche in Kneipen und im Büro, die Abschaffung von Tabus und was sonst alles noch zu nennen wäre – in unserer gesamten Kultur gibt es heutzutage alle möglichen Einflüsse, die zu einer falschen Einschätzung der Art, wie man leben sollte, führen können. Jungen und Mädchen, die das Erleben der Sexualität bewußt hinauszögern, geraten in Gefahr zu glauben, sie seien altmodisch und könnten dem aufgezwungenen und manipulierten Stereotyp der Männer- bzw. Frauenrolle nicht genügen. Ich möchte nicht mit den Wölfen heulen. Ich bin der Meinung, wir sollten Jungen und Mädchen – und übrigens auch den Erwachsenen –, die sich auch wohl fühlen, wenn sie ihre Sexualität nicht aktiv ausleben, in aller Ruhe so sein lassen.

Oft wird behauptet, Masturbation sei die Fluchtburg der Einsamen.

Das ist Unsinn. Erstens: Wer masturbiert, muß absolut nicht einsam sein. Auch Menschen in einer an sich sehr ausgeglichenen und glücklichen Beziehung können sich dabei wohler und mehr als Mensch fühlen. Die beim Masturbieren erlebten Empfindungen können sich übrigens auch positiv auf die Partnerbeziehung auswirken. Das möchte ich zwar nicht als Empfehlung aussprechen, sondern nur sagen, daß es möglich ist. Zweitens bewirkt es bei wirklich einsamen Menschen oft genau das Gegenteil, und es bestätigt die betreffende Person nur in ihrem Gefühl der Einsamkeit, selbst wenn es manchen einen gewissen Trost bieten mag. Oft ist es eine Gratwanderung. Ich vermute, daß das eintönige, immer wieder schnell und unvermittelt vollzogene Stimulieren der Genitalien, um so schnell wie möglich zum Orgasmus zu kommen, möglicherweise eine Form der Masturbation ist, die nicht der Entdeckung des eigenen Körpers dient, sondern zur Vereinsamung führt.

Wenn ich dich so höre, kommt es mir vor, als würdest du dich auf glattem Eis bewegen.

Auf sehr glattem Eis – auf gefrorenem Schweiß, könnte man fast sagen. Es ist ein so delikates, komplexes und individuell geprägtes Thema, an das wir uns nur mit der allergrößten Vorsicht wagen dürfen. Würdest du es wagen, dieses Thema einfach ganz allgemein zu diskutieren, Pro oder Kontra, Schwarz oder Weiß?

Ich vermute, mir fiele das leichter als dir. Bis auf ein obsessives, neurotisches Verhalten fallen mir zum Beispiel wenig Argumente gegen das Masturbieren ein. Es ist vielleicht ein nicht allzu fröhlich stimmender Gedanke, aber ich fürchte doch, unsere Körperlichkeit ist und bleibt das wirkliche Maß aller Dinge.

Schon, aber wie kann ich damit richtig umgehen? Denke nur an den sexuellen Leistungsdruck unserer Gesellschaft, der bei ungeheuer vielen Menschen die konkrete Wahrnehmung ihrer körperlichen Bedürfnisse beeinflußt und gelegentlich verzerrt. Meiner Meinung nach spricht viel dafür, diesen Druck zu vermindern und sich nur an rein physiologischen Bedürfnissen zu orientieren. Hier bin ich also im Grunde deiner Meinung – aber, nochmals, dann mit aller Achtung vor Menschen, die diese Bedürfnisse nicht erfüllen wollen.

Meinst du, Masturbation ist noch immer tabuisiert?

Garantiert. Sie steht immer noch in einem außerordentlich negativen Ruf. Der Weg war schließlich weit. Früher band man den Kindern, die masturbierten oder von denen man annahm, sie könnten es möglicherweise tun, die Hände zusammen, oder sie wurden am Bettpfosten festgebunden. In der ärztlichen Fachliteratur gibt es Abbildungen von Ringen mit scharfen Nägeln an der Innenseite, die über den Penis geschoben wurden, damit bei einer Erektion jede Hoffnung auf einen erlösenden Orgasmus schon im Keim erstickt wurde. Man schmiedete Zwangsjacken, in denen die Hände fixiert und der Penis bei einer Erektion furchtbar gequält wurde. Manche gingen in der Bekämpfung des »Leidens« so weit, daß sie das spezifische Gewicht des männlichen Samens mit dem des Blutes verglichen – und kamen so zu der Schlußfolgerung, daß jeder Samenerguß mit einem zwanzigmal größeren Blutverlust gleichzusetzen sei. Das ist doch nicht zu fassen! Manch einer nahm sogar an, der Samen werde aus dem Kopf abgeschieden und – wie Hippokrates schon meinte – über das Rückenmark zum Penis und nach außen geleitet. Damit sei die Mattheit zu erklären, die den Mann nach einem Samenerguß überfällt, von daher der Vergleich mit der intellektuellen Erschöpfung, von daher die gedankliche Verbindung zu Geistesstörungen. Und so könnte ich endlos weitererzählen, von uralten Geschichten bis auf den heutigen Tag. Es schreit wirklich zum Himmel, daß man mancherorts immer noch davon ausgeht, masturbieren sei im Grunde eine schwere Störung. Dieser These muß natürlich vehement widersprochen werden. Für sehr viele Menschen sollte Masturbieren als normales und absolut nicht schuldbeladenes Tun akzeptiert werden, für andere wäre es möglicherweise sogar als therapeutisches Mittel zu empfehlen. Es wäre außerdem inakzeptabel, Menschen, die sich nicht anders befriedigen können, diese Möglichkeit vorzuenthalten. Wenn man hinnimmt, daß Menschen ohne den direkten oder späteren Zweck der Fortpflanzung Geschlechtsverkehr haben können, muß man auch Masturbation ganz allgemein tolerieren.

Aber genau das wird ja nicht akzeptiert.

Nein, von manchen nicht einmal in der Ehe. Eine sehr beklemmende Vorstellung, zumal für unzählige Männer der Geschlechtsverkehr mit ihrer Partnerin höchstens eine veredelte Form der Selbstbefriedigung ist. Denn was ist der Geschlechtsverkehr in seiner besten Form im Grunde anderes als das eigene Erleben und das dem anderen Vermitteln eines körperlichen Aspekts der Liebe? Und wird beim Orgasmus nicht gewissermaßen ein Spiegel zwischen die beiden Partner gestellt, weil der Orgasmus prinzipiell von einem und in einem selbst erlebt wird?

Die Liebe, Herr Professor!

In der Tat. Und weil jede Liebe auch etwas mit Eigenliebe zu tun hat, ist es schade, daß man Menschen wegen des Masturbierens so viele Schuldgefühle aufgeladen hat. Zweifellos muß zwischen dem normalen Entdecken und lustvollen Stimulieren des eigenen Körpers sowie dem obsessiven, zur Erschöpfung führenden und unbeschränkten Stimulieren der Genitalien unterschieden werden. Das ist logisch. Aber das eine ist noch lange kein Grund, das andere abzulehnen.

Aber da sind wir schon wieder bei der Frage: Was ist normal, was ist obsessiv?

Das hängt von vielen Faktoren ab. Ich kann und darf dazu keine allgemeinen Aussagen machen. Unterschiedliche seelische und körperliche

Veränderungen können ausschweifendes Verhalten nach sich ziehen – und das kann insoweit pathologisch sein, daß sie eine Betreuung und möglicherweise auch eine Behandlung erforderlich machen. Nun ja – wie eben auch andere Suchtformen manchmal Betreuung und Therapie erfordern. Entscheidendes Kriterium für die Definition von normalem Verhalten könnte sein, daß die Handlung kontrolliert erfolgt, man bestimmte Körperteile abhängig von Faktoren wie körperlicher Verfassung, hormoneller Situation, der Anzahl der Stimuli, der geistigen Verfassung und so weiter reizt. Also nicht zwanghaft.

Was würdest du einem Patienten mit einem unangebrachten Schuldgefühl raten?

Es dennoch zu tun. Ich glaube, man sollte die Schuldgefühle wegen des Masturbierens auch durch Masturbieren bekämpfen. Und dabei denke ich nicht an eine kurze Solonummer auf der Bettkante. Nein, das Ganze sollte durch gezielte Berührungen und Handlungen ruhig bewußt und überlegt herbeigeführt werden. Geeignet scheint mir beispielsweise das Duschen oder Baden. Der Kontakt mit dem warmen Wasser, das Reinigen und Einseifen, das Waschen der Haare, das Trocknen und Pflegen – all das sind rundherum positive Erlebnisse, wenn man sich nur genügend Zeit nimmt und sich auf die Berührungen des eigenen Körpers konzentriert. Dann erfährt man sie als angenehm und sinnlich und nicht als hastige und kaum bewußt erlebte Notwendigkeit. Am Rande möchte ich noch anmerken, daß die Entdeckung des eigenen Körpers – wenn man sich die Zeit nimmt, ihn zu pflegen und zu stimulieren – für viele der Ausgangspunkt werden kann, sich auch in anderen Situationen unter Kontrolle zu haben oder zu bekommen. Man wird dem Partner aufgrund dieser liebevollen Aufmerksamkeit für sich selbst nach einem anstrengenden Tag voller Spannungen möglicherweise anders begegnen als müde und aggressiv.

Das klingt ja schön. Ich vermute, sogar ein tibetanischer Mönch, der hoch in der Eiseskälte des Himalaja wohnt, würde aus deinen besorgten Worten Musik hören. Aber was würdest du sagen, wenn dir dieser Mönch Enthaltsamkeit empfehlen würde, statt der Entwicklung der Sinne?

Das eine muß das andere doch nicht ausschließen. Ich nehme an, daß du mit Enthaltung meinst, auf die Erfahrung der Lust zu verzichten, und daß Lust dabei auch nicht unbedingt sexueller Art sein muß. Nun, für mich liegt in einer solchen Wahlmöglichkeit eine Quelle außerordentlicher Sinnlichkeit. Der Reiz, der vom bewußten Verzicht ausgeht, also von der Entsagung trotz des wachsenden Bedürfnisses, eröffnet Dimensionen, die viele nicht wahrnehmen, die diesem Drang gedankenlos nachgeben. Ich möchte dabei in diesem Zusammenhang sogar noch einen Schritt weiter gehen, aber keine Sorge, es ist der letzte Schritt. Ich spreche von Selbstkasteiung. Sicherlich so begrenzt und kontrolliert, wie es von bestimmten Glaubensgemeinschaften oder anderen Gruppen empfohlen und umgesetzt wird, kann das eine Quelle des angenehmen Schmerzes und der erfrischenden Sinnlichkeit sein. Abhängig vom Motiv, aus dem die Selbstkasteiung erfolgt, kann sie einen ganzen Fächer erotischer Gefühle hervorrufen. Damit möchte ich nun natürlich auch wieder nicht gesagt haben, jeder Mensch solle oder müsse sogar das Erleben seiner oder ihrer Sinnlichkeit durch irgendeine Form der Selbstkasteiung noch auf die Spitze treiben. Aber ich möchte es der Vollständigkeit halber auch nicht ausschließen, zumindest nicht für Menschen, die ihren Körper bereits in allen Facetten entdeckt und verfeinert haben. Menschen, die aus Erfahrung wissen, daß Lust und Enthaltsamkeit Zwillinge sind.

Noch einmal eine Rückblende zur engeren Bedeutung des Wortes. Vor einigen Jahren habe ich in einer populären amerikanischen Männerzeitschrift – also einem Blatt mit nackten Frauen – gelesen, das Tabu der Masturbation werde durch den HIV-Virus verschwinden. Die Überschrift lautete: Nur Sex mit sich selbst ist Safer Sex.

Ja, das stimmt natürlich in gewisser Weise. Aber eine solche Botschaft verkündet im Grunde eigentlich auch, daß Masturbation ein Ersatz für Geschlechtsverkehr sein kann. Und damit bin ich absolut nicht einverstanden. Man kann den Menschen auch wunderbar beibringen, miteinander sicheren Geschlechtsverkehr zu haben – und in einer festen Partnerschaft beruht die Sicherheit voll und ganz auf dem Einhalten von Vereinbarungen. Man kann nicht generell sagen, das eine sei durch das andere zu ersetzen. Das ist Unsinn. Vor einiger Zeit habe ich gelesen, daß wir über die vermeintliche körperliche Enthaltsamkeit in der Cyberkultur zu neuen Formen spiritueller Sinnlichkeit und Sexualität kommen könnten. Ach was! Es gibt nur wenig Neues unter der Sonne. Auch in der digitalen Masturbation stehen die altbekannten Phantasien, die visuellen Anreize, die auditiven Stimuli und die eventuelle Verwendung von Hilfsmitteln etc. im Mittelpunkt. In der Antike masturbierten ziemlich viele griechische Frauen sowohl oral wie auch genital mit dem Olisbos, einem oft sehr kunstvoll gefertigten künstlichen Penis. Heute nutzen Männer die Verlockungen des Bildschirms als Hilfsmittel. Siehst du etwa einen grundlegenden Unterschied zwischen der Welt des Olisbos und der Welt des Internet?

Nein, aber ich sehe, daß es inzwischen sieben Uhr ist. Wir werden langsam bei dir zu Hause erwartet. Hat deine Liebste heute mittag nicht von Pasta gesprochen?

Und zu Recht. Pasta scheint mir ein ausgezeichnetes Gericht, das unserem doch ein wenig anregenden Spaziergang angemessen ist. Vielleicht sollten wir dazu noch eine Portion Bohnen nehmen. Denn in *Le Monde* habe ich einmal gelesen, ein römischer Kardinal habe vor allem Spaghetti und Bohnen als Quellen der Keuschheit empfohlen. Was meinst du – könnten italienische Frauen vielleicht Spaghetti erfunden haben, um ihre Männer ein wenig zu domestizieren?

STERILISATION

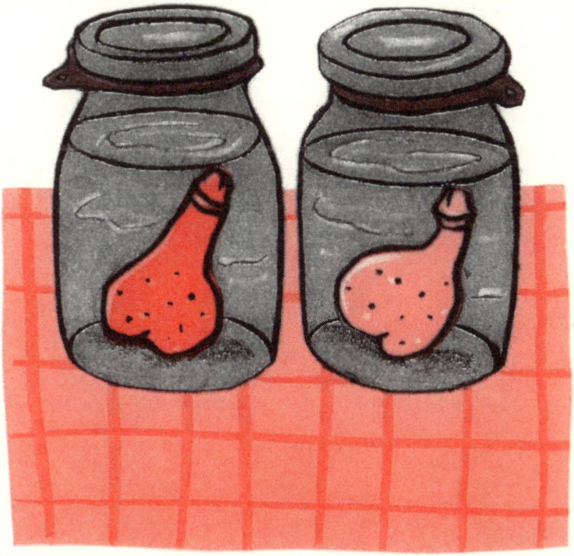

Ich war neunundvierzig, meine Frau siebenunddreißig, unsere Tochter siebzehn und unser Sohn fünfzehn. Da entschloß ich mich, meine Frau von der täglichen Pille zu erlösen und mich sterilisieren zu lassen. Wir kannten schon damals Bo Coolsaet, und ich fragte ihn, ob er mich sterilisieren wolle. »Du paßt genau in die Statistik«, sagte er. »Männer, die sich sterilisieren lassen, sind im Schnitt zwischen siebenundzwanzig und fünfundfünfzig Jahre alt.« Fünf Wochen später war ich unfruchtbar. Die Operation selbst hatte höchstens zehn Minuten gedauert. Ich hatte mich für eine lokale Betäubung entschieden. Aber in meiner Nähe war eine überaus liebenswürdige Krankenschwester, die mir – als mir bei dem Gedanken der kalte Schweiß ausbrach, daß einer an meinem lebenswichtigen Hodensack herumschnippelte – ein feuchtes Tuch auf die Stirn legte und mir fast wie im Märchen zuredete, wie mutig ich doch sei.

Ehrlich gesagt, viel Mut war nicht nötig. Lediglich Standhaftigkeit. Denn wenn man erst auf dem Operationstisch liegt, die Beine leicht gespreizt, mit einem grünen Vorhang zwischen Augen und Geschlechtsorganen, muß man einfach durch. Man kann dann nicht mehr sagen: Schluß damit, Herr Doktor, ich gehe! Also geschah es einfach. Aber was geschah denn nun im Detail?

Um dir das erklären zu können, sagte Bo Coolsaet einige Stunden später zu mir, muß ich dir erst erläutern, wie dort unten alles genau funktioniert *(Er meinte: Wie es bei dir bis vor wenigen Stunden funktioniert hat).*

Deine Hoden sind überhaupt nicht betroffen. Dort spielt sich dasselbe wundersame Szenario ab wie vorher.

Würde man einen Hoden quer durchschneiden – was aufgrund des schwammigen Gewebes übrigens nicht ohne Probleme vor sich ginge – dann würde man feststellen, daß dieses Gewebe aus zahlreichen ganz dünnen Läppchen besteht, die sich von einer bestimmten, höher und weiter nach hinten gelagerten Stelle über die ganze Hodenwand ausbreiten. Ich habe sie noch nie gezählt, aber ich schätze, es werden einige tausend sein. Betrachtet man nun so ein Läppchen an der Wand des

Hodensacks genauer, dann stellt man fest, daß diese Wand aus einer unglaublichen Menge kleiner Zellen besteht. Etwa vergleichbar den kleinen Steinen in einem japanischen Garten, nur viel enger nebeneinander. Je näher diese Zellen der hohlen Mitte des Röhrchens sind, desto mehr verändern sie ihre Struktur und entwickeln sich zu einer fast ausgewachsenen, reifen Samenzelle, mit einem Kopf und einem Schwanz.

Sobald die Samenzelle gebildet ist, gelangt sie in das Röhrchen und eilt mit all ihren Konkurrenten aus all diesen anderen Röhrchen zu dieser einen Stelle hoch oben hinten im Hodensack. Diese Stelle muß man sich als eine Art netzförmiges Stadion vorstellen. Dort sammeln sie sich für eine kurze Weile, um dann in einer gemeinsamen Bewegung über einige dünne Kanäle die Wand des Hodensacks zu durchbrechen und sich in einem anderen, ganz schmal gewundenen Röhrchen zu sammeln. Dieses Röhrchen nennen wir Nebenhoden. Dieser verläuft hinter dem Hodensack, über dessen gesamte Länge, und ist von ein wenig Bindegewebe und einer Kapsel umgeben. An der Stelle, an der dieser gewundene Samenleiter den Nebenhoden verläßt, verdickt sich dessen Wand; man kann ihn übrigens als richtige kleine Röhre durch die Haut des Hodensacks ertasten. Diese Röhre verläuft über den Leistenkanal zur Rückseite der Blase, wo sie sich mit einem Samenbläschen verbindet. Au moment suprême werden die Samenzellen über einen gemeinsamen kleinen Kanal in die Harnröhre geschoben und anschließend ejakuliert. Aber bevor es soweit ist, haben sie sich also in unvorstellbaren Massen in den Samenbläschen gesammelt. Diese sind voller Samenzellen und Flüssigkeiten mit bestimmten Bestandteilen, die dafür sorgen, daß die Samenzellen fit und wach bleiben.

Während des Samenergusses befreit sich eine weiße Flüssigkeit stoßweise aus der Harnröhre. Sie enthält nicht nur Samenzellen, wie immer noch viele glauben, sondern auch eine ziemliche Menge Flüssigkeit aus der Prostata (Vorsteherdrüse). Diese befindet sich am Blasenausgang und gehört zum ersten Teil der Harnröhre. Die Prostata besteht aus Drüsenläppchen, die von Bindegewebe umgeben sind und eine schleimige Flüssigkeit produzieren. Diese Flüssigkeit dient nun – zusammen mit der Flüssigkeit aus den Samenbläschen – als Transportmittel für die Samenzellen. Übrigens wird schon bei sexueller Erregung von vielen Männern eine kleine Menge weißer, schleimiger, klebriger Flüssigkeit aus der Harnröhre ausgeschieden, die sogenannte Gleitflüssigkeit, und zwar durch die Kontraktion der Muskeln um die Vorsteherdrüse herum.

Auch die beiden Cowper-Drüsen unterhalb der Vorsteherdrüse sorgen für das Ausscheiden weiterer Vorflüssigkeit. Praktisch ist auch, daß der Blasenhals während der sexuellen Erregung abgeschnürt wird und daher die für eine eventuelle Befruchtung erforderlichen Samenzellen nicht in die Blase geraten, sondern tatsächlich den Weg hinaus suchen. Aber warum stoßweise? Durch die Wirkung eines Muskels um die Harnröhre. Dieser zieht sich in Verbindung mit den Bodenbeckenmuskeln stoßartig zusammen, und das nun geht mit dem Orgasmusempfinden einher.

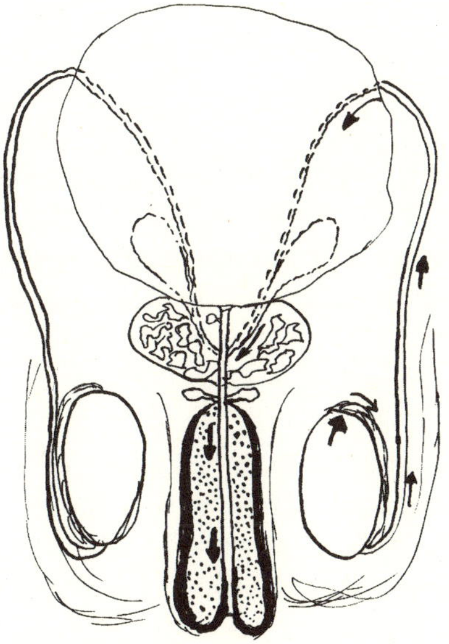

Die Wege des Samens
Im Hodensack bilden sich die Samenzellen. Diese machen sich durch den Nebenhoden auf den Weg zum Samenleiter. Der Samenleiter verläuft durch den Leistenkanal, an der Rückseite der Blase zum Samenbläschen. Über einen gemeinsamen Kanal gelangen die Samenzellen in die Harnröhre. Von dort aus werden sie ausgestoßen.

Aber nun hatte mir der Chirurg noch immer nicht gesagt, wie er diesen wundersamen Mechanismus vor einigen Stunden bei mir verändert hatte. Und zwar so, daß mir – wie ich sehr hoffte – nur die Fruchtbarkeit, und nichts weiter, genommen worden war.

Keine Bange. Bis auf deine Fruchtbarkeit bleibt alles wie gehabt. Und überhaupt, im Grunde bleibst du natürlich fruchtbar, ich meine: ich habe nur dafür gesorgt, daß der Samen unterwegs aufgehalten wird. Die Sterilisation des Mannes erfolgt durch eine Unterbindung des Kanals zwischen dem netzförmigen Stadion im Hoden, von dem ich gerade sprach, und der Stelle, an der sich der Samen in die Harnröhre ergießt. Der Samenleiter wird über einen kleinen Schnitt in der Wand des Hodensacks nach außen geführt, an beiden Seiten abgebunden und getrennt. In den meisten Fällen wird dabei ein kleiner Teil des Samenleiters entfernt und werden die jetzt freiliegenden Enden durch eine Naht oder Metallklemmen abgedichtet. Bei dir habe ich Metallklemmen eingesetzt. Außerdem habe ich die Enden des durchtrennten Samenleiters ein wenig im Gewebe versenkt, um zu verhindern, daß die beiden Enden irgendwann einmal auf die Idee kommen, wieder zusammenzuwachsen.

Aber was geschieht jetzt in dem kleinen Tempel, in dem meine Samenzellen produziert werden? Oder geben sie etwa einfach auf, wenn sie bemerken, daß ihnen der Weg abgeschnitten ist?

Nein – oder besser gesagt: nicht alle. Die folgende Reaktion des Körpers ist faszinierend. Natürlich sind sich die jetzt neu produzierten Samenzellen sofort nach dem Eingriff absolut nicht der Tatsache bewußt, daß der Weg später auf einmal unterbrochen sein wird. Daher eilen sie zu dem netzförmigen Stadion, um sich dort zusammen mit ihren Konkurrenten zum Nebenhoden zu begeben. Bis dahin ist alles gar kein Problem. Bis die ersten Samen an die abgetrennte Wand des Samenleiters stoßen. Daraufhin entsteht dort eine solche Hektik, daß der schmale Nebenhodenkanal sogar ein wenig anschwillt. Einige Samenzellen gehen in den Kämpfen zugrunde, andere sterben aus Nahrungsmangel ab oder einfach, weil ihr Leben nach einigen Tagen sowieso zu Ende ist. Die abgestorbenen Samenzellen lösen sich in ihre Bestandteile auf. Diese werden vom Körper zum Teil für Fremdkörper gehalten, und die Produktion von Antikörpern setzt ein. Letzteres kann übrigens ein Problem werden, wenn sich der Sterilisierte später aus irgendeinem Grund zu einer Rekanalisierung entschließt, das heißt zu einer Wiederherstellung des Samenleiters durch eine erneute Verbindung der beiden Enden. Aber soweit sind wir noch gar nicht. Darauf komme ich noch. Denn inzwischen sorgt der Überdruck und Rückstau in allen Röhrchen der Hoden dafür, daß die Produktion der Samenzellen allmählich gedrosselt wird. Als ob ihnen bewußt wäre, was sie erwartet, und sie lieber frühzeitig aufgeben, als sich wenig später als erwachsene Spermien ausschalten oder vernichten zu lassen. Aber das soll nicht heißen, daß sie deswegen endgültig den Geist aufgeben. Die Fähigkeit, Samenzellen zu produzieren, bleibt erhalten. Wenn der Betreffende aus irgendeinem Grund wieder Kinder zeugen möchte, können die Samenleiter wieder verbunden werden, und die Produktion der Samenzellen kommt allmählich wieder in Gang. Aber es wäre auf jeden Fall unvernünftig, bei der Sterilisation davon auszugehen, daß die Möglichkeit weiter existiert. Denn erstens kann eine Befruchtung ausbleiben, wenn sich die Antikörper im Körper nicht genug zurückentwickeln. Das muß nicht immer so bleiben, aber es dauert manchmal sehr lange. Auch rein mechanisch kann etwas mißlingen. Das erneute Zusammenfügen der getrennten Enden ist nämlich dort am einfachsten, wo der Samenleiter den Nebenhoden bereits verlassen hat. Aber wenn die Trennung durch ein zufälliges Zusammentreffen verschiedener Ursachen zu nah am Nebenhoden erfolgte, ist das Ergebnis nach einer Rekanalisierung häufig viel schlechter. Als Arzt kann und darf man daher eine erfolgreiche Rekanalisierung nicht hundertprozentig in Aussicht stellen. Auf jeden Fall wird der Arzt heute oft darum gebeten. Eine neue Partnerin, neue Sozialmuster, der Tod eines Kindes – für einen solchen Eingriff gibt es mehr als genug plausible Gründe.

Nun gut, daran will ich vorläufig gar nicht denken. Durchgeschnitten ist durchgeschnitten, finde ich, und selbst wenn mich die schönsten Frauen der Welt händeringend darum bitten würden, ich würde es nicht ändern. Und heute abend umarme ich meine Frau liebevoll, ohne jedes Risiko.

Immer mit der Ruhe! Die Samenbläschen sind zwar mit Rivanol – einer Lösung zur Abtötung noch vorhandener Samenzellen – ausgespült, aber es wird bestimmt noch drei Wochen dauern, bis die Sterilisation wirklich zuverlässig funktioniert. Und ohne Rivanol kann es sogar sechs bis zehn Wochen dauern. Nach drei Wochen wird geprüft, ob sich im Ejakulat noch Samenzellen nachweisen lassen. Und dann wirst du feststellen, daß bei deinen ersten Ejakulationen eine gelbliche Masse in der Flüssigkeit vorhanden sein wird. Nur keine Panik, dabei handelt es sich um Rivanolreste. Schon bald ist die Flüssigkeit wieder weißlich wie früher. Etwas weniger weiß und etwas wäßriger als vorher, weil jetzt keine Samenzellen mehr enthalten sind, sondern nur Prostataflüssigkeit. Jetzt besteht keine Gefahr einer Befruchtung mehr.

Einige Tage später wollte ich auf meinen unfruchtbaren – aber, wie sich inzwischen erwiesen hatte, sicherlich nicht gezähmten – Status der Gnade mit meiner Frau in einem Restaurant anstoßen. Am Nebentisch saßen vier Männer in den besten Jahren. Und – wohl kaum zufällig – kamen sie auf Sex zu sprechen. Mehr noch – zwei der vier Männer waren offensichtlich bereits seit längerem sterilisiert. Aus dem, was ich von den aufgeregten Fragen und Antworten mitbekam, war einer der beiden überzeugt, seine Libido (er sprach von »Hunger«) habe seitdem spürbar nachgelassen. Der zweite wiederum meinte, nicht nur seine Libido habe sich sogar noch ein wenig gesteigert, sondern auch der Orgasmus würde ihm weitaus mehr Lust bereiten. Haben die beiden Herren nun physiologisch erklärbare Phänomene am eigenen Leibe erfahren, fragte ich mich, oder war es eher etwas, das in ihren Köpfen vor sich ging?

Sterilisation ändert nichts an Libido, Potenz, Orgasmus oder Ejakulation. Es ist genau das gleiche wie vorher, nicht mehr, nicht weniger. Und wenn diese Herren der Meinung waren, es hätte sich etwas verändert, dann hatte das rein psychologische Ursachen. Deswegen muß der Arzt ja unbedingt sicher sein, daß der Mann wirklich hinter seinem Entschluß steht. Was die Frau will, darf dabei nicht entscheiden. Manche Männer lassen sich sogar sterilisieren, ohne daß ihre Frau davon weiß. Solange der Betreffende seine Entscheidung völlig unbeeinflußt trifft, hat er den Kriterien Genüge getan. Ein Mann von, sagen wir, vierunddreißig Jahren hat jedenfalls das Recht, eine solche Entscheidung zu treffen. Aber junge Männer, mit zweiundzwanzig oder dreiundzwanzig Jahren, die argumentieren, die Welt sei zu schlecht, um Kinder in die Welt setzen zu können, sind keine seriösen Kandidaten. Wer sich sterilisieren lassen möchte, tut dies, weil er und/oder sie aus rein persönlichen Gründen keine Kinder haben möchte, oder weil er und/oder sie der Meinung ist, die Familie sei komplett. Menschen, die eine sehr gute Beziehung haben, wollen diese manchmal schützen, indem sie diese auf das Paar einschränken, vielleicht aus Angst, die Liebe sonst mit einem anderen teilen zu müssen. Aber wie gesagt, solange Erwachsene diese Entscheidung völlig unbeeinflußt treffen, ist das ein akzeptables Argument. Als Arzt kann man dabei sowieso keinen strikten Moralkodex zu Rate ziehen. Das wäre nicht richtig und außerdem ungerecht.

Ein Beispiel: Ein achtundsiebzigjähriger Mann, verheiratet mit einer teilweise behinderten Frau, hat aus dieser Ehe Kinder, die ebenfalls schon verheiratet sind. Und dieser Mann erzählt mir, er hätte ein sehr starkes sexuelles Verlangen und ginge mit der dreiunddreißigjährigen Frau, die ihnen dreimal wöchentlich das Haus putzt, gelegentlich ins Schlafzimmer. Seine Frau wisse davon und würde es auch akzeptieren, aber er fürchte, eventuell ein Kind zu zeugen. Die Mutter könne in so einem Fall möglicherweise auf einen Teil seines Besitzes Anspruch erheben – also, er möchte sterilisiert werden. Das wurde dann gemacht. Er war übrigens der älteste Kandidat für eine Sterilisation, soviel mir bekannt ist.

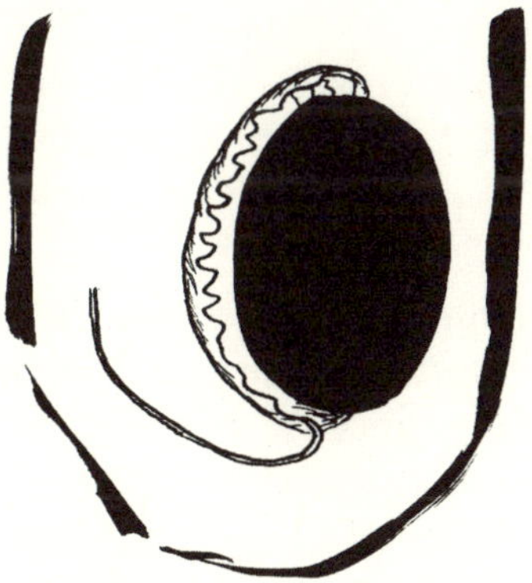

Normale Nebenhoden und offener Samenleiter

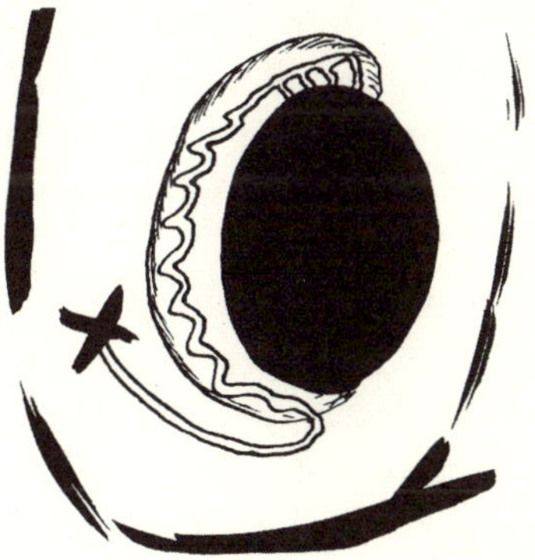

Nach der Unterbindung des Samenleiters tritt eine Erweiterung des Samenkanals im Nebenhoden ein.

Aber was du gerade gesagt hast, Bo, daß sich nichts ändert ... Die Ernte schien mir gestern doch geringer zu sein als früher. Oder irre ich mich?

Du hast schon recht. Das Volumen des Ergusses verringert sich, am Ende um etwa fünfunddreißig bis hundert Millionen Samenzellen pro

Milliliter Flüssigkeit. Aber das sind auch schon alle Folgen der Sterilisation. Es gibt zahlreiche Untersuchungen, nachteilige Folgen sind jedoch immer noch nicht nachgewiesen. Aus Amerika wurde irgendwann einmal eine Untersuchung bekannt, aus der hervorging, sterilisierte Männer erkrankten häufiger an einem Prostatakarzinom. Das wurde jedoch wieder durch eine niederländische Untersuchung entkräftet. Die Anzahl Männer, die sich jährlich weltweit sterilisieren lassen, ist auf jeden Fall beeindruckend – es sind mehrere Millionen. Alles Männer, die überzeugt sind, daß eine Sterilisation im Grunde ihre Männlichkeit nicht verändert, solange sie sich psychisch sicher fühlen. Außerdem ist es vorläufig fast die einzige Möglichkeit, einen Mann unfruchtbar zu machen. Die Antibabypille für Männer liegt aufgrund der derzeit notwendigen hohen Dosierung der Hormone noch in weiter Ferne. Seit den sechziger Jahren führen wir Sterilisationen durch – inzwischen ist es eine weltweit angewandte Form der Verhütung geworden. Auch vorher war eine Sterilisation operativ möglich, aber damals gab es in vielen Fällen noch zu schwerwiegende religiöse Bedenken, und außerdem mangelte es an Aufklärung. Mangelnde Aufklärung ist immer noch ein Thema. Die Presse berichtet regelmäßig über aufsehenerregende Fälle. Grundlegende Informationen werden jedoch nicht oder kaum vermittelt.

Sag doch noch einmal etwas zu einem Ausnahmefall: Angenommen, ich wäre geistig behindert und meine Eltern würden dich um eine Sterilisation bitten. Würdest du es tun?

Frag mich lieber, ob ich es tun dürfte, denn so etwas ist nur unter Einhaltung ganz strikter Vorschriften möglich. Die Richtlinien sind inzwischen außerordentlich streng. Früher war es überhaupt kein Problem. Sobald der Antrag der Eltern vorlag und der Hausarzt eine positive Empfehlung aussprach, konnte der Eingriff ohne weiteres durchgeführt werden. Heute muß jedoch jeder Antrag von Kommissionen und Fachleuten beurteilt werden, weil man der Meinung ist, auch geistig Behinderte hätten das Recht sich fortzupflanzen. Nur – welche Kriterien sollen wir dabei anwenden? Wann kann man zustimmen, wann sollte man ablehnen? Das sind ethische Fragen. Eine Antwort darauf ist nicht leicht.

DAS PROSTATAKARZINOM

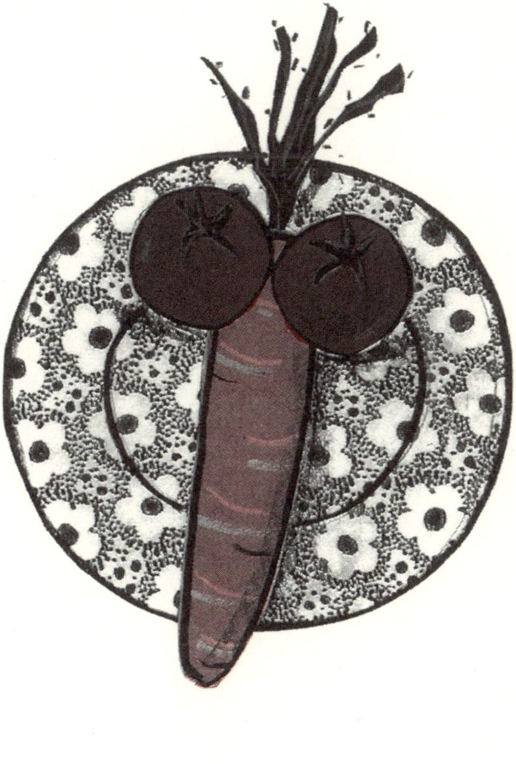

In Bos Haus wurde die alte Küche erneuert. An früher erinnert nur noch die Atmosphäre. Der Kamin wurde versetzt und brennt jetzt auf Brusthöhe neben dem Ofen. Und weil die Anrichte ein bißchen weiter weg auf Rollen steht, wurde Platz für einen altmodischen Sessel mit einer Lesevorrichtung und Blick auf den Kamin geschaffen. Das hölzerne Lesepult ist fest mit der Armlehne verbunden und kann praktischerweise zum besseren Lesen heruntergeklappt oder zur Seite geschoben werden. So möchte ich unser Buch lesen können, führte mir Bo vor und ließ sich lachend vor einem aufgeschlagenen Buch in den Sessel sinken. Siehst du, sagte er, das Buch ist so schön gebunden, daß es einfach offen liegenbleibt. Und so spielte er mir kurz vor, wie herrlich es ist, ohne Hände zu lesen. Was möchtest du trinken? fragte er mich. Und weil ich wußte, wir würden über Krebs reden, bat ich ihn um etwas Kräftiges.

Wollen wir dieses Gespräch nicht doch noch ein wenig zurückstellen?

Wieso?

Ach, es klingt schon nicht besonders angenehm, wenn wir sagen, daß jemand herumkrebst. Aber wenn wir hören, daß im Körper eines Menschen Krebs wuchert, was dann? Dann bereiten wir uns doch auf das Schlimmste vor? Denn Krebs heißt Leiden, Abmagern, Haarausfall, Müdigkeit, Tod. Schon allein das Wort Krebs nimmt Maß für den Sarg. Und mit Prostatakarzinomen ist es nicht anders. Wenn ich den Medien glauben soll, ist übrigens eine dramatische Zunahme des Prostatakarzinoms zu verzeichnen. Oder wird die Diagnose aufgrund genauerer Diagnosen und Vorsorgeuntersuchungen nur häufiger gestellt als früher? Sollte jeder Mann von einem bestimmten Alter an untersucht werden? Oder ist das nur sinnvoll bei Risikogruppen? Wie soll die Untersuchung vor sich gehen? Ist sie im Hinblick auf eine eventuelle spätere Behandlung nützlich? Wenn wir uns untersuchen lassen, leben wir dann auch wirklich länger? Oder leben wir genauso lang, nur um einiges besser? Hat die Behandlung auch unangenehme Nebenwirkungen? Und was ist, wenn wir uns einfach nicht untersuchen und behandeln lassen? Krebs – Bo, allein schon das Wort!

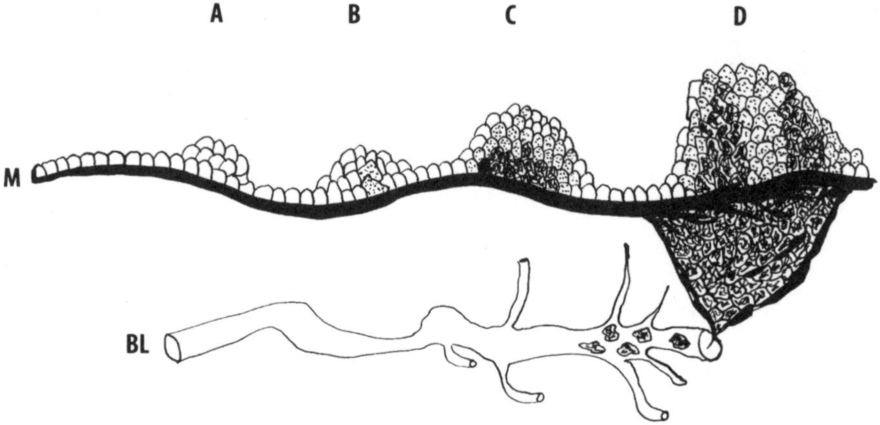

Wachstumsphasen in der Entwicklung des Prostatakarzinoms
A. Beginn des ungebremsten Zellwachstums
B. Einige Zellen verändern ihre Eigenschaften und werden zu Krebszellen.
C. Diese Krebszellen durchbrechen die basale Membran (M) und breiten sich über die Blutbahnen (BL) in andere Organe aus (D).

Nicht mosern, mein Freund, und nichts verdrängen, auch wenn viele Menschen genau so reagieren. Sie grenzen Krankheit und Tod aus ihrem Leben aus. Solange sie nicht am eigenen Leib oder in ihrer direkten Umgebung damit konfrontiert werden, kümmern sie sich nur um das, was sie im normalen, gesunden Leben beschäftigt: groß werden, lernen, sich verlieben, organisieren, eine Familie gründen, den Wohlstand mehren, Kinder zeugen und erziehen, Macht und Autorität erwerben und so weiter. In diesem Muster ist kaum Platz für Reflektion, geschweige denn für das Akzeptieren von Mängeln, von Krankheiten und schon gar nicht für das Hinnehmen eines unerwarteten und immer viel zu frühen Endes. Dennoch können wir für das zurückliegende, knapp halbe Jahrhundert eine enorme Evolution feststellen. Du darfst nicht vergessen, daß die durchschnittliche Lebenserwartung eines westeuropäischen Mannes vor einigen Jahrzehnten noch etwa fünfundfünfzig Jahre betrug und daß sich dieser Durchschnitt in einigen Regionen der Welt inzwischen um immerhin zwanzig Jahre erhöht hat. In anderen Regionen, wie in Rußland, liegt dieser Durchschnitt tatsächlich noch immer bei fünfundfünfzig Jahren. Und anderswo liegt er sogar noch darunter. Aber in einer sozialökonomisch weit entwickelten Gesellschaft wie der unseren wurde hinsichtlich der Lebenserwartung doch eine besondere Leistung erbracht.

Zweifellos. Und dürfen wir hoffen, daß diese Entwicklung noch eine Weile anhält?

Das ist nicht sicher. Im Lebenszyklus eines Menschen laufen die Stoffwechselprozesse aufgrund von Entwicklungen ab, die wir noch nicht voll und ganz durchschauen. Soviel steht jedoch fest: Es gibt eine Wachstumsphase, und nach einer kurzen Stabilisierungsphase vollzieht sich dann langsam, aber sicher ein Zellabbau. Wie diese Alterungsphänomene genau funktionieren, wird mit großem Aufwand untersucht, aber man weiß noch nicht, wie man diese Mechanismen sinnvoll beeinflussen kann. Und es stellt sich die Frage, ob es überhaupt wünschenswert ist. Vielleicht ist unser Versagen auf diesem Gebiet gleichzeitig unsere Rettung. Versuch dir einmal vorzustellen, die durchschnittliche Lebensdauer würde um weitere fünfzig Jahre verlängert. Die Auswirkungen auf fast alle gesellschaftlichen Bereiche wären derart einschneidend, problematisch und unübersichtlich, daß ich fürchte, sie würden unsere Überlebenschancen wiederum schwer beeinträchtigen. Und das kann nicht beabsichtigt sein.

Dann kehren wir lieber zurück zum Mann von heute. Und zu unserem Thema: Besteht ein Zusammenhang zwischen Prostatakarzinom und Älterwerden?

Der Körper baut unablässig auf und ab. Zellen sterben ab und werden durch neue ersetzt. Diese anhaltende Erneuerung bewirkt, daß unsere Organe normal funktionieren. Wenn aber, in diesem Fall in der Vorsteherdrüse, bestimmte Zellen nicht absterben und sich so verändern, daß sie sich im Gegenteil abnorm vermehren und zu einer bösartigen Geschwulst auswachsen – dann spricht man von einem Prostatakarzinom. Aber Prostatakarzinom ist nicht immer gleich Prostatakarzinom. Es ist ein relativ allgemeiner Begriff, der eine große Vielfalt möglicher Zellwucherungen beschreibt. Es gibt ein Prostatakarzinom, das sich derart langsam entwickelt, daß eine solche Geschwulst zwanzig Jahre wachsen kann, ohne das Leben der betreffenden Person zu gefährden. Wenn dieser Prozeß erst im Alter von fünfundsechzig oder siebzig einsetzt, wird der Patient möglicherweise darunter zu leiden haben; aber oft genug ist das auch nicht der Fall. Mit einem solchen, so gut wie immer gutartigen Prostatakarzinom kann ein Mann viele Jahre leben, ohne es auch nur zu bemerken. Daneben gibt es jedoch bösartige und gefährliche Prostatakarzinome. Dann wuchern und vermehren sich die Zellen in einer sehr aggressiven Weise. Sie teilen sich, verbreiten sich außerordentlich schnell und greifen auch auf andere Körperteile über. Wenn ein solches Karzinom diagnostiziert wird, ist die betreffende Person selbstverständlich gefährdet.

Je älter ein Mann wird, desto größer ist die Wahrscheinlichkeit, daß sich – vermutlich an der Außenseite der Prostata – ein Karzinom entwickeln kann. Mit anderen Worten: Es gibt einen klaren Zusammenhang zwischen Prostatakarzinom und Älterwerden. Andererseits verringert sich für den Mann die Wahrscheinlichkeit, tatsächlich an diesem Prostatakarzinom zu sterben, wenn der Krebs erst in fortgeschrittenem Alter einsetzt.

Das Alter ist also ein entscheidender Faktor?

Manchmal, aber nicht immer. Für die Entstehung von Prostatakarzinomen – und insbesondere für den Zeitpunkt des Auftretens – spielt auch ein genetischer, also erblicher Faktor eine Rolle. Wenn dein Großvater oder dein Vater in jüngeren Jahren – etwa zwischen fünfundvierzig und fünfundfünfzig – ein Prostatakarzinom hatten, ist die Wahrscheinlichkeit, ebenfalls davon betroffen zu werden, größer als bei Männern ohne vergleichbare Familienvorgeschichte.

Schlußfolgerung: Wenn es mir sinnvoll erscheint, ein eventuelles Prostatakarzinom rechtzeitig diagnostizieren zu lassen, muß ich also ganz besonders auf der Hut sein, wenn mein Vater und/oder Großvater an einem solchen Karzinom erkrankt waren.

Selbstverständlich. Aber auch andere Faktoren als Alter und Erblichkeit spielen eine Rolle. Ein Beispiel: Wir stellen fest, daß Prostatakarzinome bei japanischen Männern nur selten vorkommen, obwohl ein erheblicher Prozentsatz der japanischen männlichen Bevölkerung raucht und trinkt. Die Forschung hat nachgewiesen, daß, sobald japanische Familien in die USA auswandern, die Anzahl der Prostataerkrankungen dort bereits in der ersten Generation um einen signifikanten Faktor zunimmt. Und in der zweiten Generation steigt der Prozentsatz sogar noch weiter. Der Umzug in die USA ändert an den Faktoren Erblichkeit und Alter natürlich nichts. Was sich drastisch verändert, sind die Eßgewohnheiten. Offensichtlich sind diese in gewisser Hinsicht mitbestimmend für das Entstehen eines Prostatakarzinoms. Aus der gleichen Studie geht hervor, daß der Auslöser für die Erkrankung dieser japanischen Emigranten offensichtlich der Verzehr von rotem Fleisch ist. Rotes Fleisch beeinflußt die Degeneration von Prostatagewebe offenbar in verhängnisvoller Weise. Und nicht nur der Genuß von rotem Fleisch. Als vor Jahren fast überall auf der Welt eine Reihe von Ärzten die Empfehlung aussprach, mehr Obst und Rohkost zu essen, wurden sie von einem Teil der klassischen westlichen Medizin skeptisch beäugt und sogar noch mit Mißbilligung gestraft. Denn es waren keine genauen Mechanismen bekannt, es fehlte eine gezielte epidemiologische Forschung, die diese Annahmen untermauerte, und so weiter. Du weißt, wie das in der klassischen westlichen Medizin vor sich geht: Wehe den Thesen, die nicht zuerst in einem Doppelblindversuch nachgewiesen worden sind und ihre Beweiskraft nicht einer statistischen Auswertung verdanken! Aber gut, inzwischen ist glücklicherweise vielen Menschen klargeworden, daß statistische Analysen, die auf einer Untersuchung biologischer Systeme und vor allem auf der Überprüfung von Behandlungsmethoden beim Menschen beruhen, zu umwerfenden Ergebnissen führen können. Die Evolution der Behandlungsmethoden beim Prostatakarzinom ist in dieser Hinsicht eines der ausgeprägtesten Beispiele für die Irrungen und Wirrungen der Medizin.

Wurden denn diese Mechanismen nie im Hinblick auf einen möglichen Zusammenhang zwischen dem Prostatakarzinom und dem Verzehr etwa von Obst und Rohkost untersucht?

Ja doch, vor noch nicht allzu langer Zeit. Und mit sehr günstigem Ergebnis. Nun wissen wir, warum Sojaprodukte, ungekochtes Gemüse –

vor allem Tomaten, frisch oder auch in Dosen – und frisches Obst auf den Stoffwechsel der Prostatazellen einwirken. Wir können daher ruhigen Gewissens behaupten, daß es für alternde Männer sinnvoll ist, ihre Eßgewohnheiten umzustellen und mehr Rohkost und Frischobst zu konsumieren. In den USA hat man übrigens auch festgestellt, daß ein Prostatakarzinom in Gegenden mit viel Sonne weniger häufig auftritt. Aber du hast doch hoffentlich inzwischen begriffen, daß es kein Patentrezept gibt. Viele unkontrollierbare Faktoren spielen dabei eine Rolle, und es ist nicht zu vermeiden, daß auch in Zukunft dieses Leiden noch viele alternde Männer dahinraffen wird.

Du sagst, in der Behandlung seien wichtige Fortschritte erzielt worden. Wie wurde die Krankheit denn früher behandelt?

Die Entwicklung des Prostatakarzinoms steht teilweise unter dem Einfluß des männlichen Hormons Testosteron. Sobald man das vor einigen Jahrzehnten mit Sicherheit wußte, versuchten Ärzte, bei den betreffenden Patienten entweder die Produktion von Testosteron ganz und gar zu unterbinden oder aber die Wirkung durch die Gabe zusätzlicher weiblicher Hormone zu neutralisieren. Und folgendes geschah. Beide Methoden fanden getrennt oder in Kombination Anwendung. Das Unterbinden der Hormonproduktion erfolgte damals fast ausschließlich mittels Kastration, also durch Entfernen der Hoden. Aber auch für nicht mehr ganz junge Männer bleibt das ein psychisch sehr stark belastender Eingriff. Außerdem habe ich dir in einem früheren Gespräch erläutert, daß nicht nur die Hoden das männliche Hormon produzieren, sondern zu etwa 10 Prozent auch die Nebennieren. Auch nach einer Kastration bleibt noch Testosteron im Blutkreislauf. Diese Produktion kann also weiterhin ein zwar beschränktes, aber immerhin bleibendes Stimulans für die Entwicklung des Prostatakarzinoms sein. Genau deshalb bekamen unzählige Männer weibliche Hormone, vor allem in Form von Stilboestrol, verschrieben. Mit der Folge: Ihre Behaarung ändert sich, allmählich entwickeln sich Brüste, und auch die Fettverteilung im Körper paßt sich dem typisch »weiblichen« Muster an. Aber damit geht gleichzeitig auch eine deutliche Rückbildung des Prostatakarzinoms einher. Der Sieg schien in greifbarer Nähe.

Da und dort wurde zwar eine Schlacht gewonnen, aber nicht der Krieg?

So könnte man es in etwa zusammenfassen. Ich sagte schon, daß die meisten Prostatakarzinome sich nur sehr langsam entwickeln. Sucht man objektive Nachweise für die Wirksamkeit der Behandlung, sind mindestens zehn Jahre gründliche Forschung erforderlich, bevor brauchbare Schlußfolgerungen gezogen werden können. Das ist die eine Seite der Medaille. Die andere: Im Hinblick auf die große Varianz der Prostatakarzinome untereinander, die enormen Unterschiede im individuellen Widerstand gegen den Ablauf bestimmter körperlicher Prozesse (die sogenannte Immunität), die ausgeprägte Verschiedenheit der externen Bedingungen (Ernährung, Sonnenlicht und so weiter) sind für all diese Variablen umfangreiche Patientengruppen erforderlich. Du wirst verstehen, daß ein solches Vorhaben nahezu undurchführbar ist; das hat sich übrigens auch herausgestellt. Dennoch blieb die Behandlung durch Kastration und/oder Gabe weiblicher Hormone jahrzehntelang im Falle von Prostatakrebs das Mittel der Wahl. Kein Mensch hätte es je gewagt, eine abweichende Meinung zu äußern oder eine andere Behandlungsmethode zu versuchen. Eine abweichende Meinung wäre sofort als Verstoß gegen die medizinisch-ethischen Pflichten gebrandmarkt worden. Aber dann gab es eine Reihe kreativer Therapeuten, die Forschungsergebnisse glücklicherweise ohne Vorurteile unter die Lupe nahmen. Sie stellten zunächst fest, daß weibliche Hormone tatsächlich einen günstigen Einfluß auf die Entwicklung des Prostatakarzinoms ausübten, sich gleichzeitig aber außerordentlich negativ auf die Blutgefäße auswirkten. Darauf stellte sich heraus, daß mit Östrogen behandelte Patienten wegen Komplikationen am Herzen und aufgrund von Gefäßkrankheiten früher starben als Patienten, die nicht auf diese Weise behandelt wurden. Ein ziemlich unerfreuliches Zusammentreffen von Umständen. Die Behandlung des Prostatakarzinoms war zwar sinnvoll, aber die Aussichten auf eine längere Lebensdauer der Patienten wurden durch die Nebenwirkungen dann wieder erheblich eingeschränkt, zumal die Östrogene normalerweise relativ hoch dosiert waren und man keinerlei Vorsorgemaßnahmen gegen Nebenwirkungen ergriff. Um eine lange und komplizierte Geschichte kurz auf den Punkt zu bringen: Verschiedene Fachärzte untersuchten die gleichen

Patientengruppen, und ihre Schlußfolgerungen widersprachen sich einmal, dann stimmten sie wieder überein, ein drittes Mal ergänzten sie sich. Aus diesen Studien können wir eine Reihe allgemeiner Regeln ableiten. Ich fasse sie der Übersichtlichkeit halber kurz zusammen:

1. Prostatakarzinome unterscheiden sich in der Aggressivität, also auch in der Wachstumsgeschwindigkeit, und in ihren Risiken bezogen auf die Metastasenbildung. 2. Eine Behandlung mit hochdosierten Östrogenen ist schädlich für Herz- und Blutgefäße. 3. Eine Behandlung mit niedrigdosierten Östrogenen erscheint sinnvoll, zumindest in Kombination mit Präventivmaßnahmen bezogen auf Nebenwirkungen auf die Herz- und Blutgefäße. 4. Im allgemeinen wird die Überlebenschance des Patienten – gerechnet vom Zeitpunkt der Behandlung an – kaum beeinflußt. 5. Während der Behandlung nimmt die Lebensqualität des Patienten normalerweise zu.

Bei Punkt 4 bleibt mir doch kurz die Luft weg. Denn man fragt sich doch: Was geschieht mit Prostatageschwulsten, die vom Augenblick der Diagnose an einfach unbehandelt bleiben?

Auf diese Frage gab es lange Zeit keine befriedigende Antwort. Aber jetzt stehen Daten aus einer schwedischen Studie zur Verfügung. Daraus geht hervor, daß die gut differenzierten Prostatakarzinome – die mehr oder weniger gutartigen sozusagen – nur sehr langsam wachsen und somit die Lebensdauer des Patienten viele Jahre lang nicht beeinflussen. Andererseits führen die sehr aggressiven Tumore bei fast allen Patienten innerhalb von fünf Jahren zum Tod. Es ist selbstverständlich, daß jede Therapie naturgemäß stark von dem Zeitpunkt abhängt, an dem das Karzinom diagnostiziert wird, wie auch von der lokalen Entwicklung des Krebsprozesses. Wenn die Diagnose auf ein kleines, gut differenziertes Karzinom hinweist, ist die Wahrscheinlichkeit so gut wie vernachlässigbar, daß in den nächsten zwanzig Jahren die Krankheit zum Ausbruch kommt. Wenn jedoch das Karzinom zum Zeitpunkt der Diagnose schon ziemlich viele Metastasen hat, wird die Überlebensdauer begrenzt sein, selbst bei ziemlich gutartigen Karzinomen. Und zwischen den beiden Extremen bewegt sich die verbleibende Lebenszeit des Individuums je nach lokaler Ausdehnung des Krebses und der Aggressivität der Geschwulst.

Was muß ich mir unter Metastasen in den – wie du es nennst – umgebenden Geweben vorstellen?

Ein Prostatakarzinom bildet bevorzugt Metastasen in den Knochen, aber auch im Drüsengewebe, in den Lungen und in der Leber. Wenn die Diagnose auf Metastasen lautet, dann ist die weitere Überlebenschance auf nur wenige Jahre begrenzt. Ohne Metastasen erhöht sich die Lebenserwartung jedoch schnell, auch wenn sie ebenfalls von den bereits genannten Faktoren abhängt.

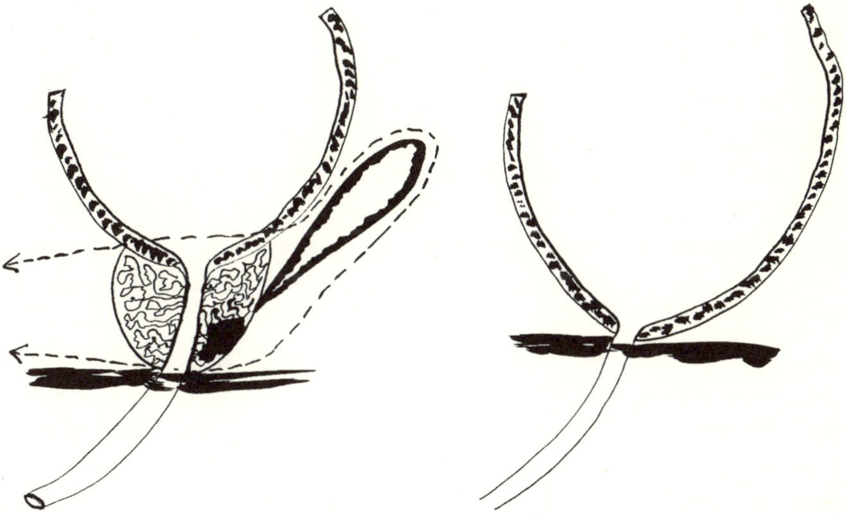

Radikale Prostataektomie bei lokalisiertem Prostatakrebs
Die Prostata wird komplett abgetragen, samt Kapsel und Samenbläschen. Nach der Abtragung wird der Blasenausgang erneut mit der Harnröhre verbunden.

Kannst du etwas zu den aktuellen Behandlungsmethoden und den Ergebnissen sagen?

Das ist praktisch unmöglich. Zumindest kann man keine allgemeinen Aussagen treffen – und zwar aus dem einfachen Grund, weil Prostatakarzinome unglaublich unterschiedlich sein können. Alles hängt von der Art des Krebses ab und vom Stadium der Krankheit zum Zeitpunkt der Diagnose. Eines steht jedoch fest: Ein Prostatakarzinom kann im Prinzip nur radikal behandelt – das heißt geheilt – werden, wenn es in dem Augenblick entdeckt wird, in dem es sich noch auf die Prostata beschränkt. Theoretisch kann so ein lokales Karzinom zwar bereits metastasiert sein, aber die Wahrscheinlichkeit ist relativ gering.

Wie erkennt man ein beginnendes Prostatakarzinom?

Ich sagte es bereits: Ein Prostatakarzinom verursacht im Anfangsstadium keinerlei Beschwerden. Es ist also grundfalsch zu warten, bis man nur noch unter Beschwerden Wasser lassen kann. Zur frühzeitigen Diagnose eines solchen Karzinoms gibt es zwei naheliegende Methoden: Entweder hat der betreffende Patient Beschwerden in Verbindung mit anderen Prostatakrankheiten – etwa eine Prostatavergrößerung oder eine Reizung –, und bei der Untersuchung wird eher zufällig ein Karzinom entdeckt. Oder man ist schon von Anfang an auf der Suche nach dem eventuellen Übeltäter. Letzteres ist auf einfache Weise durch eine Blutuntersuchung möglich, wobei man das prostataspezifische Antigen PSA bestimmt. Das PSA ist jedoch nicht ganz zuverlässig. Manche Prostatakrankheiten, wie plötzliches gutartiges Wachstum, Irritationen oder Infektionen, können das PSA erheblich ansteigen lassen. Es ist auch festzustellen, daß manche Menschen mit einem niedrigen PSA dennoch schon ein beginnendes Karzinom entwickelt haben. Das PSA ist also für das Prostatakarzinom nicht ausreichend spezifisch und außerdem nicht besonders sensibel. Deshalb treffen wir für den Zeitpunkt der Blutabnahme einige zusätzliche Maßnahmen. Der Patient wird gebeten, einige Tage auf Sexualverkehr zu verzichten und keinen Sport zu treiben, vor allem nicht Fahrrad zu fahren. Denn dadurch kann das PSA künstlich erhöht werden. Unter Einhaltung dieser Bedingungen wird der PSA-Gehalt bei Krebs in einem Frühstadium nur leicht angestiegen sein. Dann ist es wichtig, genau zu prüfen, wie hoch der Anteil des freien, ungebundenen PSA ist. Ein niedriger Prozentsatz ist ein sehr deutlicher Hinweis auf ein Prostatakarzinom. Ein hoher Prozentsatz schließt Krebs vermutlich aus.

Aber sollte ich – wie ungern auch – meine Vorsteherdrüse dann nicht besser auch vom Mastdarm und Rektum her untersuchen lassen?

Eine Sonographie über den Mastdarm ist leider nicht besonders zuverlässig. Die Effizienz dieser Methode ist sehr gering. Die Qualität der PSA-Analyse ist durch die gelungene Kombination von Vorbereitungs- und Untersuchungsfaktoren erheblich verbessert und ausdifferenziert, während die Ergebnisse der Sonographie für Nichtfachleute völlig irreführend sein können. Wenn sich bei einem erhöhten PSA-Gehalt mit einem niedrigen Prozentsatz freier PSA zum Beispiel normale Sonographie-Ergebnisse zeigen, könnte man irrtümlich annehmen, es sei kein Karzinom vorhanden. Und andererseits können fälschlich angenommene Karzinomherde Anlaß für unnötige Gewebsentnahmen sein. Wenn man bei suspekten Werten des PSA und des freien PSA die richtige Diagnostik finden und die Art des Krebsgeschwürs bestimmen will, kann man aus verschiedenen Teilen der Prostata durch Nadelpunktionen kleine Fragmente entnehmen und diese mikroskopisch untersuchen lassen. Bei negativen Ergebnissen, das heißt, wenn keine bösartigen Zellen angetroffen werden, kann man weiter abwarten und die PSA-Bestimmung zum Beispiel nach einem halben oder nach einem Jahr wiederholen. Panikreaktionen sind überflüssig.

Aber wenn unter dem Mikroskop bösartige Zellen festgestellt werden, sollte ich dann nicht doch ein wenig in Panik geraten?

Das kommt darauf an. Auf jeden Fall legen wir dann sofort eine Behandlungsstrategie fest. Angenommen, es handelt sich um ein gut differenziertes, im Prinzip langsam wachsendes Karzinom. Dann spielen Alter und Kondition des Patienten eine Rolle. Ich habe bereits darauf hingewiesen, daß sich diese Karzinome von der Anfangsphase an normalerweise fünfzehn bis zwanzig Jahre ohne Komplikationen weiterentwickeln. Daher müssen wir die Behandlungsstrategie auf die Überlebenszeit abstimmen. Bei einem gesunden Mann von fünfundsiebzig Jahren kann man ohne weiteres den Verzicht auf jegliche Behandlung befürworten. Er kann ruhig und problemlos fünfundneunzig Jahre alt werden, zumindest was seine Prostata betrifft. Wenn wir das gleiche Karzinom jedoch bei einem fünfundvierzig- oder fünfzigjährigen Mann feststellen, wird dieser ein Lebensende mit fünfundsechzig oder siebzig Jahren vielleicht als akzeptabel, jedoch sicher nicht als optimal ansehen. In diesem Fall könnten wir uns dazu entschließen, die Prostata samt Krebs chirurgisch radikal zu entfernen. Sogar die umgebenden Drüsen werden abgetragen, die Blase wird an der Harnröhre befestigt. Die Operation dauert etwa eine Stunde und verläuft in der Regel problemlos.

Und welche Beeinträchtigungen muß der Patient nach der Operation hinnehmen?

Es besteht eine minimale Wahrscheinlichkeit leichter Inkontinenzprobleme – zum Beispiel werden manche Patienten, wenn sie mit einer vollen Blase unerwartet husten müssen, ab und an einen geringen Harnverlust feststellen. Übungen der Beckenbodenmuskulatur können das Übel jedoch meist rasch auf ein akzeptables Maß zurückschrauben. Nur in sehr seltenen Fällen liegt anschließend eine Vollinkontinenz vor. Diese kann durch einen fast schmerzlosen Eingriff, nämlich das Einbringen eines künstlichen Schließmuskels, behoben werden.

So etwas ist zum Glück selten. Aber wie häufig führt das zu Komplikationen für den Penis und die Erektion des Patienten? Denn die Operation wird doch wohl nahe an dieser delikaten Gegend erfolgen?

Das stimmt, aber sie wird so durchgeführt, daß die Nervenversorgung des Penis und der Schwellkörper völlig intakt bleibt. Dennoch können nach der Operation Störungen des Erektionsmechanismus auftreten, vor allem bei älteren Männern, die schon vorher unter Erektionsproblemen litten. Bei unter sechzigjährigen Patienten ohne vorherige Erektionsbeschwerden sind die Chancen auf den Erhalt einer normalen Erektion jedoch sehr groß.

Bis jetzt hast du von einem langsam wachsenden Karzinom gesprochen. Was macht man aber, wenn es sich um einen sehr bösartigen Tumor handelt?

Solche Tumoren sind derart aggressiv, daß nur eine radikale Entfernung in der Anfangsphase eine Aussicht auf Heilung bietet. Darüber besteht kein Zweifel: Solange es keine effektive Behandlungsmethode gibt, sollte so schnell wie möglich und so radikal wie nötig eingegriffen werden. In so einem Fall kann man das operationsfähige Alter höher ansetzen. Es ist ratsam, Patienten bis zum fünfundsiebzigsten Lebensjahr oder sogar darüber einer Radikaloperation zu unterziehen, zumindest sofern sie über eine gute Kondition verfügen.

Und wenn das Karzinom schon zu weit fortgeschritten ist?

Dann sind wir so gut wie machtlos. Bis heute hat sich keine einzige Behandlungsmethode gefunden, die Prostatakarzinome im fortgeschrittenen Stadium heilen könnte. Die Lebensdauer des betreffenden Patienten wird durch die heutigen Behandlungsmethoden kaum verlängert.

Aber irgendwelche Behandlungsmethoden wird es doch geben?

Natürlich, und nicht wenige. Es gibt fast keinen Krankheitsprozeß, für den es so viele Behandlungsmöglichkeiten gibt wie für das Prostatakarzinom. Fast jedes Gesundheitszentrum hat seine eigenen Behandlungsmethoden und Anwendungskriterien. Aber wenn wir eine Metaanalyse der betreffenden Forschungsliteratur vornehmen, müssen wir feststellen, daß die Ergebnisse dieser Zentren sich nicht nennenswert voneinander unterscheiden. Die eine Methode scheint zwar auf den ersten Blick überzeugender zu sein, aber das kann genausogut daran liegen, daß die Patientengruppen in einer Anzahl von Parametern überhaupt nicht vergleichbar sind. Objektive Schlußfolgerungen sind daraus kaum möglich.

In jedem Fall blieb für eine gewisse Zeit die vollständige bzw. maximal mögliche Blockierung der männlichen Geschlechtshormone die Therapie der Wahl. Zusätzlich bekommt der Patient monatliche oder dreimonatliche Injektionen mit Medikamenten, welche die Epiphyse im Gehirn – die gleichsam die anderen Drüsen zur Hormonproduktion anregt – sozusagen durch analoge Produkte blockieren. Gleichzeitig werden Pillen verschrieben, um die Rezeptoren der Prostatakrebszellen zu blockieren, an denen männliche Hormone andocken. Aber wie ich schon sagte, es wird noch lange Jahre dauern, bis die Ergebnisse solcher Behandlungsmethoden evaluiert werden können. Langsam, aber sicher hat sich jedoch herausgestellt, daß eine Kombination der beiden Therapieformen trotz der Überlegenheit des theoretischen Modells in der Praxis keine besseren Ergebnisse zeigt als die gesonderte Anwendung der beiden Methoden. Solche Therapien kosten die Gesellschaft eine Menge Geld, erweisen sich nun nach vielen Jahren aber als nicht wirklich sinnvoll. Bei einer Reihe von Patienten können sie zwar die Lebensqualität erhöhen, bei anderen stellen sich unerwünschte Nebenwirkungen ein. Und für fast alle Patienten gilt, daß sie dadurch keine signifikant höhere Lebenserwartung haben. Also …

Also, du möchtest zu Recht keine falschen Hoffnungen wecken. Aber wäre eine Kastration in so einem Fall nicht doch die beste Lösung?

Die Behandlungsmethode, die ich gerade erläutert habe, ist ja eine Form der Kastration, die sogenannte medikamentöse Kastration, wobei die Injektionen genau die gleiche Wirkung erzielen wie eine chirurgische Kastration. Aber selbst wenn eine tatsächliche Kastration zu den gleichen Ergebnissen führen würde und außerdem weitaus billiger wäre, für viele Männer ist ein solcher Eingriff noch sehr viel schwerer zu ertragen. Verständlich, auch wenn es im Prinzip keinen Unterschied gibt. Aber nun gut, bei einem Prostatakarzinom im fortgeschrittenen Stadium bringt das alles kaum noch etwas. Übrigens kann auch eine Therapie mit einer Niedrigdosierung weiblicher Hormone zu den gleichen Ergebnissen führen, zumindest in Kombination mit den Präventivmaßnahmen, von denen ich bereits sprach. Ein weiterer Vorteil liegt darin, daß diese Behandlung spottbillig ist und kaum Nebenwirkungen bekannt sind.

Erprobt man abgesehen davon noch weitere Techniken?

Die Suche hält unvermindert an. Zur Zeit werden neue Methoden der inneren und äußeren Bestrahlung eingesetzt. Manche Bestrahlungsmethoden nutzen die Möglichkeit, Elemente direkt in das Prostatagewebe zu implantieren. Andere behandeln mit Erwärmung der Prostata in Kombination mit einer Bestrahlung. Auch das Gegenteil ist bekannt: Die Prostata wird eingefroren. Aber selbst wenn solche Behandlungsmethoden und Techniken anscheinend vorübergehend Erfolg versprechen, in der Regel werden sie im Laufe der Zeit allmählich wieder abgesetzt. In manchen Ländern wendet man sogar gar keine

Therapie mehr an, solange keine Symptome eines Prostatakarzinoms diagnostiziert worden sind, auch weil man festgestellt hat, daß manche Methoden sich negativer auswirken als ursprünglich erhofft. Ich habe in diesem Zusammenhang bereits auf den negativen Einfluß einer hohen Östrogendosierung hingewiesen; aber auch die totale Blockade des Testosterons sollte hier erwähnt werden. Untersuchungen haben erwiesen, daß durch eine langfristige Blockade widerstandsfähige Krebszellen entstehen bzw. mit relativ hoher Wahrscheinlichkeit entstehen können – und damit ist schließlich die Wirkung der Therapie langfristig eher negativ zu bewerten. Daher erfolgt diese Behandlung – wenn sie überhaupt Anwendung findet – jetzt gelegentlich in getrennten Phasen. Damit werden die möglichen Folgen für die Knochenstruktur aufgefangen. Hormonbehandlungen können nämlich zu einer ernsten Schwächung der Knochen bzw. Osteoporose führen, bis hin zu extremer Bruchneigung.

Aber auch die Metastasen des Prostatakarzinoms greifen vor allem die Knochen an.

Darauf habe ich ja bereits hingewiesen. Sie führen zu erhöhter Bruchneigung der Knochen, zu verringerter Blutproduktion und zu Gelenkschmerzen. Von dem Zeitpunkt an ist eine Behandlung absolut erforderlich und nützlich, denn sie kann die Schmerzen erheblich lindern. Eine solche Therapie wird in erster Linie aus einer Kombination von Hormongaben und spezialisierten Methoden bestehen. So können beispielsweise radioaktive Stoffe – in diesem Fall Strontium – in die Blutbahn gebracht werden. Sie nisten sich in die Krebsherde ein und bestrahlen sie lokal. Gleichzeitig kann der Patient auch bestimmte Medikamente wie Estracyt einnehmen, oral oder als Injektion, eventuell kombiniert mit einem anderen Zystostatikum oder einem Zellwachstumshemmer. Durch einen Knochenscan können die Metastaseherde in den Knochen ziemlich zuverlässig lokalisiert werden. Wenn der Patient dort Schmerzen spürt – und ich kann dir versichern, daß Knochenmetastasen unerträglich sind –, können diese Stellen so effizient bestrahlt werden, daß der Schmerz in fast allen Fällen völlig verschwindet. Natürlich sind auch weniger exzessive Bestrahlungsmethoden möglich.

Endlich wieder einmal eine gute Nachricht. Aber trotzdem – im Falle eines fortgeschrittenen Prostatakarzinoms bietet eine solche Bestrahlung keine Aussicht auf Heilung. Gibt es denn Hoffnung in dieser Richtung?

In einer Reihe von Laboratorien wird intensiv an gänzlich neuen und viel fundamentaleren Behandlungsmethoden gearbeitet, und dabei geht es nicht um Erwärmung oder Abkühlung, innere oder äußere Bestrahlung, Hormongaben oder chirurgische Kastration – sondern um Gentherapie. Mit bestimmten Techniken ist es nämlich möglich, das genetische Zellmaterial, das sich falsch entwickelt, gleichsam auf andere Gedanken zu bringen und wieder in die richtige Richtung zu steuern. So könnte man die Prostatakrebszellen – an welcher Stelle des Körpers sie sich auch befinden mögen – sehr gezielt aufspüren und neutralisieren. Aber es ist noch viel zu früh, um auf diesem Gebiet von einem Sieg zu sprechen, da die bisher entwickelten Methoden sich noch kaum im Anwendungsstadium befinden. Aber sie sind vielversprechend.

Was meinst du, wie die zukünftige Entwicklung aussehen wird?

Die Forschung geht in zwei Richtungen. Zunächst werden wir in Zukunft über neue und weitaus zuverlässigere Indikatoren verfügen, die uns über den Grad der Aggressivität der Krebszellen informieren; zur Zeit können wir nur grob schätzen. Und zweitens wird sich die Behandlung effektiv auf die genetische Veränderung der Krebszellenart konzentrieren, gleichgültig wo diese im Körper wuchern. Man wird den Widerstand und die Immunität der Patienten erhöhen und das Wachstum der Krebszellen reduzieren, etwa durch Drosselung der für dieses Wachstum erforderlichen Blutzufuhr.

Aber vorläufig kann ich davon ausgehen, daß – je älter ich werde – eine um so größere Wahrscheinlichkeit besteht, an einem Prostatakarzinom zu erkranken?

Das stimmt, aber das muß noch nicht heißen, daß dieses Prostatakarzinom direkt einen negativen Einfluß auf deine Überlebenschancen oder Lebensqualität hat. Bis möglicherweise neue Behandlungsmethoden eine Chance auf vollständige Heilung bieten, müssen sich alternde Männer nun einmal mit den verschiedenen Veränderungen ihres Körpers abfinden. Und dazu kann – wie wir gesehen haben – auch ein kaum schädliches, nur langsam wachsendes Prostatakarzinom gehören. Das soll uns jedoch nicht weiter beunruhigen. Auch mit einer Krankheit kann man gesund leben. Nur möchte ich damit natürlich nicht gesagt haben, wir sollten nicht auf der Hut sein. Ein Mann, bei dem der Chirurg in jüngeren Jahren einen beginnenden, aggressiven Krebs radikal entfernt hat, sollte dem heiligen Gummarus eine dicke Kerze opfern. Denn dieser chirurgische Eingriff hat ihm das Leben gerettet.

Und wer war dieser Gummarus?

Gummarus ist der Schutzpatron der Urologen – hatte ich dir das noch nicht erzählt?

DIE MÄNNLICHE SCHÖNHEIT

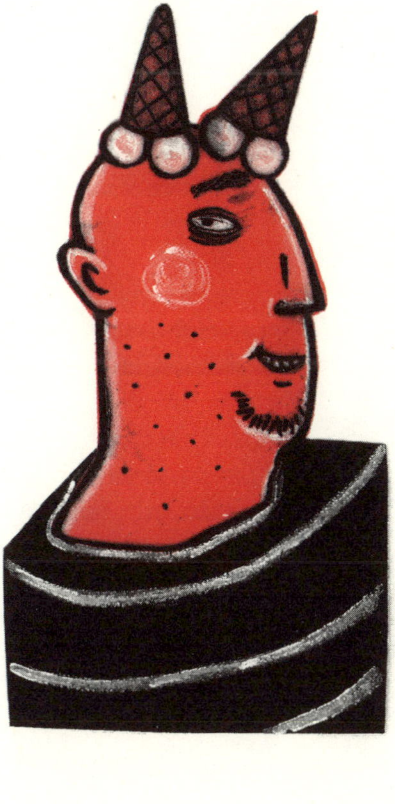

Wir spazierten in aller Ruhe an der Schelde entlang, aber ein gutes Gespräch entwickelte sich dabei nicht. Nicht etwa, daß uns die Inspiration ausgegangen wäre, weit gefehlt. Zuviel Inspiration ist nämlich auch nicht gut. An diesem Nachmittag sah ich soviel weibliche Schönheit an uns vorüberwandeln, daß ich meine Gedanken kaum in eine logische Abfolge zwingen konnte und mich schließlich auf den Seufzer beschränkte, warum der Schöpfer nur bei seinem jahrhundertelangen, geduldigen Modellieren von Schönheit und Grazie uns Männer vergessen habe.

Komm, sagte Bo und wählte in einer ruhigen Kneipe einen Tisch ohne Blick auf die Straße. Er bestellte herrliches belgisches Bier, und danach hörte ich ihm nur noch zu.

In den unzähligen Erscheinungsformen der Verführung ist die körperliche Schönheit fast immer das Vorrecht der Frau gewesen, der Mann kam dabei kaum vor. Aber in unseren Zeiten setzt allmählich eine Veränderung ein. Du solltest einmal darauf achten, wie Mütter – weitaus lockerer, als unsere Mütter es je konnten – jeden, der es hören will, immer wieder darauf hinweisen, wie hübsch doch ihre heranwachsenden Söhne seien. Wie Männer es immer häufiger wagen, körperlich anziehende Geschlechtsgenossen offen zu bewundern. Wie Athleten nicht nur wegen ihrer Muskeln, sondern oft auch wegen ihrer körperlichen Schönheit bewundert werden. Wie sich Frauen massenhaft und ausgelassen um Podien versammeln, auf denen schöne junge Götter wie die Männerstripgruppe Chippendales sich in sexuell herausfordernden Posen produzieren und bewundern lassen. Mit einem Wort: Es gibt so etwas wie männliche Schönheit. Nicht nur in der Kunst, sondern auch im Alltag, auf der Straße.

Dennoch schenken weitaus die meisten Männer ihrem Äußeren kaum oder nur wenig Aufmerksamkeit. Sie besitzen keinerlei Cremes oder Salben. In den Laboren der Schönheitsfirmen arbeiten Wissenschaftler fast ausschließlich für Frauen als Zielgruppe. Wie viele Männer nehmen sich die Zeit, ihre Kleidung nach sorgfältiger Überlegung auszuwählen? Und so könnte ich noch eine Weile fortfahren. Aber eines ist klar: Die Verführungskünste des Mannes liegen in der Regel nicht auf körperlichem Gebiet. Der Mann will der Frau, nach der er sich sehnt und die er deshalb verführen möchte, in erster Linie beweisen, daß er sie und ihre potentiellen Kinder ausreichend versorgen kann. Seine Verführungsmechanismen liegen eher auf wirtschaftlichem Gebiet. Der Mann strebt nach Position, Geld, Besitz, Ansehen und Macht. Und je mehr dieser Attribute er sich angeeignet hat (oder als junger Mann zumindest den Anschein erwecken kann, sie zu besitzen), um so größer sind seine Chancen auf die von ihm favorisierte Frau. Für eine Frau spielen Elemente wie körperliche Attraktivität kaum eine Rolle, denn sie selbst kann den auserwählten Mann meist rein aufgrund ihrer physischen Schönheit fesseln. Bei der Frau regiert die Natur pur, auch wenn dieser Natur eventuell nachgeholfen oder sie gelegentlich auch ein wenig kaschiert wird. Daher ist es logisch, daß die Frau viel Zeit, Geld und Aufmerksamkeit für den Erhalt und die Pflege ihrer natürlichen Schönheit erübrigt. Manchen Frauen bedeutet ihre Schönheit in der Verführungskunst anscheinend so viel, daß sie sich aus diesem Grund der Mutterrolle verweigern. Sie wissen, daß eine Schwangerschaft ihren Körper ziemlich eingreifend und unwiderruflich verändert, und lehnen die Teilhabe an dieser verletzlichen und fruchtbaren Form der Schönheit ab.

In den letzten Jahrzehnten hat sich die soziale Stellung der Frau jedoch erheblich gewandelt. Um es ganz klar zu sagen: Immer weniger Frauen akzeptieren den gesellschaftlichen Tausch – ihre Schönheit gegen sein Geld. Das ist kaum verwunderlich. Denn sie haben lange genug beobachtet, in welch einer grundsätzlich unterlegenen Position sie der Mann halten konnte. Die Geschichte hat sie hellhörig gemacht. Idealer scheint es mir, wenn beide Partner ihre Wünsche in spezifischer und gleichberechtigter Weise ausleben können. Eine solche subtile Evolution ist aber offensichtlich schwer umsetzbar, vor allem im breiten, gesellschaftlichen Konsens.

Das führt heutzutage unter anderem dazu, daß die Frau versucht, ihre Menschenwürde zu beweisen, indem sie die Fehler des Mannes wiederholt. Auch sie kann nun Geld, Besitz, Ansehen und Macht erwerben – genau wie der Mann, oder sogar noch besser. Und viele Frauen lassen sich darauf ein, tappen in die gleichen Fallen wie der Mann. Aber ihnen bleibt dennoch das eine Vorrecht: daß sie das im Grunde alles nicht tun müssen. Denn die Natur hat sie mit genug Privilegien ausgestattet, aufgrund derer sie dem Mann als menschliches Wesen völlig ebenbürtig sind, während er heutzutage oft völlig in seiner Jagd nach sozialem und wirtschaftlichem Prestige aufgeht.

Mann und Frau folgen unterschiedlichen Lebenslinien. Die junge Frau möchte ihre Schönheit so lange wie möglich erhalten. Aber das Alter macht ihre stärkste Waffe stumpf. Beim Mann verläuft die Kurve oft genau umgekehrt. Seine Würde gründet sich erst auf Status und Stellung. In jüngeren Jahren gebärdet er sich gelegentlich so rigoros und verblendet, daß er dadurch für Frauen sogar an Attraktivität verliert. Dann ist er kaum er selbst, er tauscht seine Persönlichkeit gegen ein Trugbild. Mit zunehmendem Alter und der Erfüllung fast all seiner Wünsche auf gesellschaftlicher Ebene und in der Beziehung kann er seine Energie langsam zügeln und zu sich selbst finden. Er kommt zur Ruhe, strahlt mehr Wärme und Persönlichkeit aus – und wird somit für Frauen, sogar für junge Frauen, »schöner« und attraktiver.

Es ist schwer vorauszusagen, wie sich nun auch Frauen, die bewußt der männlichen Lebenslinie folgen möchten, beim Älterwerden entwickeln. Möglicherweise könnte der Verlust von Schönheit durch ihre wirtschaftliche Position kompensiert werden. Aber man kann nicht davon ausgehen, daß sich dadurch ihre Attraktivität für die Männer erhöht. Wie dem auch sei, ich frage mich, wie sie auf Dauer das von ihnen so mißbilligte männliche Verhalten verkraften, wenn ihnen zu wenig Zeit für ihre heranwachsenden Kinder und für sich selbst bleibt und sie zu wenig Energie, Ruhe und Wärme geben können. Es ist eine Entwicklung, die man mit vielen gesellschaftlichen Argumenten verteidigen könnte, die aber gleichzeitig Risiken in sich birgt. Denn die Frau braucht sie im Grunde nicht. Sie muß nicht unbedingt den Weg des Mannes gehen, um sich in Streßsituationen Herzrhythmusstörungen einzuhandeln, sie muß nicht jeden Tag im Restaurant essen, ihre Abende für Sitzungen opfern, die halbe Nacht in Klubs verbringen und was noch alles dazugehört. Wenn sie es möchte, wenn sie über die geistige Kraft verfügt und wenn sie einsieht, welchen Sinn ihr überkommener Status hat, kann sie das anderen überlassen. Sie muß nicht im Rampenlicht stehen, um dennoch sehr oft zu bestimmen, was der Mann auf der Bühne zu sagen hat. Von dieser komfortablen Stellung aus hat sie viel mehr Macht, als die Männer ahnen – ganz zu schweigen davon, daß sie es anerkennen.

Andererseits ist es natürlich sehr wohl möglich, daß gutsituierte Frauen in gesicherten sozialen Verhältnissen im Alter weniger unter dem Verlust ihrer körperlichen Schönheit leiden, denn der Verlust eines Machtfaktors wie der Schönheit kann in einer späteren Lebensphase doch recht schnell zur Ursache für Frigidität und psychosomatische Beschwerden werden. Wenn ihr Partner an sexueller Attraktivität verliert und seine harte Erektion einem etwas weicheren Liebespinsel weicht, neigen viele Frauen dazu, diese männlichen Veränderungen dem Nachlassen ihrer eigenen Schönheit zuzuschreiben. Sie werden aufsässig und mißtrauisch. Sie verteidigen sich, indem sie den Ehemann verstoßen, frigide werden oder körperliche Leiden entwickeln oder sogar vortäuschen. Zahlreiche Ärzte erkennen den grundlegend psychischen Charakter solcher Leiden nicht, sie verschreiben Medikamente oder greifen zum Operationsbesteck. Zahllose Gebärmütter wurden schon als Krankheitsherde entfernt, selbst wenn sie nicht Auslöser der Beschwerden waren. Bei dieser Vorgehensweise werden die Beschwerden lediglich medizinisch behandelt, und die Frau hat ein weiteres Argument, ihren Mann zurückzuweisen.

Mir fällt es übrigens fast genauso schwer vorauszusagen, wie es sich auf das sexuelle Verhalten des Mannes auswirkt, wenn die Frau den Schwerpunkt von ihrer körperlichen Anziehungskraft auf ihre wirtschaftliche Attraktivität verlagert. Ich habe keine Ahnung. Aber ich weiß wohl, daß beispielsweise Impotenz oder das Bedürfnis, ins Bordell zu gehen, bei Männern nicht selten psychische Ursachen hat – etwa weil ihre Frauen sich vor allem für ihren Geldwert interessieren und weniger für ihre Person. Eine Kleinigkeit reicht dann aus, das männliche Gleichgewicht zu stören.

Aber, apropos, Bo, wolltest du nicht auch von der männlichen Schönheit sprechen?

Ja. Und du wirst auch verstanden haben, daß ich mit all dem eigentlich nur ausdrücken wollte, daß der »schönste« Mann derjenige ist, der von der »schönsten« Frau auserwählt wurde.

SPERMA UND UMWELT

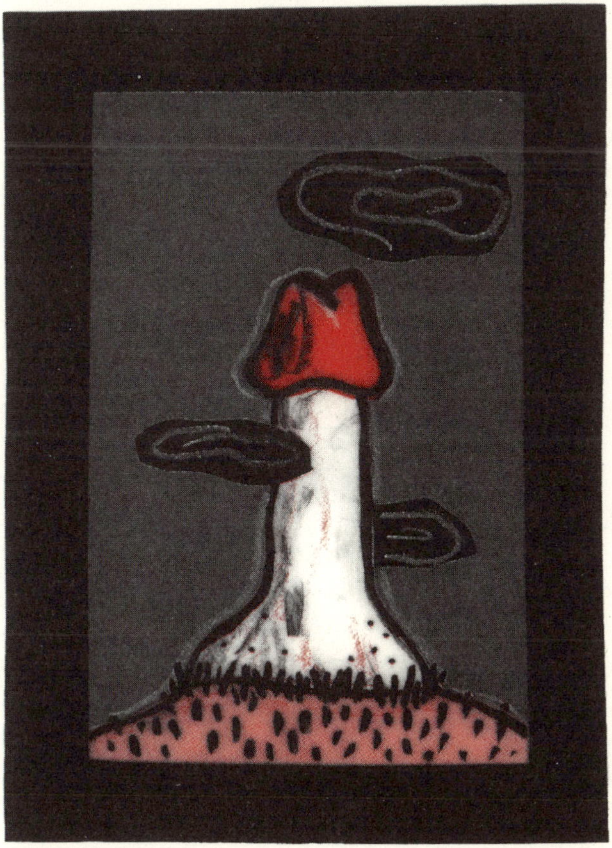

Faxbericht z. Hd. Herrn Dr. Coolsaet

Bo, gestern abend las ich beim Zahnarzt im Wartezimmer in einem Frauenblatt, daß die Qualität des Spermas dramatisch abnehmen soll. Wenn dieser Bericht der Wahrheit entspricht, das heißt, wenn er auf ein nachweisbares Ergebnis einer gründlichen und breitangelegten analytischen Studie zurückgeht – was kann ich meinem Sohn dann raten, damit diese unerfreuliche Tendenz wenn möglich aufgehalten wird?

Eine gründliche, breitangelegte analytische Studie – genau, das sage ich doch. Ich habe Dir das schon in einem anderen Zusammenhang erzählt: Als vor Jahren eine Reihe von Ärzten davon überzeugt war, daß der Verzehr von Rohkost und sauer eingelegtem Gemüse Entstehung und Wachstum von Krebs vielleicht hemmen könnte, wurden sie von einem erheblichen Teil der westlichen Mediziner verlacht. Nachweise wurden gefordert, ein Doppelblindversuch, statistische Analysen. Heute sind wir klüger, aber es stimmt: Eine Metastudie macht einen ungeheuer wissenschaftlichen Eindruck, denn sie ist ja der Niederschlag einer vergleichenden Untersuchung vieler Ergebnisse, publiziert von verschiedenen Forschern und für einen relevanten Zeitraum erarbeitet. Anschließend wird eine solche Studie dann in einer renommierten medizinischen Fachzeitschrift veröffentlicht, und sofort nimmt die angebliche Zuverlässigkeit der Information signifikant zu. Danach geht sie weiter von Hand zu Hand und wird von den Medien popularisiert. Aber, lieber Freund, nimm Dich in acht vor statistischen Auswertungen biologischer Untersuchungen im allgemeinen, und ganz besonders, wenn es sich dabei um Menschen handelt.

Und so komme ich nach diesem kurzen, aber nicht überflüssigen Hinweis zu dem Thema, das Du mir aus dem Wartezimmer Deines Zahnarztes mitgebracht hast: die Qualität unseres Spermas. 1992 veröffentlichte ein dänisches Forschungsteam die Ergebnisse einer Metastudie, in der die Merkmale von 61 publizierten Spermastudien verglichen wurden. Mit folgendem Ergebnis: Man konstatierte eine allgemein verbreitete Abnahme der Konzentration von Samenzellen beim Mann, bei gleichzeitig häufig auftretenden Fällen von Verkümmerung der Hoden. Die

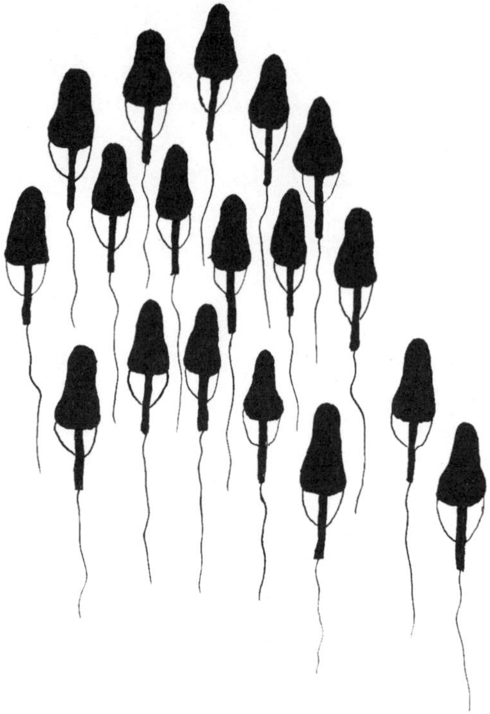

Samenzellen auf dem Weg zu ihrer Bestimmung

Studie war noch nicht veröffentlicht, als der Ball bereits ins Rollen kam! Außerdem haben Biologen erschreckende Deformationen an den Geschlechtsorganen von Alligatoren und einigen Fischen, darunter Forellen, festgestellt. In Kalifornien wurde seltsamerweise eine nicht unbedeutende Zunahme lesbischer Seemöwen bemerkt. Der Übeltäter war schnell gefunden: die Umweltverschmutzung. Also, wundere Dich nicht, wenn demnächst ein Umweltfanatiker behauptet, der Auslöser von Homosexualität sei möglicherweise im Umweltbereich zu finden.

Natürlich ist es unsere Pflicht, für eine gesunde Umwelt zu sorgen. In verschiedenen Bereichen geschieht immer noch viel zu wenig, und die Bemühungen werden international auch zu wenig koordiniert und kontrolliert. Aber heute wäre es besonders unwissenschaftlich, schlicht davon auszugehen, daß Pestizide, Arzneimittel und/oder Chemikalien – einzeln oder gehäuft auftretend – Ursache für den vermeintlichen Rückgang unserer Spermaqualität seien. Mit der gleichen Autorität könnten wir behaupten, das Ozonloch ließe die Temperatur in den Hoden ansteigen. Dummerweise können wir für keinen einzigen Stoff bzw. mehrere Stoffe – seien es nun Pseudo-Östrogene oder Plastik – nachweisen, daß er die Samenqualität der männlichen Bevölkerung beeinträchtigt. Und selbst wenn es eine derartige Qualitätsminderung gäbe, würden wir die eigentliche Ursache dafür nicht kennen. Oder sind es vielleicht die Götter, die sich einmischen, weil sie die Bevölkerungsexplosion auf dem Planeten eindämmen wollen?

Wir sollten zuerst einmal die Fakten ein wenig genauer betrachten, bevor Dein Sohn allein aufgrund beunruhigender Zeitungsmeldungen weniger Samenzellen produziert. Denn die Bedeutung psychogener Faktoren ist kaum zu unterschätzen. Sie sind und bleiben für die menschliche Sexualität eine nicht zu vernachlässigende Größe.

Zunächst einmal: Die Samenqualität wird nicht nur von der Anzahl der produzierten Samenzellen bestimmt, sondern unter anderem auch durch deren Form, ihre Beweglichkeit und eine Reihe weiterer Parameter. Und siehe da: In der berüchtigten Metastudie aus dem Jahre 1992 beschäftigten sich nur einige wenige Forscher mit diesen Parametern. Zudem muß die Zusammensetzung der untersuchten Gruppen natürlich im Hinblick auf diese Parameter standardisiert, also vergleichbar sein. Die Fruchtbarkeit, die Dauer der Abstinenz, das Alter, die geographische Herkunft – all das muß wissenschaftlich vergleichbar sein. Die Spermaqualität in Kalifornien ist nicht dieselbe wie in New York. In Finnland kann sie anders sein als in Belgien, Griechenland, Nigeria oder Thailand. Auch die Forschungsmethoden müssen vergleichbar sein. Sonst ist ein übereinstimmendes und eindeutiges Resultat nicht möglich.

Aus einer aktuellen Analyse des für die 1992er Studie ausgewerteten Materials geht jedoch hervor, daß es in den gesammelten Daten des Zeitraums 1970–1991 keine Hinweise für einen nennenswerten Rückgang gibt, sondern möglicherweise sogar eine leichte Verbesserung der Spermaqualität abgeleitet werden kann. Möglicherweise befinden wir uns also inzwischen bereits wieder in einer Erholungsphase. Aber noch einmal: Weshalb sollte es zuerst einen Rückgang geben, und jetzt sogar schon wieder eine Verbesserung – wir wissen es einfach nicht, können nur spekulieren – aber das Wort sagt schon alles. Um nur ein Beispiel zu nennen: Manch einer wird die Verbesserung der doch schon außerordentlich guten Spermaqualität in New York (132 Millionen Samenzellen pro Milliliter) der vor kurzem durchgeführten Erneuerung des Heizsystems in vielen New Yorker Wohnungen zuschreiben. Also, man hüte sich vor der Fußbodenheizung.

Aber trotzdem – da und dort hat man inzwischen schon von einigen alarmierenden Publikationen gehört, die man nicht einfach ignorieren darf. Beispielsweise stellte sich heraus, daß sich in manchen europäischen Hauptstädten die Spermaqualität der Samenspender tatsächlich verschlechtert hat. Auch die Produktion der Samenzellen in den Hoden ist – diesmal in Finnland – rückläufig. Auf regionaler Ebene können das Zeichen an der Wand sein, aber darüber brauchen wir uns vorläufig nicht den Kopf zu zerbrechen, aus dem einfachen Grund, weil es dafür keine Nachweise gibt.

In Deiner durchaus zu respektierenden Beunruhigung wirst Du mich jetzt bestimmt fragen: Was soll ich meinem Sohn raten? Ich will Dich nicht im Stich lassen und nenne Dir im folgenden einige Ratschläge, wie seine Hoden eine gute Anzahl von Jahren geschützt werden können:

- Iß kein Fleisch, wegen eventueller Hormonrückstände. Iß kein Gemüse oder Getreide, außer es stammt vom eigenen Garten oder Acker, ist nicht gespritzt und in einer sauberen Umgebung und Luft gezüchtet worden. Iß auf keinen Fall Fenchelknollen oder Dosengemüse.
- Trage nicht zu enge Unterhosen und statt deiner Jeans einen Rock.
- Trinke weder chloriertes Wasser noch Bier, Alkohol oder Kaffee.
- Entferne jeden Putz von den Wänden, Decken und Treppen deiner Wohnung.
- Wirf Mikrowelle und Fernsehgerät auf den Müll (und entschuldige dich wegen der Verursachung von Sondermüll).
- Vermeide zu langes Sitzen, vor allem vor dem Bildschirm, laß auch dein Fahrrad oder Auto stehen.
- Laß deine Heizung aus der Wohnung entfernen.
- Rauchen ist des Teufels.

Freundliche Grüße an Deinen Sohn. Bis bald.

ÄLTER WERDEN

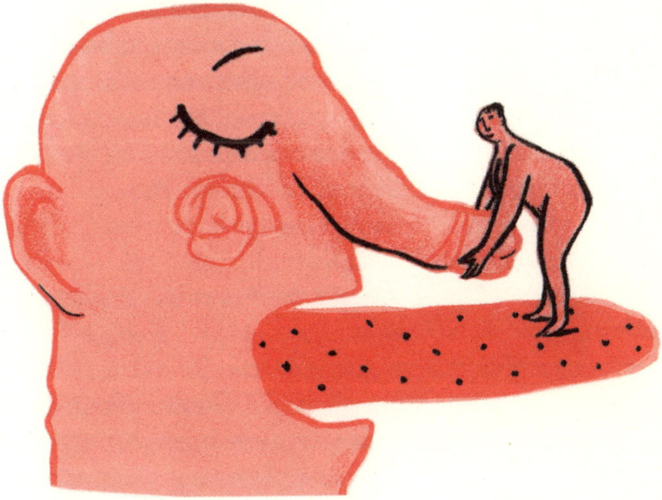

Wir sitzen auf einer verglasten Terrasse im Strandcafé. Das Meer rauscht wie eh und je. Menschen altern, das Meer nie. Nach dem vielen Laufen schmerzt mein rechtes Knie. Deshalb wende ich mich direkt zur Sonne hin. Eine blasse Herbstsonne, aber geschützt hinter dem Glas wirkt sie noch sommerwarm, und nach wenigen Minuten habe ich die Schmerzen im Knie schon wieder vergessen. Bo bestellt Bier. Er stellt den Mantelkragen bis zum Hals auf und streckt die Beine behaglich unter dem Plastiktisch aus. Er seufzt, das klingt fast wie bei einem schnurrenden Kater. Ich drehe mir eine Zigarette. Er schaut unschlüssig zu, entscheidet sich aber schließlich für die saubere Meeresluft. Wir werden langsam älter, Bo, sage ich und reibe mir noch einmal übers Knie, um zu kontrollieren, ob der Schmerz auch wirklich verschwunden ist. Er antwortet nicht und zieht aus der Innentasche seines Mantels einen Zettel hervor. Das habe ich vor kurzem notiert, sagt er, ein Zitat von Frederic Amiel. Es lautet: »Wissen, wie man älter werden muß, ist ein Meisterstück an Weisheit, eines der schwierigsten Kapitel der großen Lebenskunst.« Schön, sage ich.

Hast du nicht ein paar nützliche Ratschläge, wie ich diesen schwierigen Lebensabschnitt meistern kann?

Der beste Rat, den ich geben kann, ist so alt wie diese Welt: Nimm alles nicht so schwer. Viele Menschen lassen sich bereits bei den geringsten körperlichen Alterserscheinungen auch psychisch in die Rolle von alten Menschen drängen, und das ist natürlich grundfalsch. Nein, man sollte nicht das Selbstvertrauen verlieren, weil sich in bestimmten Körperteilen bemerkbar macht, daß unsere physische Kondition abbaut. Vor allem Männer neigen dazu, mit zunehmendem Alter zusehends inaktiver zu werden – körperlich wie geistig. Aber durch Mangel an körperlicher Bewegung und intellektuellem Interesse rosten Körper und Geist. Alternde Männer sollten diesem Einrosten möglichst entgegenarbeiten. Denn ehe man sich's versieht, wird man diesen Rost nicht mehr los. Tausendmal wurde schon vorgesagt: Wer älter wird, sollte altersgemäße Aktivitäten mit regelmäßigen Ruhephasen verbinden. Nur ein gut ausgeruhter Körper ist zu anspruchsvollen körperlichen und geistigen Anstrengungen in der Lage.

Und wie soll ich das schaffen? Hast du einen Rat? Ich habe eher den Eindruck, ich brauche jetzt weniger Schlaf als früher.

Das Schlafbedürfnis ist bei jedem Menschen anders. Mit dem Älterwerden braucht man offenbar eher gut verteilte Ruhephasen. Andererseits wirken viele Faktoren auf den Schlaf ein: depressive Stimmungen, Sorgen um die Kinder oder Enkel, Trauer über einen Todesfall, mangelnde Bewegung und so weiter. Alternde Menschen leiden nicht selten auch unter Einsamkeit. Denn Einsamkeit ist nicht nur eine allgemeine Nebenerscheinung unseres westlichen Gesellschaftsmodells, sie trifft ältere Menschen weitaus stärker. Da der Schlaf weniger tief wird und sich dadurch seine erholsame Wirkung verringert, entsteht bei vielen älteren Menschen das Bedürfnis, auch tagsüber dann und wann zu ruhen.

Und was würdest du raten, wenn jemand besser durchschlafen möchte?

Was die meisten Ärzte dir auch raten würden: Erstens einige Stunden vor dem Schlafengehen keine koffeinhaltigen Getränke wie Kaffee oder Tee mehr zu sich zu nehmen. Wenn man noch einen Partner hat, sind anstelle von Schlafmitteln leichte Massagen zu empfehlen; sie fördern nicht nur den Schlaf, sondern auch die Intimität. Schlaftabletten sollte man tunlichst meiden und sich statt dessen besser ernähren. Männer, die voll in den Arbeitsprozeß eingebunden sind, brauchen abends meist eine kräftige warme Mahlzeit. Wer jedoch nicht mehr tagtäglich zur Arbeit geht, kann die warme Mahlzeit auch tagsüber einnehmen und sich abends auf leicht verdauliche, eventuell leicht schlaffördernde Kost wie Salat beschränken. Alkohol sollte besser in der Flasche bleiben. Der Genuß von Alkohol läßt zwar ein schläfriges Gefühl aufkommen, aber im Alter braucht man eher einen tieferen, erholsameren Schlaf. Die Qualität sexueller Kontakte verbessert sich ebenfalls bei einem ausgeruhten Körper, und wenn Magen und Darm keine erhöhte Blutzufuhr benötigen wie nach einer schweren Mahlzeit.

Und was ißt man tagsüber?

Durch die Veränderungen im Verbrennungsmechanismus des Körpers und durch die geringere körperliche Bewegung verbraucht der Körper weniger Kalorien und sicherlich weniger Fett. Außerdem braucht die Nahrung allmählich mehr Zeit, durch den Darm zu wandern, weil dieser wegen einer leicht verringerten Elastizität und eines herabgesetzten Kontraktionsvermögens träger wird. Häufig zeigen sich nun in Höhe des Dickdarms leichte Ausstülpungen, was sich wiederum auf die Aktivität des Dickdarms auswirkt. Kurzum: Aus diesen Gründen ist es sehr zu empfehlen, kalorienreiche Nahrung teilweise durch faserreiche Ballaststoffe sowie Gemüse und Obst und vor allem auch durch Kleie zu ersetzen. Zusätzliche Ballaststoffe sind ein Segen für die alternde Konstitution. Man kann sie übrigens in allen möglichen Formen in Apotheken kaufen. Befolgt man all diese Ratschläge und sorgt für eine abwechslungsreiche Ernährung, vermeidet man auch Verstopfung und Gewichtszunahme.

Beugt das auch gleichzeitig Krebs vor?

Die Frage kann ich mit ja beantworten – wenn ich auch keine falschen Erwartungen wecken möchte. Es stellt sich nämlich immer klarer heraus, daß bestimmte Nährstoffe die Entwicklung von Krebsgeschwüren fördern und andere wiederum den Krebs vermutlich verhindern bzw. dafür sorgen, daß Zellen, die normalerweise absterben sollten, nicht auf die falsche Idee kommen, sich weiter zu entwickeln. Rohkost, ungekochtes Gemüse und vor allem Sojaprodukte stehen in dieser Hinsicht ganz oben auf der Liste. Es kann eventuell auch hilfreich sein, jeden Morgen ein Kombipräparat aus Selenium und den Vitaminen A, E und C einzunehmen. Solche Präparate sind auch in Apotheken erhältlich.

Könnte ich durch eine richtige Ernährung auch mein rechtes Knie wieder ein wenig strapazierfähiger machen?

Ich weiß zwar nicht, was du am Knie hast, aber auf jeden Fall können die Knochen beim Älterwerden brüchiger werden. Dieses Phänomen nennt man Osteoporose. Wer darunter leidet, tut sicherlich gut daran, regelmäßig eine bestimmte Menge Eiweiß zu verzehren. Auch kalziumhaltige Produkte, in Form von Yoghurt und Käse zum Beispiel, können sich günstig auswirken.

Und wie kann ich mein Herz mehr oder weniger unter Kontrolle halten?

Ganz unter Kontrolle kriegt man es nie. Der Alterungsprozeß beeinträchtigt beispielsweise auch die Blutgefäße. In deren Gefäßwänden können sich zudem, veranlaßt durch zuviel Fettaufnahme, Verhärtungen bilden, eine Art von Kalkplättchen. Dadurch kann sich der Blutdruck erhöhen und können Herzprobleme und andere Krankheiten entstehen. Dir ist sicher bekannt, daß Menschen mit erhöhtem Blutdruck immer zu hören bekommen, sie sollten Fett und Salz meiden. Diverse andere Krankheiten können übrigens diese Degenerationserscheinungen noch verschlimmern. Menschen mit Zucker- oder Gelenkkrankheiten wie Gicht oder Arthritis müssen immer unter ärztlicher Beobachtung stehen. Wer älter wird, sitzt meist auch öfter vor dem Fernsehapparat – und verspeist mehr Süßigkeiten und Chips. Beides ist der Gesundheit nicht zuträglich. All das läßt sich also sehr wohl ein Stück weit kontrollieren. Wer raucht, wird heutzutage doch wohl wissen, was er sich damit antut. Aber eine gute Nachricht ist wiederum, daß es wirklich empfehlenswert und sogar gesund ist, jeden Tag ein paar Gläschen Rotwein zu genießen. Ich wiederhole: ein paar Gläschen. Maßhalten ist schließlich immer eine gute Sache. Wenn man beobachtet, wie viele Medikamente ältere Menschen oft einnehmen, muß man das in vielen Fällen maßlos nennen. Bei bestimmten Krankheiten ist die Einnahme von Medikamenten zwar notwendig, aber nur allzuoft werden sie gegen Leiden eingenommen, die auch anders und in weitaus weniger einschneidender Weise therapiert werden könnten. Viele dieser Arzneimittel wirken sich zudem negativ auf unser Allgemeinbefinden und insbesondere auf unsere sexuelle Leistungsfähigkeit aus. Manche Blutdruckmittel schwächen die Erektionsfähigkeit, ebenso Schlaftabletten und Beruhigungsmittel.

Steht das auf dem Beipackzettel?

Frage deinen Hausarzt danach. Er weiß genau, welche Medikamente den Erektionsmechanismus beeinflussen und welche nicht.

Drei muntere ältere Damen postieren sich am Tisch neben uns. Obwohl aus einem Detail ihres Gesprächs hervorgeht, daß alle drei Witwen sind und allein leben, finden sie das Leben lebenswert und genießen es in vollen Zügen. Alle drei bestellen ein helles Bier mit einem nicht geringen Alkoholgehalt und gehen zur Tagesordnung über, in diesem Fall zur Erziehung der Enkel, die in ihren Augen katastrophal ist.

Bo, warum werden Frauen im allgemeinen älter als Männer?

Keine Ahnung. Ob sie biologisch-physiologisch widerstandsfähiger sind als Männer oder ob der Alterungsprozeß der Männer durch ihre Art zu leben, zu denken und zu arbeiten schneller abläuft – vielleicht ist an beidem etwas dran. Wie dem auch sei, obwohl die Emanzipation der Frau faktisch mit Riesenschritten vorangeht, klammert sich der Mann noch immer verzweifelt an sein Machoverhalten. Beispielsweise hat sich herausgestellt, daß Frauen viel früher den Arzt aufsuchen und ihre Medikamente regelmäßiger einnehmen als Männer. Man könnte meinen, Männer hielten sich für unsterblich. Offensichtlich hat ein Herr keine Medizin nötig. Er läßt sich nicht untersuchen, weil er nicht krank werden kann. Er raucht viel und trinkt jede Menge. Er ist fest davon überzeugt, daß er viel essen sollte, vor allem viel Fleisch, und am besten gerade die Nahrungsmittel mit vielen gesättigten Fettsäuren. Und so könnte ich noch eine Weile fortfahren. Übrigens, meist bemerkt es die Frau, wenn die Gesundheit ihres Gatten nachläßt. Er selbst hat keine Beschwerden.

Diese Stereotypen sind immer noch gültig, auch in der Erziehung. Der Durchschnittsmann, der von seinem Geltungsbedürfnis getrieben wird, sieht in der Leistung immer noch eine Möglichkeit, anderen Ansprüchen aus dem Weg zu gehen. Andererseits leiden Frauen häufiger unter psychosomatischen Beschwerden. Sie haben zum Beispiel öfter Depressionen als Männer. Die Ursache liegt größtenteils in der stärkeren Ausrichtung der Frau auf die Beziehung, die Familie und die Erziehung. Je besser die Beziehung, um so weniger psychosomatische Beschwerden hat die Frau. Und sie fühlt sich noch viel besser, wenn die Bedrohung nachläßt, die sie sozial und wirtschaftlich auf den zweiten Rang verweist. Eine radikale Änderung ihrer wirtschaftlichen und sozialen Lage käme der Gesundheit von Mann und Frau zugute.

Aber gut, das alles ist natürlich noch ein wenig komplexer. Und sei es, weil viele Alterungsprozesse physiologisch ungestört ablaufen, ohne daß wir sie grundsätzlich in den Griff bekommen können. Ganz abgesehen von den Verhaltensänderungen in unserer Gesellschaft, die nicht selten ebenfalls einen großen Einfluß auf unsere Gesundheit haben. Um nur ein Beispiel zu nennen: Immer mehr Frauen rauchen, und die Zahl von Frauen mit Lungenkrebs nimmt dramatisch zu. In manchen Kreisen nimmt auch der weibliche Leistungsdruck zu. Damit will ich nur sagen: Wenn sich solche Entwicklungen fortsetzen, könnten Frauen möglicherweise im Lauf der Zeit ihren Vorsprung einbüßen.

Genau in diesem Moment zündet sich eine der älteren Damen am Nebentisch eine Zigarette an. Bo sieht mich an und seufzt. Unser Gespräch stockt ein wenig. Unwillkürlich schweifen unsere Augen zum Meer, und dort sehen wir, zu dieser Jahreszeit seltsam genug, einen Mann bis zur Hüfte im Wasser laufen.

Der kommt also kleiner heraus, als er hineingegangen ist?

Wenn du von seinem Penis sprichst, ja, garantiert. Aber das hat natürlich weiter nichts zu sagen. Trotzdem, manche Männer können deshalb sehr viel Angst bekommen – weil sie fürchten, ihr Penis schrumpfe. Oder sogar noch schlimmer: Manche Männer haben panische Angst, ihr Penis könnte vielleicht verschwinden. Das nennt man auch das Koro-Syndrom, analog zu dem Phänomen, daß die Schildkröte bei drohender Gefahr den Kopf – Koro – unter den Schild zurückzieht. Aber wie ich schon sagte, daß der Penis durch die Kälte schrumpft, ist ein normales physiologisches Phänomen. Denn in diesem Augenblick verteidigt sich der Körper durch Zusammenziehen der Blutgefäße und Muskeln an der Hautoberfläche. Dadurch bietet er der Kälte weniger Angriffsfläche. Also eine ganz normale Abwehrstrategie gegen das Auskühlen, auch gegen ein mögliches Erfrieren. Früher kam es manchmal vor, daß ein Mann, der nicht mehr leben wollte, sich erst in einer Kneipe vollaufen ließ und sich anschließend ins Freie setzte und erfror. Der Alkohol erweitert die Blutgefäße, und damit ist der Abwehrmechanismus außer Kraft gesetzt.

Was sollen ältere Männer denn davon halten, daß ihr Glied – ob nun unter Kälteeinfluß oder nicht – effektiv ein wenig kleiner wird?

Es kommt nicht selten vor, daß sie sich darüber tatsächlich Sorgen machen. Das Koro-Syndrom kommt immer häufiger bei älteren Männern vor. Es liegt daran, daß sie die Verkleinerung ihres Penis für eine Manifestation von Impotenz halten – völlig zu Unrecht.

Wie kommt es eigentlich, daß der Penis kleiner zu werden scheint?

Ganz einfach: Weil er zu wenig genutzt wird. Wenn die elastischen Wände der Schwellkörper nicht regelmäßig gedehnt werden – wenn also zu selten Erektionen auftreten –, kann diese Wand allmählich geringfügig schrumpfen. Aber das ist noch keineswegs unumkehrbar. Sobald wieder Erektionen einsetzen, wird der Penis nach einiger Zeit wieder seine normalen Proportionen erreichen. Mit anderen Worten: Der scheinbare Schrumpfungsprozeß kann in solchen Fällen wieder rückgängig gemacht werden, er hat lediglich mit den Gesetzmäßigkeiten der Elastizität zu tun. Aber Menschen, die ein Angstsyndrom entwickelt haben, ist das nicht leicht klarzumachen. Vor allem im Fernen Osten ist diese Angst bei manchen Männern sehr ausgeprägt. Es kommt sogar vor, daß sie bei akuten Angstzuständen ihren Penis stundenlang in der Hand halten, vor lauter Angst, er könne sich sonst in den Körper zurückziehen.

Könnte es sein, daß die Hosentaschen unserer westlichen Kleidung von Schneidern mit einem Koro-Syndrom erfunden worden sind? Eine andere, ernsthaftere Frage: Bis zu welchem Alter kann sich der Durchschnittsmann einer Erektion erfreuen und dadurch einem scheinbaren Schrumpfen entgegenwirken?

Im Prinzip kann ein Mann bis etwa neunzig sexuell aktiv bleiben. Aber es gab Zeiten, in denen man die Libido und die sexuelle Aktivität älterer Menschen als eine Art Perversion sah, als Degeneration. Man ging davon aus, daß das sexuelle Interesse beim Älterwerden irgendwie abnehme, Impotenz gewissermaßen Teil des Alterungsprozesses sei. Erektionsstörungen hängen tatsächlich mit dem Alter zusammen. Mit zunehmendem Alter nehmen auch die Erektionsprobleme zu. Bei einer amerikanischen Untersuchung von 1290 Männern zwischen vierzig und siebzig Jahren stellte sich heraus, daß mehr als die Hälfte von ihnen (52 Prozent) unter Erektionsstörungen litt. Die Probleme waren nicht bei allen so ernst. Bei 9,6 Prozent blieb die Erektion völlig aus. Die Härte der Erektion war bei 25,2 Prozent mäßig herabgesetzt. Geringe oder unregelmäßige Störungen kamen bei 17,2 Prozent vor.

Die durchschnittliche Lebensdauer der Männer hat sich erheblich erhöht. Allein schon deswegen hat sich die Anzahl von Männern mit Erektionsproblemen ebenfalls erheblich erhöht. Fachärzte schätzen die Zahl weltweit auf zweihundertfünzig Millionen. Das höhere Alter geht auch mit einer Zunahme von Krankheiten einher, die oft altersspezifisch sind. Man denke nur an Alterskrankheiten wie hoher Blutdruck, Diabetes, Magenbeschwerden, Störungen des Fettstoffwechsels oder Prostataerkrankungen. Und nicht nur diese Krankheiten beeinflussen die Erektionsqualität, auch die Behandlung wirkt sich oft negativ aus.

Die Probleme mit der Erektion fangen schon in jüngeren Jahren an. In den Niederlanden wurden Männer von achtzehn bis fünfundfünfzig Jahren untersucht; mäßige Beschwerden kamen bei 16 Prozent der Männer mit einem Durchschnittsalter von siebenunddreißig Jahren vor, ernsthafte bei 6 Prozent. Dabei war es für 7 Prozent bereits problematisch, eine Erektion zu bekommen, und 9 Prozent hatten Probleme, die Erektion aufrechtzuerhalten.

Eine Reihe dieser Erektionsstörungen rührt von organischen Ursachen her. Diabetes kann bereits in jüngeren Jahren auftreten. Aber auch eine Reihe psychischer Faktoren kann eine normale Erektion verhindern. Sexualtherapeuten sind meist in der Lage, diese psychogenen Ursachen durch eine Reihe von Tests nachzuweisen und entsprechend zu behandeln. Ohne Frage nimmt auch der soziale und wirtschaftliche Leistungsdruck zu – viele Männer erleben am Arbeitsplatz die unterschiedlichsten Formen von Streß. Viele ältere Männer fürchten um die Sicherheit ihres Jobs oder sind bereits arbeitslos. Die Zukunftsangst hat sowieso zugenommen. Der Mann ist von Natur aus empfindlich und wenig belastbar. In einer amerikanischen Untersuchung wurde der Zusammenhang zwischen Angst und Dominanzbewußtsein untersucht: Je größer das Angstgefühl ist und je geringer das Dominanzbewußtsein, um so häufiger treten Erektionsstörungen auf.

Der Mann erlebt diese Bedrohungen nicht nur am Arbeitsplatz, sondern auch zu Hause. Die Position der Frau ist glücklicherweise verändert. Nach fünftausend Jahren Unterdrückung durch den Mann hat sie sich befreit – sie bestimmt jetzt selbst ihre Vorlieben, ihre gesellschaftliche Stellung, ihre soziale Rolle. Sie entscheidet, ob sie – mit einem Mann oder allein – Mutter werden möchte oder nicht. Sie weiß um ihre sexuellen Qualitäten und wird nicht mehr zum Sexualobjekt eines Mannes erniedrigt, der ihr weder Zeit schenkt noch Lust gönnt. Der Mann hat den größten Teil seiner Zeit dazu genutzt, die Pyramide der Macht zu erklimmen. In seinem dominanten Verhalten hat er ein Bild von sich geschaffen, auch von seiner Potenz, das die Realität bei weitem übertrifft. Wenn von ihm dann im Gegenzug gefordert wird, seine Omnipotenz zu beweisen, versagt er. Männer werden heute auch gezwungenermaßen früher arbeitslos – früher konnten sie ihre Erektionsprobleme oft hinter der Schutzbehauptung Arbeitsbelastung, Zeitmangel und dergleichen mehr verstecken. Nun haben sie Zeit, können aber offensichtlich ihre Wünsche nicht befriedigen. Überall herrscht die Angst zu versagen.

Es ist jedoch nicht ungewöhnlich, daß selbst über neunzigjährige Männer sich noch gelegentlich einer mehr oder weniger soliden Erektion erfreuen dürfen. Sex im Alter ist natürlich keine Perversion, sondern einfach Mutter Natur in Spendierhosen. Natürlich werden die Zeiträume zwischen den Erektionen größer, das Vorspiel dauert erheblich länger – was der älteren Frau sicherlich nicht unlieb sein wird –, und Männer, die in jüngeren Jahren unter einem vorzeitigen Samenerguß litten, werden sich jetzt befreit fühlen und die Penetration länger genießen können. Das Bedürfnis zu ejakulieren nimmt ab, aber das verringert nicht die Lust an sich. Außerdem bringt das Alter die Sexualität oft auch auf ein ausgeglicheneres Maß zurück.

Studien haben erwiesen, daß sich mehr als 85 Prozent der Männer zwischen siebzig und fünfundsiebzig ungeachtet ihrer Potenz noch für Sex interessieren. Von Männern um die Neunzig interessiert sich immerhin noch die Hälfte dafür. Nicht weniger als 75 Prozent der fünfundsiebzigjährigen Männer haben noch eine Morgenerektion. Etwa 40 Prozent von ihnen onanieren, und mehr als die Hälfte genießt vaginalen Geschlechtsverkehr oder ähnliche Aktivitäten. Älterwerden muß also nicht unbedingt das Schwinden der sexuellen Funktionen bedeuten.

Aber würdest du mir nicht ein wenig Extra-Testosteron verschreiben, wenn meine Sexfrequenz nachläßt?

Zusätzliches Testosteron ist nur selten oder nie zu empfehlen, auch nicht, wenn sich das Vorspiel länger hinzieht und Orgasmen oder Ejakulationen regelmäßig ausbleiben – das sind alles keine zwingenden Gründe, männliche Hormone zu verschreiben. Zur unrechten Zeit können sie übrigens Ursache anderer Leiden werden – es ist nicht einmal ausgeschlossen, daß Prostatageschwulste dadurch häufiger auftreten können.

Aber was ist, wenn der Mann seine Libido verliert, wenn sein Interesse an Sex nachläßt?

Es gibt viele Gründe für den Verlust der Libido. Manche sind uns bekannt, andere nicht. Libidoverlust ist außerdem unabhängig von der rein sexuellen Leistung. Wenn Libidoverlust nicht mit einer Schwächung der Erektion einhergeht, ist er nur in seltenen Fällen dem zu niedrigen Testosteronspiegel im Blut zuzuschreiben. So etwas kann behandelt und geheilt werden, aber blindes Verschreiben von männlichen Hormonen ist einfach verantwortungslos. Wenn der Testosteronspiegel normal ist, muß die Ursache für den Verlust der Libido im psychischen Bereich gesucht werden, bzw. im limbischen System. Jedenfalls ist das der heutige Stand der Kenntnisse. Denn eine organische Ursache ist nicht allein deshalb ausgeschlossen, weil wir sie zur Zeit noch nicht diagnostizieren können. Aber gut, psychische Ursachen gibt es, so oder so. Und nicht einmal wenige!

Zum Beispiel?

Eine bekannte Ursache nach einem mißlungenen oder als schlecht erlebten Sexualverkehr ist die Angst zu versagen. Aber auch nach einer längeren Abstinenz kann Libidoverlust auftreten. Beispielsweise gibt es Trauerprozesse, in denen der Mann bis zu vier Jahre nach dem Tod seiner Partnerin mit einem Verlust seines sexuellen Interesses zu kämpfen hat. Aber auch geringe Abweichungen in der Sexualfunktion können einen Libidoverlust verursachen, beispielsweise wenn ein Mann konstatiert, daß beim Ansehen eines erotischen Films eine Erektion auf sich warten läßt.

Und was ist dann zu tun?

Angesichts der geringen Kenntnisse auf diesem Gebiet bleibt eine Therapie vorläufig rein symptomorientiert. Wir gehen nach dem Motto vor: Alles, was nicht schadet, hilft. Alle Mittel sind gut bis auf die, welche die Gesundheit gefährden. Ich denke dabei an lustbetonte Körpermassagen, an die Verwendung von Aphrodisiaka, an das Betrachten erregender Filme, an Psychotherapie und so weiter. Manchmal werden auch Medikamente gegen dieses Leiden verabreicht. So hat zum Beispiel die Gabe von Yohimbin, einem seit langem bekannten Aphrodisiakum, in kontrollierten Studien zwar nicht übermäßig gute, aber immerhin nachweisbare Ergebnisse erbracht. Einige Studien konnten nachweisen, daß die Einnahme von drei Tabletten Yohimbin wenige Stunden vor dem Koitus manchmal eine günstige Wirkung zeitigten.

Irgendwo habe ich gelesen, daß sich auch eine Diabetes hemmend auf die Erektion auswirkt.

Altersdiabetes nimmt im Westen dramatisch zu und ist tatsächlich eine der vielen möglichen Ursachen für eine Störung des Erektionsmechanismus. Wie ich bereits ausgeführt habe, steht die Schwellkörperwand des Penis durch erhöhte Blutzufuhr unter Spannung, während die Ableitung des Blutes teilweise gedrosselt wird. Dadurch entsteht ein Druck, der den Penis steif werden läßt. Dieser Prozeß wird durch die sogenannten Neurotransmitter reguliert. Als Folge der Zuckerkrankheit treten jetzt in den kleineren Blutgefäßen wie auch in der Nervenversorgung Störungen auf, die den Erektionsmechanismus aus dem Gleichgewicht bringen. Eine sorgfältige ärztliche Betreuung und die Einstellung des Diabetes sind dann natürlich angebracht.

Ziemlich viele ältere Männer haben auch Erektionsprobleme wegen einer verringerten Blutzufuhr zu den Schwellkörpern bzw. durch einen zu hohen Blutdruck. Und ausgerechnet gegen den Bluthochdruck werden dann wieder Medikamente verordnet, die sich negativ auf das Erektionsvermögen auswirken können. Bei einer Reihe älterer Männer läßt die Qualität der Schwellkörperwand dergestalt nach, daß die sonst größtenteils abgeklemmte venöse Abfuhr allzu durchlässig wird, wodurch dann ungenügend Druck aufgebaut wird. Mit den schon bekannten Folgen.

Körperliche Bewegung tut in jedem Alter gut, ganz gewiß auch beim Älterwerden. Allerdings muß hier eine gewisse Einschränkung gemacht werden, nämlich was die Fahrradmanie mancher älterer Männer angeht. Der harte Fahrradsattel kann die Blutgefäße der Schwellkörper verletzen und so zu Erektionsstörungen führen. Für Männer über fünfzig ist ein spezieller Sattel zu empfehlen.

Es nimmt einfach kein Ende – was steht uns auf unsere alten Tage denn noch alles bevor?

In manchen Fällen gibt es neurologische Ursachen für die Erektionsstörungen und/oder für den Libidoverlust. Beispielsweise kann das zentrale Nervensystem – im Gehirn und im Rückenmark also – gestört sein, oder es kann in den Nervenbahnen, die zu den Geschlechtsorganen führen und von dort aus Reize zum Nervenzentrum weiterleiten, irgend etwas schieflaufen. Darüber hinaus stellen sich bei älter werdenden Menschen oft noch weitere Einschränkungen ein, etwa durch Bestrahlung bzw. eine Operation oder durch eine Arthritis mit rheumatischen Begleiterscheinungen – alles an sich schon potentielle Angstfaktoren auf dem Gebiet der Sexualität, weil man befürchten könnte, daß sich die Krankheit möglicherweise verschlimmern oder man dem Partner weh tun könnte. Wie viele ältere Paare meiden sexuelle Erregung, weil der Mann bereits einen Herzinfarkt erlitten hat oder sich einer Herzoperation unterziehen mußte? Eine gründliche Aufklärung könnte hier viel Beunruhigung und Verdrängung vermeiden helfen. Falls erforderlich, kann man dabei auch über eventuelle Modifizierungen des Sexualverkehrs sprechen, damit Angst und Scham nicht länger dominieren. Allein schon die Einsicht, daß Sexualität – und erst recht Sinnlichkeit – nicht auf Leistung ausgerichtet sein müssen, kann in einer Beziehung Wunder wirken.

Und wenn sie sich dennoch zu große Sorgen wegen ihrer sexuellen Leistung machen?

Dann sollten sie am besten einen Arzt aufsuchen. Nach einer eingehenden Anamnese wird der Arzt versuchen, das Sexualverhalten wie auch die Paarbeziehung zu bewerten. Auch eine allgemeine körperliche Untersuchung empfiehlt sich dabei, eventuell kombiniert mit einer gezielten Messung der Erektionsfähigkeit des Mannes.

Wie geht das vor sich?

Unter anderem durch Stimulation mit erotischen Darstellungen oder Filmen, durch die Messung nächtlicher Erektionen und durch Laboruntersuchungen des Zucker- und Testosteronspiegels.

Und wenn der Mann tatsächlich eine erektile Unterstützung braucht?

Dann kann der Arzt entscheiden, die Erektionen durch Injektionen bestimmter Stoffe in den Penis auszulösen. Zum Beispiel mit Prostaglandinen, Papaverinen oder Fentolaminen. Das Setzen solcher Injektionen ist nicht nur für einen Test nützlich, für ältere Männer ist es oft auch die adäquate Behandlung.

Du hast gerade von möglichen Problemen in der Nervenversorgung der Schwellkörper gesprochen. Was dann?

Dann erfolgt eine neurologische Untersuchung, bei der die Reflexbahnen in dem betreffenden Gebiet überprüft werden. So kann man mögliche Abweichungen in den sensorischen und motorischen Nervenbahnen feststellen.

Dabei handelt es sich also um einen rein körperlichen Defekt?

Nein, nicht nur. Selbst wenn bei der Untersuchung körperliche Defekte festgestellt werden, darf man Erektionsstörungen nicht einfach als somatische Störungen einordnen. In den meisten Fällen besteht nämlich eine Kombination psychischer und organischer Faktoren – übrigens ein weiterer Grund, nicht nur den Mann, sondern beide Partner zu informieren und zu betreuen.

Werden im Zusammenhang mit Erektionsstörungen noch weitere Medikamente getestet?

Natürlich werden immer neue Medikamente entwickelt und getestet. Zur Zeit bevorzugt man Mittel, die entweder oral eingenommen werden oder aber als Gel auf dem Penis oder in der Harnröhre wirken. Aber die Ergebnisse sind noch nicht optimal. Ideal wäre die Einnahme einer Pille. Das wäre im Prinzip möglich, wenn lediglich die Gefäße in den Schwellkörpern beeinflußt werden könnten, wie das bei Viagra der Fall ist. Aber es gibt auch mechanische Mittel.

Welche, zum Beispiel?

Mit einer Vakuumpumpe wird beispielsweise der Penis bis zu einem bestimmten Volumen vollgesaugt und dann am Schaft mit einem Gummiring abgeklemmt, so daß er für die gewünschte Zeit steif bleibt. Wenn sich herausstellt, daß solche nichtoperativen Mittel nicht erfolgreich sind, kann man eventuell an die Implantation einer Penisprothese denken, auch bei älteren Männern. Es gibt zwei Sorten von Implantaten: Bei der halbrigiden Ausführung bleibt der Penis konstant in maximaler Länge steif, kann aber dennoch leicht gebogen werden. Außer vielleicht in der Sauna hat man damit keine Probleme. Und dann gibt es die aufblasbare Ausführung. Das sind Hohlimplantate, die mit einem einfachen Pumpmechanismus und einem kleinen Behälter in Verbindung stehen. Durch Druck auf eine Pumpe, die sich im Hodensack befindet, kann der Mann das Implantat einfach aufpumpen und so den Penis in eine steife Position bringen.

Mein Gott!

Gar nicht wenigen Männern wird mit einer solchen Prothese geholfen – und bis auf Ausnahmen sind offensichtlich sowohl die betreffenden Männer wie auch ihre Partnerinnen sehr zufrieden damit.

Zu meiner dankbaren Freude begleicht Bo die Rechnung. Während des langen und windigen Spaziergangs zum Auto frage ich ihn, ob männliche Versagensängste an ein bestimmtes Alter gebunden sind.

Gewiß nicht. Es ist nicht so, daß allein die Tatsache, jung zu sein, einem ohne weiteres garantiert, zur richtigen Zeit eine gute Erektion zu haben. Es ist übrigens auffällig, daß sich in jüngster Zeit immer mehr jüngere Männer über sexuelles Unvermögen beklagen – vor allem dann, wenn sie ihrer neuen Freundin beweisen wollen, wie toll und potent sie sind. Häufig geschieht das nach Parties oder Diskoabenden, wo sie in einer Art und Weise von sich sprechen, die – gelinde gesagt – doch ein wenig von der Realität abgehoben ist. Wartet die Frau dann schließlich voller Begierde auf ein sexuelles Zeichen ihres Supermannes, stellt sich heraus, daß der junge Herr seinen Übermut und seine Selbstüberschätzung kaum oder gar nicht wahrmachen kann. So etwas muß nur ein paarmal vorkommen, und der kleine Mann erlebt ernste Frustrationen. Das kann sich noch weiter verstärken, wenn diese jungen Männer beispielsweise im Studium oder bei der Jobsuche das Gefühl bekommen, Schiffbruch zu erleiden. Oft endet das dann angeberisch und laut auf

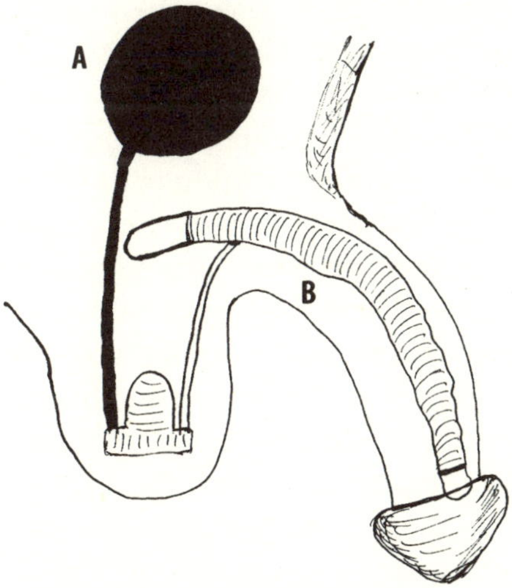

Aufblasbare Penisprothese in schlaffem Zustand. Der Flüssigkeitsbehälter ist gefüllt (A), die Zylinder in den beiden Schwellkörpern (B) sind fast leer. Der Penis hängt mehr oder weniger schlaff.

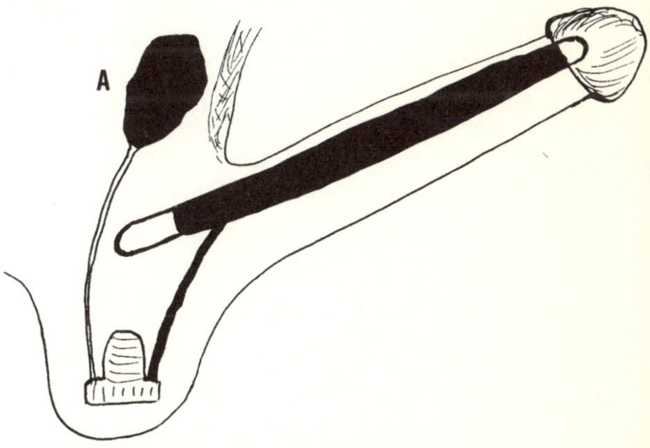

Über die Pumpe im Hodensack wird die Flüssigkeit vom Behälter (A) aus in die Zylinder in den Schwellkörper gepumpt. Diese stehen unter Druck und bringen den Penis zum Stehen.

einem Motorrad oder im Alkohol, in Drogen, in Wahnzuständen. Oder in Verdrängung. Das alles ist häufig nur eine Kompensation für einen Mangel an Wärme und sexueller Ausgeglichenheit.

Und bei älteren Männern?

Ich kann nur schwer einschätzen, wie viele ältere Männer mit sexueller Versagensangst kämpfen. Aber es sind auf jeden Fall viele. Nach einigen sexuellen Enttäuschungen oder Mißerfolgen – deren Frequenz übrigens durchaus nicht pathologisch sein muß – bekommen es relativ viele ältere Männer mit der Angst zu tun, mit der Angst zu versagen. Sie verlieren ihr Selbstvertrauen und meiden soweit wie möglich Gelegenheiten, die sie mit ihrer Ohnmacht konfrontieren. Für Witwer kann das ein Grund sein, nicht nach neuen Kontakten zu suchen. Entweder gehen sie einer Beziehung dann ganz aus dem Weg, oder sie beschränkt sich auf Oberflächlichkeiten. Dennoch können auch ältere Männer mit einem nicht optimal funktionierenden Penis eine schöne und ausgeglichene Beziehung aufbauen, die auf Zuneigung und Sinnlichkeit basiert und natürlich abhängig ist von der Liebe der Partnerin, ihrem Verständnis und ihrem Sinn für Intimität. Es ist logisch, daß man das Gelingen einer Ehe im reiferen Alter nicht nach dem sexuellen Leistungsvermögen des Mannes beurteilen kann. Außerdem wird die Partnerin für den möglichen Trauerprozeß Verständnis aufbringen müssen, denn, wie ich schon sagte, dieser kann die Intimität lange Zeit beeinflußen. Auch für den Mann ist es eine schwierige Zeit – ein Trauerprozeß kann nicht einfach abgebrochen werden. Dennoch sollten meiner Meinung nach in einer solchen Beziehung Elemente aus der Vergangenheit soweit wie möglich gemieden oder abgeschlossen werden, um die Zukunft in ihrer neuen Gestalt bejahen zu können.

Du sprichst jetzt ziemlich explizit von einer Ehe im reiferen Alter. Aber ich könnte mir vorstellen, daß Beziehungen älterer Menschen auch ohne gesellschaftlich abgesegneten Vertrag oftmals hervorragend, vielleicht sogar noch besser, funktionieren.

Da hast du sicher recht. Eine Ehe kann den elementaren Freiheitsdrang und die Unabhängigkeit manchmal so sehr einschränken, daß man sich im Grunde aufgibt. In diesem spezifischen Fall spielen übrigens auch wirtschaftliche Faktoren eine Rolle. In vielen Gesellschaften verlieren Witwen bei einer erneuten Heirat ganz oder teilweise ihre Rente. Auch das Zusammenwohnen mit den Kindern oder mit Gleichaltrigen in einem Alten- oder Pflegeheim hindert älter werdende Partner nicht selten daran, ihre Unabhängigkeit und Intimität auszukosten.

Wenn die Kinder versuchen, dem einen Riegel vorzuschieben.

Das geschieht leider allzuoft. Und in der Regel weniger aus emotionalen Gründen, sondern aus materiellen Erwägungen. Vor lauter Angst, Erspartes könne dem neuen Partner zufallen.

Der Mensch, wie er leibt und lebt?

Ich fürchte, ja.

Zu Hause angekommen, gehen wir beide schnurstracks zur Toilette. Mein Strahl ist an Kraft und Bogenweite deutlich schwächer als früher – aber das Gefühl der höchsten Befreiung hat auf jeden Fall nicht nachgelassen. Wasserlassen – schon ein besonderes Kapitel im Männerleben.

Bo, spiel für mich den Professor, bitte ich ihn kurze Zeit später im Wohnzimmer. Halte mir eine Vorlesung über die Blase und das Wasserlassen, und vor allem darüber: Was steht mir im Herbst meines Lebens in dieser Hinsicht vielleicht noch alles bevor? Aber seine Vorlesung setzte in einer weit zurückliegenden Zeit ein.

Wo ist die Zeit geblieben, in der wir nach der Schule mit ein paar Freunden hinten im Garten einen Strich zogen, um so unsere Startposition zu markieren? Selbst die in der Gruppe mit dem hellsten Köpfchen wußten damals noch nicht, daß sie vorher viel hätten trinken sollen, um ihre Gegner überzeugend zu schlagen. Ich sehe sie noch vor mir stehen, alle ihre kleinen Herrn gezielt im Anschlag, mit maximaler Druckkraft, fest entschlossen, die anderen zu übertreffen. Und wie der Gewinner sofort eine kleine, harte Erektion bekam, mit der er seine Männlichkeit noch überragender ins Bild setzte. Es wäre schön, sie jetzt alle noch einmal nebeneinander antreten zu lassen und am Ende des Wettkampfs festzustellen, daß sich das alles beim Älterwerden nicht gerade verbessert hat.

In vielen europäischen Ländern gibt es für Menschen über fünfzig eine Museumskarte, die Ermäßigung auf den Eintritt in manche Museen gewährt. Nun, ich schlage vor, eine Seniorenpinkelkarte auszugeben, denn im allgemeinen haben es Männer über fünfzig weitaus häufiger mit der Toilette als mit Museen zu tun. Woher kommt das?

Der Druck, mit dem der Harn die Blase verläßt, wird von diversen Faktoren bestimmt. Es ist wohl allgemein bekannt, daß der Urin in den Nieren gefiltert und über den Harnleiter zur Blase transportiert wird, wo er bis zu einer Menge von etwa 300 bis 500 Milliliter gesammelt wird. Die Blase dehnt sich, und das Gehirn wird über ein Signal in der Blasenwand darüber informiert, daß die Blase geleert werden muß. Unter normalen Umständen begeben wir uns dann an ein geeignetes Örtchen. Wenn wir das Wasserlassen zu lange zurückstellen, kann der Harndrang so groß werden, daß der Urin kaum noch gehalten werden kann. Als Belohnung fühlt man am Ende ein großes Gefühl der Erleichterung.

Das Nervenzentrum, das den Kontraktionsmechanismus der Blase und die Entspannung der Beckenbodenmuskulatur reguliert, ist irgendwo unten im Gehirn angesiedelt. Sobald von der Hirnrinde aus an dieses Nervenzentrum ein Signal gegeben wird, daß sich die Blase entleeren darf, erfolgt zuerst eine Entspannung der Beckenbodenmuskeln, daraufhin zieht sich die muskulöse Blasenwand zusammen. Sobald ein bestimmter Druck in der Blase vorhanden ist, öffnet sich die Harnröhre und der Urin strömt heraus, bei jungen Männern in einem kräftigen Strahl. Das kommt daher, weil die Blasenwand stark ist und sich kräftig zusammenziehen kann. Eventuell kann man durch Pressen noch ein wenig nachhelfen. Der Ausstromwiderstand in der Harnröhre ist auf ein Minimum begrenzt. Bei jungen Männern gibt es in der Harnröhre noch keine Verengungen, und das später in Höhe des Blasenausgangs und der Vorsteherdrüse möglicherweise entstehende Hindernis ist bei ihnen noch nicht entwickelt. Bei Männern über fünfzig finden jedoch eine Reihe von wichtigen Veränderungen statt.

Zuerst stellen sich Veränderungen in den Druckmechanismen ein, also im Blasenmuskel und der Bauchpresse. Die Blasenwand besteht aus

Muskel- und Bindegewebe, das die Muskeln zusammenhält und dafür sorgt, daß diese koordiniert funktionieren. Die Muskeln selbst sind kräftig. Aber wie jedermann weiß, läßt die Muskelkraft im Alter nach. Außerdem kann die Qualität des Bindegewebes abnehmen und können sich auch die feinen Kontrollmechanismen allmählich etwas abnutzen. Deshalb wird die Blase bei manchen Männern im Alter einfach etwas weniger kräftig. Das allein könnte schon den verringerten Druck des Urinstrahls erklären. Dagegen gibt es keine Medikamente, und es wäre sinnlos, andere Mittel auszuprobieren. Manche Männer kennen dieses Phänomen von Jugend an. Bei den Pinkelwettkämpfen waren sie die großen Verlierer, denn ihr Urinstrahl reichte kaum einen halben Meter weit. Sporadisch treten tatsächlich primäre Störungen beim Zusammenziehen der Blasenmuskulatur auf, aber das muß nicht unbedingt etwas bedeuten. Nur ist der Strahl dann etwas weniger kräftig, so daß es beim Wasserlassen einige Sekunden länger dauert, die Blase zu entleeren. Es kann auch vorkommen, daß der Blasenmuskel nur gut funktioniert, solange er einen bestimmten Inhalt enthält. Das heißt, daß man bei einem Blaseninhalt von 500 Milliliter anfängt, Wasser zu lassen, der Harnstrahl sich jedoch allmählich abschwächt, dünner wird und versiegt, wenn nur noch 100 bis 150 Milliliter in der Blase vorhanden sind. Das kann sogar ohne eine Erhöhung des Ausstromwiderstandes passieren. Auch dann ist die Ursache eine Veränderung des Kontraktionsvermögens der Blase, wobei sich die Wand also nur bis zu einem bestimmten Niveau gut und danach gar nicht mehr zusammenzieht. Daß in der Harnblase eine gewisse Urinmenge zurückbleibt, ist nicht weiter tragisch, bei eventuellen Infektionen kann jedoch vorhandener Resturin das Abheilen der Entzündung verzögern.

Abgesehen von Veränderungen der Blasenwand können auch Veränderungen der Bauchpresse auftreten. Junge Männer können kräftig pressen. Sie können die Bauchmuskeln hart anspannen und das Zwerchfell kräftig einziehen. Bei älteren Menschen werden die Bauchmuskeln etwas schwächer und läßt auch die Beweglichkeit des Zwerchfells allmählich nach. An sich ist das nichts Bedenkliches. Eventuelle Veränderungen am Blasenausgang sollte man jedoch ernst nehmen. Dort befindet sich die

Vorsteherdrüse; darauf möchte ich in diesem Kontext ein wenig ausführlicher eingehen.

Wie bereits gesagt, gibt es die Vorsteherdrüse in dieser Form nur beim Menschen, weil sie die Harnröhre zirkulär umgibt. Das birgt jedoch die Gefahr in sich, daß bei einer eventuellen Vergrößerung der Prostata diese Röhre gewissermaßen abgeschnürt wird. Die Vorsteherdrüse besteht aus Fächern von Kanälen, die in kleine Höhlungen münden; diese ihrerseits sind wiederum mit Zellen besetzt, die eine schleimige Flüssigkeit produzieren. Zwischen all diesen Drüsenläppchen und schleimproduzierenden Drüsen befindet sich auch noch Bindegewebe sowie glatte und quergestreifte Muskeln. Das Ganze ist von einer Kapsel umgeben, die ebenfalls aus einer Kombination von Bindegewebe und glattem Muskelgewebe besteht.

Was im Laufe des Alterungsprozesses mit dieser Vorsteherdrüse alles geschehen kann, haben wir bereits früher gesehen. Hier folgt noch einmal eine kurze Zusammenfassung: Die Drüse kann sich vergrößern, in ihr kann sich Krebs entwickeln, sie kann höckrig und fibrinös werden, ohne sich sichtbar stark zu vergrößern; in den kleineren Drüsen können sich Steine entwickeln, die Reizungen und sogar chronische Infektionen verursachen können. Das wiederum führt manchmal zum Absterben der Drüsenwand sowie zum Entstehen größerer Hohlräume, die Steine mit einem Durchmesser bis zu einem Zentimeter enthalten können. Diese Art der Steinbildung ist übrigens nicht mit Nieren- oder Blasensteinen, und gewiß nicht mit Gallensteinen, vergleichbar.

Wir beginnen mit der einfachen Prostatavergrößerung, in der Fachterminologie: Prostatahypertrophie. Die Ursache für die wachsende Prostata liegt fast immer in einer Störung des hormonellen Gleichgewichts. Ich habe bereits erläutert, daß ein Mann männliche wie weibliche Hormone besitzt. Das männliche Hormon spielt bei verschiedenen Organen und Körperteilen eine Rolle, die beim Altern Veränderungen unterworfen sind. Form und Größe der Vorsteherdrüse können derart beeinflußt werden, daß das Gewebevolumen zunimmt. Solange dabei die im Gewebe liegende Harnröhre nicht beeinträchtigt wird, ist eine Zunahme des Volumens unerheblich. Manche Vorsteherdrüse entwickelt sich von etwa 15 Gramm (dem Normalgewicht) bis zu fast 200 Gramm, ohne daß es der Patient bemerkt und ernsthafte Beschwerden beim Wasserlassen auftreten. Männer können in diesem Fall von Glück sprechen, daß die Vorsteherdrüse nach außen wächst, wo sie keine Störungen hervorruft und der Urin ungehindert abfließen kann. Die Beschwerden setzen erst ein, wenn eine erhebliche Vergrößerung der Prostata den Ausstromwiderstand allmählich beeinflußt. Das kann stufenweise vor sich gehen, so daß es lange dauert, bis der Urinstrahl abgeschwächt wird. Aber es kann auch eine akute Harnverhaltung auftreten, die sich in einem plötzlichen Verschluß des Ausstroms oder einem plötzlichen Unvermögen, Wasser zu lassen, äußert. Natürlich steht die Blase dann unter Hochspannung. Der Druck führt zu einem sehr heftigen und schmerzhaften Harndrang, der sofortiges ärztliches Eingreifen erfordert. Der Arzt wird den Urin auf irgendeine Weise so schnell wie möglich abführen müssen – etwa, indem er einen Gummikatheter über die Harnröhre in die Blase einführt und so den Urin abfließen läßt. Erweist es sich aber als unmöglich oder der Arzt bevorzugt eine andere Methode, kann beispielsweise oberhalb des Schambeins eine Röhre direkt in die Blase eingeführt werden.

Bei einer Reihe älter werdender Männer vergrößert sich die Prostata nicht, sondern ihre Zusammensetzung ändert sich. Bei diesen ernster zu nehmenden Prostataerkrankungen ist das Volumen kaum von einer normalen Prostata zu unterscheiden. Aber sie fühlt sich höckrig an und schnürt den Harnröhrenausgang ein. Der Grund für diese Veränderung ist völlig unbekannt; vielleicht ist sie Folge anhaltender Irritationen oder Infektionen, die wie im sonstigen Körper von Narbenbildung begleitet sind.

Wie ich schon sagte, können infolge chronischer Irritationen Steine entstehen, und diese können bei manchen Patienten fast den gesamten Prostataraum einnehmen. In einem solchen Fall ist kaum noch Prostatagewebe vorhanden. Bei dieser Patientengruppe werden Medikamente wirkungslos bleiben.

Die Vorsteherdrüse kann auch bösartig entarten. Das wichtige Problem des Prostatakarzinoms haben wir bereits in einem eigenen Kapitel behandelt. In diesem Kontext sollte noch einmal darauf hingewiesen werden, daß beim Entstehen eines Prostatakarzinoms – das meist an der

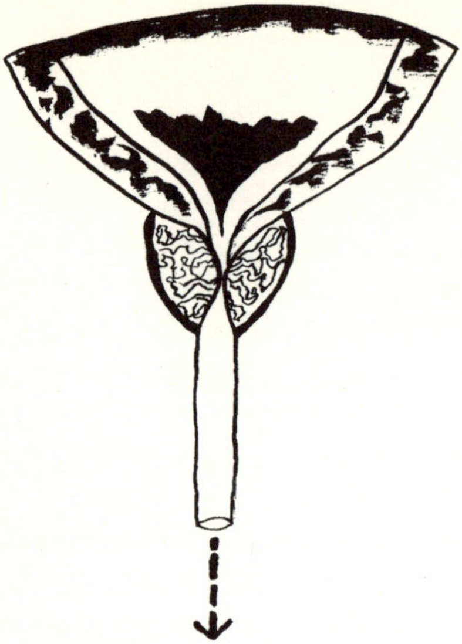

Kleine, höckrige Prostata, die die Harnröhre größtenteils abschnüren kann

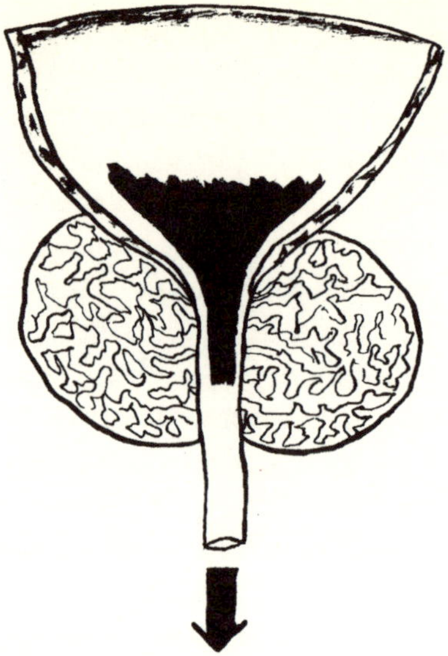

Eine große, flexible Prostata, die den Ausstrom von Urin nicht negativ beeinflußt

Außenseite der Vorsteherdrüse beginnt – das Karzinom an sich keine Symptome verursacht, die zu Beschwerden beim Wasserlassen führen. Wenn eine Prostatavergrößerung auftritt, sich Prostatasteine entwickeln oder die Prostata klein wird und sich verhärtet, können diese Abweichungen durchaus Beschwerden verursachen, während in der Zwischenzeit in einem bestimmten Teil der Prostata allmählich eine Fehlentwicklung einsetzt.

Was geschieht genau, wenn eine Veränderung der Prostata das Wasserlassen beeinflußt? Wenn am Blasenausgang ein erhöhter Widerstand zu konstatieren ist, weil das umgebende Gewebe ihn zuschnürt, wird es der Blase natürlich schwerer fallen, den Urin über diese verengte Röhre zu entleeren. Eine Harnblase mit einer robusten Muskelwand wird sich in diesem Fall kräftiger zusammenziehen, was beim Wasserlassen zwar zu einem erhöhten Druck in der Blase führt, aber weiter keine Probleme verursacht. Durch dieses kräftige Zusammenziehen wird die Blase gewissermaßen trainiert. Sie wird nämlich gezwungen, sich kräftiger zusammenzuziehen, und so entwickeln sich die Blasenmuskeln ebenfalls besser.

Da die Blasenmuskulatur in Bündeln angelegt ist, entwickeln sich sozusagen richtige Muskelbündel, die bei einer Blasenspiegelung übrigens sehr gut zu sehen sind. Wir nennen dieses Phänomen Trabekel- oder Balkenblase. Das ist an sich nichts Ernstes, außer wenn an den schwächeren Stellen der Blasenwand Mulden entstehen, in denen Urin zurückbleibt und sich sogar Steine entwickeln können. Wie auch immer, das Wasserlassen ist dann weiterhin möglich, aber je nach Grad der Einschnürung wird der Strahl weniger kräftig sein. In extremen Fällen stehen Männer, die davon betroffen sind, beim Pinkeln auf den Zehenspitzen. Der Strahl ist dann besonders schwach und gelegentlich unterbrochen. Beim Wasserlassen dauert es auch etwas länger, bis der Strahl einsetzt. In der Fachterminologie sprechen wir dann von Abflußerschwerung.

Es ist nicht ungewöhnlich, daß eine Blase, die sich gegen einen erhöhten Widerstand stemmen muß, selbst auch ein wenig gereizt reagiert. Sie wird dann auch schon bei geringerem Blaseninhalt das Gefühl hervorrufen, daß sie entleert werden sollte. Manchmal kann dieses Gefühl so dringend sein, daß die Blase nicht auf den Gang zur Toilette wartet, sondern sich selbst unkontrolliert entleert. Dennoch sollten wir sie dafür nicht zum Teufel wünschen, denn so verteidigt sie schließlich ihre Kontraktionskraft. Würde sie nämlich dieses Signal nicht aussenden und sich ohne Widerstand weiter ausdehnen, dann entstünde möglicherweise ein Blaseninhalt, bei dem sie sich nicht mehr selbständig zusammenziehen könnte. Und dann wäre plötzlich der Augenblick da, in dem das Wasserlassen völlig unmöglich würde. Wenn das Wasserlassen also zu lange verzögert wird, ist das nicht etwa besonders lobenswert. Ein Mann, der stolz darauf ist, nur ein- bis zweimal pro Tag Wasser zu lassen, macht also etwas falsch. Die Blase muß regelmäßig entleert werden, das ist ihrer Funktion wie auch dem Entleeren der Nieren von Harn förderlich. Es kann also kaum gegen die Etikette verstoßen, wenn man auch den feierlichsten Anlaß kurz verläßt, um die Toilette aufzusuchen. Es wäre sogar begrüßenswert, wenn sich eine neue Sitte einbürgerte: Jüngere Männer würden dann bei sich lang hinziehenden Abendessen frühzeitig vom Tisch aufstehen, um so später ihren älteren, unter diesen Umständen oft ein wenig frustrierten Geschlechtsgenossen freie Bahn zu lassen.

In der Prostata können sich auch Veränderungen bemerkbar machen, welche die Blase über verschiedene Reflexbahnen reizen, ohne daß der Ausstromwiderstand merklich vergrößert ist. Es ist schwierig, zwischen all diesen Formen zu unterscheiden. Es gibt jedoch Medikamente, um die Muskulatur der Vorsteherdrüse zu entspannen. Durch diese Medikamente – die übrigens kaum Nebenwirkungen haben und somit im Grunde unschädlich sind – können wir einige Formen der Verengung besser erkennen. So wird sich die kleine, verhärtete Prostata nicht durch Medikamente entspannen lassen, weil dort kaum noch Muskelgewebe vorhanden ist. Eine fast vollständig mit Steinen gefüllte Prostata wird ebenfalls kaum reagieren. Das gleiche gilt für eine sehr große Prostata. Die großen Knoten, die sich dort entwickelt haben, enthalten zwar eine geringe Anzahl von Muskeln, aber diese beeinflussen ihrerseits den Verengungsgrad beim Wasserlassen nicht.

Wie dem auch sei, wenn die medikamentöse Behandlung aus einem oder mehreren dieser Gründe versagt, empfiehlt sich eine andere Form der Therapie. Im Falle einer großen Prostata besteht die klassische Therapie in der Entfernung der Knoten aus der Prostatakapsel. Der am besten geeignete Weg führt durch die Blase, über einen kleinen Einschnitt oberhalb des Schambeins. Es ist auch möglich, eine relativ große Prostata über die Harnröhre zu entfernen. Welche Behandlung gewählt wird, hängt unter anderem von den Wünschen des Patienten und der Entscheidung des behandelnden Urologen ab. Auf jeden Fall wird eine mäßig vergrößerte sowie eine kleine Prostata, die Beschwerden verursachen, einfach über die Harnröhre entfernt. Dabei wird das Gewebe mit Hilfe einer schleifenförmigen Öse abgeschabt, durch die eine bestimmte Art von Strom fließt. Die weggebrannten Teilchen werden anschließend ausgespült. Nach der Behandlung wird man für einige Tage die Nachblutung sowie eventuelle Blutgerinnsel über eine Sonde abfließen lassen. Nach Entfernung der Sonde kann noch einige Tage ein leicht erhöhter Harndrang auftreten, bis alles ausgeheilt ist. Nach sechs Wochen ist die Wunde vernarbt.

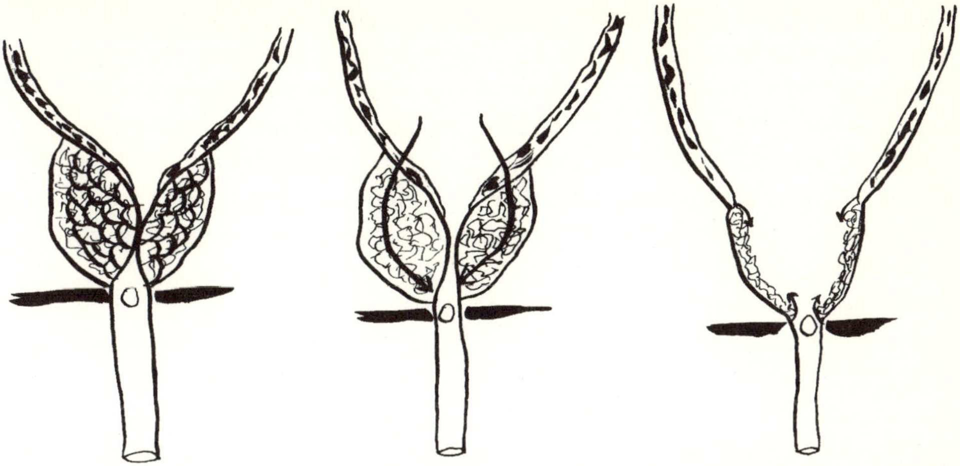

Die Prostata wird mittels eines endoskopischen Eingriffs über die Harnröhre erweitert und in kleinen Fragmenten abgetragen.

Eine operative Prostataerweiterung über einen kleinen Einschnitt in den Unterbauch und die Blase. Die Prostataknoten (Adenome) werden mit den Fingerspitzen ausgeschält.

Nach der Prostataoperation bleiben die Kapsel sowie ein Teil des Prostatagewebes erhalten. Es dauert sechs Wochen, bis sich die neue Schleimhaut völlig regeneriert hat.

Es kann auch vorkommen, daß nur der Blasenausgang verengt ist. Eine solche Blasenausgangsstenose wird therapiert, indem ebenfalls ein Einschnitt an einer bzw. zwei Stellen über der Harnröhre erfolgt. Es ist ein einfacher Eingriff, der kaum einer Nachbehandlung bedarf und hervorragende Ergebnisse zeigt. Auch Behandlungsmethoden, bei denen Laserstrahlen eingesetzt oder eine Erwärmung bzw. Abkühlung der Prostata bezweckt werden, sind möglich – sie werden immer eingesetzt, um die Zusammensetzung oder auch das Volumen der Prostata zu beeinflussen. All diese Methoden haben bis jetzt nur mäßigen Erfolg gebracht. Die Beliebtheit der einzelnen Methoden schwankt. Für den nicht allzu experimentierfreudigen Mann bleiben die klassischen Behandlungsmethoden auf jeden Fall sehr sinnvoll. Alle genannten Methoden an dieser Stelle ausführlich zu besprechen würde zu weit führen. Grundlage jeder Behandlung ist und bleibt das persönliche Gespräch mit dem Hausarzt und dem Urologen.

Für den älter werdenden Mann ist es außerordentlich wichtig, in solchen Fällen einer Reihe von Aspekten gefaßt ins Auge zu sehen. Bei gutartigen Prostataerkrankungen gibt es nur selten Grund zu Besorgtheit oder Panik. Auch bei einer plötzlichen Blasenlähmung kann das Problem ganz schnell durch Sonden behoben werden. Sogar das völlige Unvermögen, Wasser zu lassen, ist an sich noch kein zwingender Grund zu einer Prostataoperation. Bei etwa sechzig Prozent der Betroffenen war normales Wasserlassen nach einigen Tagen der Entleerung über eine Blasensonde wieder möglich. Es kann ja durchaus vorkommen, daß die Blase nur kurz überdehnt wurde und anschließend nicht mehr die Kraft hatte, sich zu entleeren. Aber das Unvermögen kann sich auch durch eine plötzliche, vorübergehende Veränderung einstellen, beispielsweise bei einem kleinen Prostatainfarkt. Jede Veränderung, die ein plötzliches Anschwellen der Prostata bewirkt, kann eine Harnverhaltung hervorrufen. Die chronischen, also erst allmählich einsetzenden Beschwerden können längere Zeit stabil bleiben oder einen wellenförmigen Verlauf aufweisen. An manchen Tagen ist das Wasserlassen etwas leichter, an anderen Tagen mühsamer. Gelegentlich beobachtet man eine häufiger auftretende Reizung der Blase, dann wieder nicht. Daß der Harnstrahl an Kraft verliert, ist an sich nicht besonders problematisch. Wenn jedoch die nächtliche Frequenz plötzlich zunimmt, kann das zu Schlafstörungen führen – daraus mögen sogar Beziehungsprobleme mit der Partnerin entstehen, die ständig aus dem Schlaf gerissen wird.

Bevor sich ein Mann aber Sorgen über die nächtliche Frequenz des Wasserlassens machen muß, sollte er zuerst einen sorgfältigen Vergleich zwischen der eingenommenen Flüssigkeitsmenge (wie diverse Bierchen beim Fernsehen) und der nächtlichen Urinmenge anstellen. Denn wenn ein Mann nachts dreimal aufstehen muß, um 300 bis 400 Milliliter Urin abzulassen, gibt es im Prinzip noch keinen Grund, sich über Prostata oder Blase Sorgen zu machen. Dann sollte zunächst die Trinkmenge oder eine eventuelle Anstauung von Flüssigkeit in den Unterschenkeln oder Füßen näher untersucht werden. Bevor man deshalb den Arzt aufsucht, sollte man also lieber einige Tage lang die genauen Flüssigkeitsmengen notieren und selbst eine Art Diagnose stellen. Wenn der betreffende Mann dann nach einer konsistenten Verringerung der Trinkmenge feststellt, daß er nachts immer noch unverhältnismäßig große Mengen Urin ausscheidet, sollte er unbedingt den Arzt aufsuchen, denn das könnte ein Zeichen für zuviel angestaute Flüssigkeit in den Beinen sein, was wiederum Folge einer herabgesetzten Herz- und/oder Gefäßfunktion sein könnte.

Ein anderes Problem ist die Inkontinenz. Manchmal können beispielsweise älter werdende Männer nach einer Hüftoperation, oder weil sie unter Arthritis leiden, die Toilette nicht mehr rechtzeitig erreichen. Ein solcher Zustand ist derart menschenunwürdig, daß eine Behandlung zwingend erforderlich wird. Dabei sollte man nicht vergessen, daß in seltenen Fällen eine Überlaufinkontinenz besteht. Sie entsteht, wenn die Blase randvoll ist und sich nicht entleeren kann – dann erfolgt eine Art Überlaufen des Urins. Der Patient gewinnt dann den Eindruck, er ließe doch noch ein wenig Wasser, aber eigentlich wird dabei nur der Hahn gesprengt, ohne daß sich die Blase entleert. Inkontinenz verdient also größere Aufmerksamkeit als die nachlassende Kraft des Harnstrahls.

Eine Prostatavergrößerung oder eine andere Veränderung der Prostata muß im Prinzip nicht die Potenz beeinflussen. Nerven und Blutgefäße, die den Penis zur Erektion bringen, verlaufen außerhalb der Prostatakapsel. Viele alternde Männer assoziieren eine Schwächung des Harnstrahls mit einem Nachlassen der Erektion, aber es besteht keinerlei Zusammenhang. Ebensowenig existiert ein Zusammenhang zwischen medizinischen Eingriffen im Bereich der Prostata und einer eventuellen Erektionsschwäche – falls es sich um gutartige Degenerationen handelt. Denn die Behandlung erfolgt innerhalb der Prostatakapsel, so daß der Steuerungsmechanismus der Erektion keineswegs betroffen ist.

Auch die Hoden produzieren nach einer Prostataoperation weiterhin Samenzellen. Diese werden anschließend nach wie vor in den Samenbläschen gelagert, welche diese Samenzellen beim Orgasmus ausstoßen, nur landen sie jetzt irgendwo in der Harnröhre, wo sie den einfachsten Weg zur Blase nehmen können. Die schleimige Flüssigkeit, in der sie sich normalerweise aufhalten, stammt aus der Prostata. Aber wenn die Vorsteherdrüse zum größten Teil entfernt ist, wird auch die Schleimproduktion eingestellt. Also: Der Orgasmus an sich ändert sich dadurch nicht. Er bleibt erhalten. Nur handelt es sich von nun an um einen trockenen Orgasmus. Männer, die man darüber nicht im voraus informiert hat, fühlen sich durch diese Veränderung häufig in ihrer Männlichkeit verletzt und erleben ihre weitere sexuelle Aktivität als unvollständig. Aus Studien geht jedoch hervor, daß gut informierte Patienten damit problemlos zurechtkommen können. Weder die Erektion noch der Orgasmus unterliegt bei ihnen irgendwelchen Veränderungen.

Nach der Vorlesung schmeckte uns die Hühnerbrühe noch besser, als uns der Duft vorher schon verheißen hatte.

EPILOG,

in dem ich Bo Coolsaet am Küchentisch meine letzten Fragen stelle. Neujahr steht vor der Tür, und der Verleger wird langsam nervös.

Du hast mir irgendwann einmal gesagt, ein warmes Bad sei mehr oder weniger zu den Verhütungsmitteln zu zählen. Was hast du eigentlich damit gemeint?

Ich wollte sagen, daß jede Art von Temperaturerhöhung des Hodensacks die Samenproduktion hemmt. Ein warmes Bad oder ein Saunagang kann den Samen wochenlang weniger fruchtbar machen. In sehr vielen Ländern findet die Hygiene größere Aufmerksamkeit, nehmen die Menschen häufiger ein Bad oder gehen öfter in die Sauna. Das könnte – ich betone: könnte – für den Rückgang der Spermaqualität in bestimmten Regionen eine Rolle spielen.

War meine Sterilisation denn gar nicht nötig? Hätte ich lieber ein Jahresabo für die Sauna kaufen sollen?

Ganz gewiß nicht. Denn Wärmezufuhr bietet absolut keine Gewähr. Ein warmes Bad führt nicht ohne weiteres zur Einstellung der Samenproduktion. Es hemmt die Produktion, und sicherlich in nicht geringem Maße, wenn der Hodensack wiederholt und regelmäßig erhitzt wird. Was dann bei einem Samenerguß aus dem Penis spritzt, ist übrigens einem Samenerguß nach der Sterilisation vergleichbar. Auch dabei handelt es sich hauptsächlich um Prostataflüssigkeit. Aber nenne es um Himmels willen nicht Verhütungsmittel, sonst steht uns womöglich eine riesige Menge unerwünschter Schwangerschaften bevor. Umgekehrt können wir Menschen mit Kinderwunsch zu Recht raten, genügend Zeit zwischen einem warmen Bad und dem Geschlechtsverkehr verstreichen zu lassen. Wenn sich auf seiten des Mannes auch nur geringe Zweifel an der Fruchtbarkeit ergeben, sollte er eine solche Wärmezufuhr zweifellos tunlichst meiden.

Und Kälte?

Kälte wirkt sich in diesem Fall positiv aus. Abkühlung ist sogar eine Form der Therapie bei Männern mit schwach ausgeprägter Samenbildung. Einer meiner Kollegen aus New York hat übrigens einen Hodensackkühler entworfen.

Themawechsel. Bei einem Gespräch über die Behandlung von Erektionsstörungen hast du unter anderem über die Selbstinjektion in den Penis gesprochen. Für mich bleibt das eine schmerzhafte Vorstellung. Wie kann ein Mann so etwas überhaupt ertragen?

Es ist einfacher, als du es dir vorstellst. Selbst unbeholfene Männer können es spätestens nach dem zweiten Mal. Und sie merken gleichzeitig, daß es nicht einmal weh tut. Es erfordert eigentlich kaum etwas – mit der einen Hand zieht man den Penis lang, mit der anderen Hand piekst du die Spritze in den Schwellkörper seitlich am Penis. Es kann übrigens nützlich sein, es der Partnerin beizubringen. Die Spritzen kann man heutzutage fix und fertig kaufen, samt entsprechendem Inhalt. Oder man kann die Flüssigkeit bestellen und selbst die Spritze aufziehen, nachdem man die erforderliche Menge in einem Test festgestellt hat. Heutzutage nutzen viele Männer mit Erektionsproblemen die Methode der Selbstinjektion.

Mit Erfolg?

Ihnen ist, als würden sie sexuell zu neuem Leben erwachen.

Aber ist und bleibt es nicht etwas Künstliches? Man muß dazu nicht einmal sexuell erregt sein.

Je höher das Maß der Erregung, um so geringer die erforderliche Dosis. Wie diese genau berechnet wird, um die Erektion ausreichend lange zu garantieren, das ist die eigentliche Kunst. Und künstlich? Ach was, unsere Brille ist doch auch ein künstliches Hilfsmittel, um besser zu sehen.

Wird die Penisinjektion auch in Freudenhäusern angewandt?

Aber natürlich. Und wie es so geht, passieren dort auch die meisten Unfälle. Zum Beispiel, wenn der Kunde getrunken hat und dann die

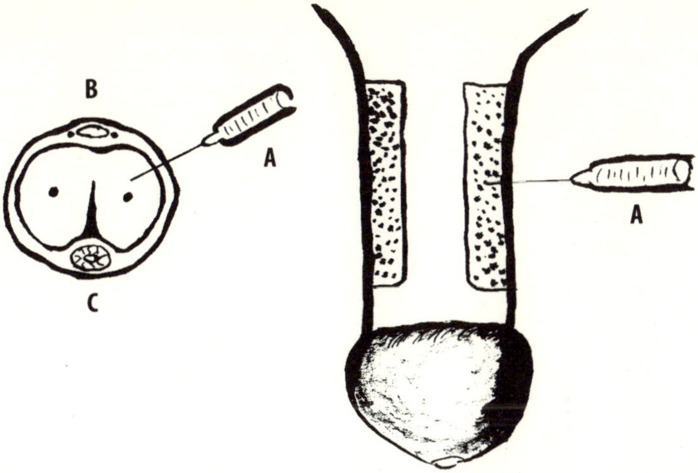

Bei der Selbstinjektion zur Behandlung von Erektionsstörungen werden Medikamente vom Patienten selbst in die Schwellkörper injiziert. Die Nadel wird seitlich (A) in den Penis eingebracht. An der Vorderseite (B) kann wegen der Blutgefäße und Nerven nicht gespritzt werden. An der Unterseite (C) verläuft die Harnröhre. Eine einseitige Injektion reicht aus, da die beiden großen Schwellkörper miteinander verbunden sind.

Spritze übermütig oder falsch ansetzt. Was beispielsweise zu Priapismus führen kann.

Priapismus?

Der Gott Priapus wurde zuerst in Troja und später von den Griechen und Römern als Gott der Fruchtbarkeit verehrt. Das konnte man ihm übrigens ansehen, denn in Gärten und Weinbergen fand man ihn immer mit einem sehr ausgeprägten und aufgerichteten Glied dargestellt. So ist der medizinische Begriff Priapismus entstanden. Bei Priapismus wird sozusagen das Abfließen des Blutes blockiert, so daß ein bestimmtes Blutvolumen im Penis zurückbleibt. Es tritt ein Sauerstoffmangel ein, und das Blut bekommt eine dunkelblaue bis schwarze Färbung. Der Penis wird extrem hart und steht unter schmerzhafter Dauerspannung. Das Opfer muß nun so schnell wie möglich einen Arzt konsultieren.

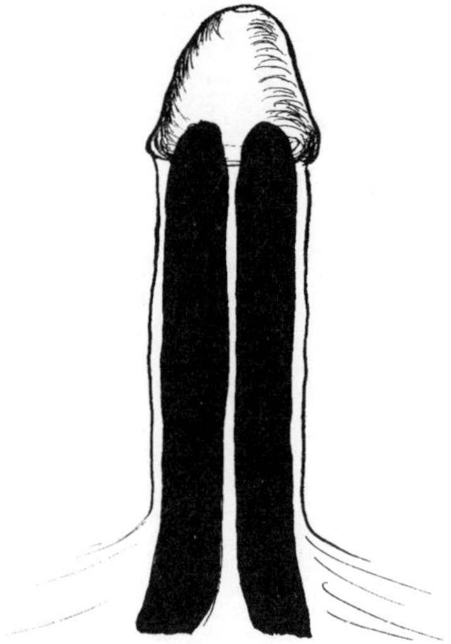

Priapismus
Die Schwellkörper sind zu sehr und zu lange mit Blut gefüllt, das nicht ausreichend abfließen kann. Eine schmerzhafte Erektionsblockade ist die Folge, die oft zu Impotenz führt.

Dieser kann ein Gegengift injizieren, damit sich die Blutgefäße wieder zusammenziehen und die Blutzirkulation wieder in Gang kommt. Aber das ist nur möglich, wenn der Penis höchstens einige Stunden lang hart war. Bei länger andauerndem Priapismus können sich in den Schwellkörpern Blutgerinnsel bilden, die jede weitere Blutzirkulation verhindern. Dann müssen die Schwellkörper ausgespült werden, und es kann sogar eine Operation erforderlich werden. In diesem Fall wird der Schwellkörper mit dem Schwellkörper der Eichel oder dem Schwellkörper um die Harnröhre verbunden, oder es wird eine Verbindung zu einem Blutgefäß irgendwo in der Nähe gelegt. Das Ausbleiben oder eine Verzögerung der medizinischen Versorgung kann außerordentliche Risiken mit sich bringen. Denn Priapismus kann Dauerschäden verursachen, auch bleibende Erektionsstörungen. Im schlimmsten Fall kann sogar generell eine Erektion unmöglich werden. Dann hilft nur noch die Implantation einer Penisprothese, um eine Art Abhilfe zu schaffen.

Kann Priapismus auch spontan auftreten?

Möglicherweise. Oder auch in Verbindung mit seltenen Krankheiten. Früher gab es nur eine Behandlungsmethode: Blutegel auf den Penis zu setzen. Aber der Erfolg dieser Methode war, gelinde gesagt, außerordentlich unsicher.

Und weil wir gerade bei den Prostituierten waren: Was hältst du als Arzt vom Phänomen der Prostitution?

Prostituierte sind oft eine hervorragende Lösung, um Deviationen bei Männern zu verhindern. Im allgemeinen können sie gut zuhören, und außerdem lassen sie – in Wort und Erscheinung – keine Frage offen, welche die angetraute Partnerin des Mannes oft nicht beantworten kann oder möchte. Falls es der Mann überhaupt wagt, seiner Frau gegenüber solche Wünsche zu äußern. Eigentlich sollten Prostituierte besser ausgebildet werden, zu einer Art Therapeutin. Damit sie noch besser über männliche Nöte, Verdrängungsmechanismen und Phantasien im Bilde sind und seine Psyche noch besser verstehen können. Diese Ausbildung könnte beispielsweise auch spezifische Hilfsangebote umfassen, wie etwa den Umgang mit behinderten Männern.

Kommt es manchmal vor, daß Männer dir gegenüber offen zugeben, daß sie Prostituierte aufsuchen?

Gewiß. Lockere, manchmal auch rein physische Beziehungen zu Prostituierten sind sehr häufig. Wenn der Patient dir das aus irgendeinem Grund sagt oder darauf anspielt, bist du als Arzt eigentlich Teil des Komplotts. Und in dieser Position kann man sich keine moralische Überlegenheit erlauben.

Meine letzte Frage, Bo. Was hat dich als Urologe-Androloge an der menschlichen Natur am meisten beeindruckt?

Ihre Beschränktheit. Ihre unberechenbare physische Beschränktheit und Verletzlichkeit.

Wir sind zeit unseres Lebens Seiltänzer. Wir leben zwar in einer Illusion von Sicherheit, aber das hält meist nicht lange vor. In bestimmten Situationen würde ich dafür plädieren, den Verlust einfach hinzunehmen. Auch wenn unsere Munition aufgebraucht ist. Wer durch Alter oder Krankheit fast am Ende ist, braucht diese ganze Batterie von Medikamenten eigentlich nicht mehr. Wo es aber sinnvoll scheint, müssen wir unser möglichstes tun, um zumindest das Leiden zu mildern und eine gewisse Genesung anzustreben. Denn das Recht auf Gesundheit haben wir doch inzwischen als Grundrecht akzeptiert.

Aber es ist oft nicht leicht, dabei die Grenzen zu ziehen. Als Arzt stelle ich mir unter solchen Umständen immer die Frage: Ist mein Handeln sinnvoll? Welche leisen Zwischentöne kann ich dem Patienten mit auf den Weg geben? Denn viele Männer kennen in ihrer sexuellen Leistung keine Zwischentöne. Wenn diese Fähigkeit versagt und verglüht, gibt es für sie kein Leben mehr. Manchmal treibt es sie in den Selbstmord.

Vielleicht – und das ist meine große Hoffnung –, vielleicht können wir mit diesem Buch einer Reihe von Menschen ein differenzierteres Bild vermitteln, wie sehr ihr Schicksal zu einem großen Teil in ihrer eigenen Hand liegt. Und nicht nur in den Händen der Magier in den weißen Kitteln.